实用临床麻醉研究

杨静等　著

吉林科学技术出版社

图书在版编目（CIP）数据

实用临床麻醉研究 / 杨静等著 . -- 长春 ：吉林科学技术出版社，2020.12（2023.4重印）

ISBN 978-7-5578-7991-4

Ⅰ．①实… Ⅱ．①杨… Ⅲ．①麻醉学－研究 Ⅳ．① R614

中国版本图书馆 CIP 数据核字（2020）第 266202 号

实用临床麻醉研究

SHIYONG LINCHUANG MAZUI YANJIU

著　者	杨　静　侯　瑜　焦丽媛　付保丽　武晓丽　高　艳
出版人	宛　霞
责任编辑	朱　萌
封面设计	李　宝
制　版	张　凤
幅面尺寸	185mm×260mm
开　本	16
字　数	400 千字
页　数	288
印　张	18
版　次	2020 年 12 月第 1 版
印　次	2023 年 4 月第 2 次印刷
出　版	吉林科学技术出版社
发　行	吉林科学技术出版社
地　址	长春市福祉大路 5788 号
邮　编	130118

发行部电话／传真　0431—81629529　　81629530　　81629531
　　　　　　　　　　81629532　　81629533　　81629534

储运部电话　0431—86059116

编辑部电话　0431—81629518

印　刷	北京宝莲鸿图科技有限公司
书　号	ISBN 978-7-5578-7991-4
定　价	75.00 元

前　言

　　麻醉学是运用有关麻醉的基础理论、临床知识和技术以消除患者手术疼痛，保证患者安全，为手术创造良好条件的一门科学。现在，麻醉学已经成为临床医学中一个专门的独立学科，主要包括临床麻醉学、急救复苏医学、重症监测治疗学、疼痛诊疗学和其他相关医学及其机制的研究，是一门研究麻醉、镇痛、急救复苏及重症医学的综合性学科，其中临床麻醉是现代麻醉学的主要部分。麻醉医师承担了整个围手术期为患者生命保驾护航的任务，必须有过硬的学科能力和娴熟的操作技术，更需要超强的应变能力及强烈的责任心，因此工作压力是巨大的。

　　本书结构内容由简入深，先概述了麻醉中的监测技术，包括麻醉气道建立技术、全身麻醉、椎管内麻醉、局部麻醉等麻醉的相关基础知识，再逐渐深入探讨，涵盖了小儿手术麻醉、妇产科手术麻醉、老年人麻醉等众多临床常见手术麻醉技术。希望读者能从本书中有所收获，提高对麻醉与疼痛处理的理解，最终改善对患者的医治质量。

　　在本书的编写过程中，虽然每部分的稿件均经反复认真修改才得以完成，但由于每位编者的构思方式和撰稿风格不尽相同，加上编写时间仓促，书中难免会有错误与不妥之处，衷心希望各位同道予以批评指正。

目　录

第一章　临床麻醉概论 ……………………………………………………………… 1

　　第一节　概述 ………………………………………………………………………… 1

　　第二节　麻醉科的组织结构与内涵 ……………………………………………… 1

第二章　手术患者术前病情评估与准备 …………………………………………… 5

　　第一节　术前访视与术前病情评估门诊 ………………………………………… 6

　　第二节　手术前病情评估的流程和方法 ………………………………………… 7

　　第三节　麻醉前准备和用药 ……………………………………………………… 12

第三章　临床监测技术 …………………………………………………………… 17

　　第一节　循环功能监测 …………………………………………………………… 17

　　第二节　全麻深度检测 …………………………………………………………… 31

第四章　术后镇痛 ………………………………………………………………… 48

　　第一节　术后镇痛治疗原则 ……………………………………………………… 48

　　第二节　术后疼痛对生理功能的影响 …………………………………………… 50

　　第三节　术后疼痛评估 …………………………………………………………… 52

　　第四节　术后镇痛方法 …………………………………………………………… 54

　　第五节　术后镇痛常用药物 ……………………………………………………… 60

　　第六节　患者自控镇痛 …………………………………………………………… 65

　　第七节　术后镇痛并发症 ………………………………………………………… 69

第五章　全身麻醉 ………………………………………………………………… 73

　　第一节　吸入全身麻醉 …………………………………………………………… 73

第二节　静脉全身麻醉 77

第三节　全身麻醉并发症及处理 83

第六章　气道管理 85

第一节　气管内插管技术 85

第二节　支气管内插管技术 95

第三节　气管插管困难 101

第七章　老年患者麻醉的实施 109

第一节　老年人有关药理改变 109

第二节　老年患者的麻醉方法 110

第三节　老年患者麻醉并发症及处理 114

第八章　危重疑难患者麻醉 116

第一节　创伤患者麻醉 116

第二节　休克患者麻醉处理 120

第三节　呼吸系统疾病患者的麻醉 132

第四节　高血压患者的麻醉 143

第九章　椎管内麻醉 149

第一节　椎管内解剖与麻醉生理 149

第二节　蛛网膜下隙阻滞 151

第三节　硬膜外阻滞 155

第四节　蛛网膜下隙－硬膜外联合阻滞 162

第十章　机器人手术的麻醉 164

第一节　人工气腹对生理功能的影响 164

第二节　全身麻醉 169

第三节　控制性降压在麻醉中的应用 172

第四节　低温麻醉 175

第五节　麻醉后苏醒管理 178

第十一章　妇产科麻醉 184

　　第一节　妇科手术的麻醉 184

　　第二节　产科麻醉的特点及要求 186

　　第三节　麻醉药对母体、胎儿及新生儿的影响 187

　　第四节　产科手术的麻醉 193

第十二章　儿科手术的麻醉 204

　　第一节　小儿生理特点与麻醉 204

　　第二节　小儿术中输血 208

　　第三节　小儿常用麻醉药 213

　　第四节　小儿临床麻醉相关问题 222

　　第五节　新生儿手术的麻醉 234

　　第六节　小儿腹部外科手术的麻醉 241

　　第七节　小儿泌尿外科手术的麻醉 248

　　第八节　小儿骨科麻醉 252

　　第九节　小儿麻醉并发症及处理 262

第十三章　各种常见麻醉患者护理 265

　　第一节　气管、支气管内插管全身麻醉的护理 265

　　第二节　喉罩全身麻醉的护理 267

　　第三节　硬脊膜外腔阻滞麻醉的护理 270

　　第四节　蛛网膜下腔阻滞麻醉的护理 271

　　第五节　蛛网膜下腔－硬膜外腔联合麻醉的护理 272

　　第六节　全凭静脉麻醉－非气管插管的护理 273

　　第七节　神经阻滞麻醉的护理 275

　　第八节　基础麻醉的护理 276

　　第九节　非住院患者手术麻醉的护理 277

参考文献 279

第一章 临床麻醉概论

第一节 概述

19世纪40年代，乙醚麻醉成功应用于手术患者，揭开了近代麻醉学的序幕，迄今已有170多年历史。由于社会和医学科学发展的推动，以及学科间的互相交叉、渗透与支撑，麻醉科医师追求的目标与内涵也与时俱进。因此，现今麻醉科医师的任务不仅是为手术顺利进行提供镇静、无痛、肌松及合理控制应激等必需条件，更要对围术期患者生命功能进行监测、调节与控制，维护重要脏器功能，确保患者在术后顺利康复。麻醉科的工作已从手术室内拓展到手术室外，包括门诊和病房；其时间跨度也延伸到围术期，除术中外，还包括术前和术后；其内涵包括一切与患者安全、生存质量有关的领域，不仅有专业技术，更有系统的专业理论。因此，现代麻醉学已是一门研究临床麻醉、生命功能监控、重症监测治疗和疼痛学诊疗的科学。虽然目前疼痛学与重症医学已发展成为新的专业，但这两个专业均具有明显的多学科性，与麻醉学的联系更是源远流长、难以分割。因此，疼痛诊疗及围术期重症监测治疗既是麻醉科的责任，更是麻醉学的一个重要组成部分。

第二节 麻醉科的组织结构与内涵

麻醉学属于临床医学中重要的二级学科，麻醉科是医院中具有枢纽性的一级诊疗科室，麻醉科主任在院长领导下工作。麻醉科的工作任务包括临床医疗、教育与科研等方面。一个符合二级学科内涵的麻醉科应由麻醉科门诊、临床麻醉（含PACU）、ICU、疼痛诊疗和实验室等部门组成。麻醉科的建设虽应根据医院规模及其所承担的工作任务不同而有所区别，但各级医院均应努力按二级学科的内涵加以健全与提高。

一、临床医疗工作

（一）麻醉科门诊

随着医院管理工作的进步，特别是在保证质量、提高效率和减轻患者负担的前提下，麻醉科门诊（或麻醉前评估中心）将日益成为医院门诊工作的重要组成部分。麻醉科门诊的主要工作内容如下：

1. 麻醉前检查、评估与准备。为缩短患者的住院周期（床位周转率），保证麻醉前充分准备，凡拟接受择期手术的患者，在手术医师进行术前检查与准备的基础上，入院前应由麻醉科医师在麻醉科门诊按要求做进一步的检查与准备。其优点是：①患者入院后即可安排手术，甚至在当日即可安排手术，可显著缩短住院日期，提高床位周转率；②可避免因麻醉前检查不全面而延迟手术；③杜绝外科医师与麻醉科医师因对术前准备的意见不一致而发生矛盾；④患者入院前麻醉科已能了解病情及麻醉处理的难度，便于恰当地安排麻醉工作。麻醉前检查、评估与准备工作目前均在病房进行，随着医院现代化进程的加速，有条件的医院应逐步将这一工作转移到门诊。

2. 对麻醉并发症的随访和诊疗。麻醉后并发症由麻醉科医师亲自诊治是十分必要的。目前，麻醉并发症的诊治并不是由麻醉科医师负责，尤其是在患者出院后，麻醉科医师没有机会对这些患者进行诊疗，疗效也不理想。随着麻醉科门诊的建立，将改变这种状况，对患者是有益的。

3. 麻醉前会诊或咨询。

4. 呼吸治疗、药物依赖戒断治疗（"戒毒"）等。

5. 疼痛诊疗可单独开设疼痛诊疗门诊或多学科疼痛诊疗中心，并可建立相应的病房。

（二）临床麻醉

临床麻醉的工作场所主要在手术室内，目前已拓展到手术室外，其发展迅速，已成为临床麻醉的一个重要分支。手术室外麻醉广义是指病房手术室外的麻醉处理，包括门诊手术，狭义是门诊（急诊）及病房手术室外的麻醉、镇痛与镇静，包括介入治疗、内镜检查及各科无痛治疗等。在规模较大、条件较好的麻醉科，还应建立临床麻醉的分支学科（或称为亚科），如心血管外科、胸外科、脑外科、产科和小儿外科麻醉等，以培养专业人才，提高专科麻醉的医疗质量。

1. 临床麻醉的主要工作内容

（1）对患者进行术前检查、病情评估与准备。

（2）为手术顺利进行提供镇静、无痛、无不愉快记忆、肌松并合理控制应激反应等基本条件。

（3）提供完成手术所必需的特殊条件，如气管、支气管内插管，控制性降压，人工通气，低温及体外循环等。

（4）对手术患者的生命功能进行全面、连续、定量的监测，并调节与控制在正常或预期的范围内，以维护患者的生命安全，应当指出对患者生命功能进行监测与调控是临床麻醉的精髓所在。因此，麻醉科不仅必须配备有完备与先进的仪器及设备，更要不断提高麻醉科医师的知识、素质与能力，只有这样才能进行及时准确地判断与治疗。

（5）建立 PACU 并进行科学管理，预防并早期诊治各种并发症，确保患者术后顺利康复。

（6）积极创造条件，开展"手术室外麻醉"或"非住院患者的麻醉"，以方便患者、节约医疗资源，但要有准备地实施，实施前必须建立相应的规范与制度，以确保患者安全。

（7）开展术后镇痛工作，有条件的麻醉科应建立术后镇痛信息管理系统及信息资料数据库。

（8）建立麻醉科信息管理系统，强化科学管理，以提高医疗质量和工作效率。

2.临床麻醉常用方法

临床麻醉的方法（技术）和药物虽然众多，根据麻醉药作用于神经系统的不同部位，可分为局部（区域）麻醉和全身麻醉两大类。

目前已较少使用单一的药物或单一的方法进行麻醉，临床上使用较多的是复合麻醉或称平衡麻醉（balanced anesthesia）和联合麻醉（combined anesthesia）。复合麻醉系指同时使用两种或两种以上麻醉药和（或）辅助药物以达到麻醉的基本要求，以能减少单个药物的用量及副作用，例如使用镇静、麻醉镇痛与肌肉松弛药进行静脉复合全麻。联合麻醉系指同时使用两种或两种以上方法以达到麻醉的星本要求，以能取长补短、综合发挥各种方法的优越性，例如全身麻醉与硬膜外阻滞联合应用等。

（三）麻醉后苏醒室（postanesthesiacare unit，PACU）

PACU 是手术结束后继续观察病情，预防和处理麻醉后近期并发症，保障患者安全，提高医疗质量的重要场所。PACU 应配备有专门的护士与医师管理患者，待患者清醒、生命体征稳定后即可送回病房。PACU 可有效预防麻醉后早期并发症，杜绝恶性医疗事故，还可缩短患者在手术室停留时间，提高手术台利用率，是国际、国内成功而又成熟的经验。若患者病情不稳定，如呼吸、循环功能障碍者应及时送入 ICU。

（四）麻醉科 ICU

是指由麻醉科主管的 ICU，主要针对手术后患者，是围术期危重病诊治、保障重大手术安全、提高医疗质量的重要环节，是现代高水平、高效益医院的必然产物。ICU 的特点是：①配备有先进的设备以能对患者生命功能进行全面、连续和定量的监测；②具备早期诊断及先进的治疗设备与技术；③采用现代化管理，因而具有高工作效率和抢救成功率；④拥有一支训练有素的医疗护理队伍。

进入 ICU 的患者由麻醉科医师和手术医师共同负责，麻醉科医师的主要任务是：对患者进行全面、连续、定量的监测；维护患者的体液内稳态（homeostasis）；支持循环、呼吸等功能的稳定；防治感染；早期诊治各种并发症及营养支持等。手术医师侧重于原发病和专科处理。待患者重要脏器功能基本稳定后即可转回原病室。

（五）疼痛诊疗

疼痛诊疗是麻醉科工作的重要组成部分。鉴于疼痛的多学科性及麻醉科的工作特性，麻醉科疼痛诊疗以急性疼痛诊疗为基础、慢性疼痛诊疗为特色。麻醉科疼痛诊疗的工作内容主要包括：术后止痛及急性疼痛的诊疗、慢性疼痛的诊疗、无痛诊疗乃至无痛医院是麻醉科的重任。在进行慢性疼痛诊疗时，应当强调疼痛诊疗的多学科性和临床诊断的重要性，因此，从事慢性疼痛诊疗医师必须有扎实的、相关科室的临床诊疗功底，必须具有麻醉科主治医师的资格再经专业培训后才能胜任。

二、科研工作

科学研究是麻醉科的重要工作内容，学科内涵建设要以临床为基础、科研为先导、教育为根本科研工作要明确研究方向、制订计划、组织实施、定期总结。科研工作要特别注意两个问题，一是要树立"临床工作向前一步就是科研"的意识，即在日常工作中要做有心人，善于提出问题，注意选准主题，通过研究、创新去解决问题，要完善记录、积累资料，统计分析，并撰写论文；二是要努力使麻醉学研究从指标依赖性向思维依赖性发展，要从依赖指标切实转变到依赖思维，思维的核心是创新，思维的方式是实践—理论—再实践，要产、学、研相结合。这是提高临床医疗水平和麻醉科学术地位的重要途径。在有条件的医院麻醉科可成立麻醉学实验室或麻醉学研究室。麻醉科成立研究室（或实验室）时，麻醉科主任（或副主任）应兼任研究室（或实验室）主任。成立研究室（或实验室）必须具备以下基本条件：

1. 要有较高的学术水平，治学严谨，具有副教授或副主任医师以上职称的学科或学术带头人；

2. 形成相对稳定的研究方向并有相应的研究课题或经费；

3. 配备有开展研究所必需的专职实验室人员和仪器设备；

4. 要形成一支结构合理的人才队伍，主要包括研究骨干、研究人员、技术人员和管理人员。

第二章　手术患者术前病情评估与准备

手术患者术前病情评估是保障手术患者安全的重要环节。术前病情评估不仅对麻醉科医师，而且对手术科室医师都是至关重要的工作，其意义涉及保障患者麻醉和手术中的安全，以及减少围术期并发症的发生率和病死率。多数麻醉药对机体的重要生命器官和系统的功能，例如呼吸、心血管系统等都有非常明显的影响。麻醉药的治疗指数（半数致死量／半数有效量）仅为 3～4。相比之下，大多数非麻醉药的治疗指数却是数百甚至数千。麻醉药这么窄的安全范围，说明了麻醉自身的风险性，然而更重要的方面是来自患者的病情和手术的复杂性，以及患者对麻醉和手术的承受能力。因此，麻醉的危险性、手术的复杂性和患者的承受能力是麻醉前病情评估的要点。

麻醉的诞生是外科学发展的里程碑，现代麻醉学的发展极大地推动和保障了外科学的进步。一个普通的外科手术患者可能会并存有严重的内科疾病，例如心脏病、高血压、糖尿病等。随着老龄化社会的到来，百岁老人做手术已不再是稀奇事。科学发展到今天，许多过去认为是手术的禁忌证，如今却因为能够改善器官功能成为手术的适应证，如急性心肌梗死的患者做急诊冠状动脉搭桥术，晚期严重的慢性阻塞性肺疾病的患者做肺减容手术，终末期器官功能衰竭的患者行器官移植手术等。外科几乎已无手术禁忌证可言。然而面对这样的手术却给麻醉带来极大的风险和挑战。

手术患者术前病情评估与准备（preoperative evaluation and preparation）工作包括：①全面了解患者的全身健康情况和具体病情；②评估患者接受麻醉和手术的耐受性；③明确各脏器疾病和特殊病情的危险所在，术中可能会发生哪些并发症，需采取哪些防治措施；④选择麻醉前用药和麻醉方法，拟订具体麻醉实施方案和麻醉器械准备。为了切实做好术前病情评估和准备工作，要求：①充分认识手术患者术前病情评估与准备的重要性；②了解麻醉前访视与检查的流程；③对麻醉前准备的特殊性有初步概念；④掌握麻醉前用药原则。

第一节　术前访视与术前病情评估门诊

一、麻醉科医师手术前访视

目前在国内，对大多数患者通常都是在手术日前一天，接到外科手术通知后，麻醉科医师进行手术前访视。对于高危和有特殊情况的患者，外科医师于手术日前几天请麻醉科医师会诊，必要时进行多学科术前讨论。因此，术前访视的时间受到患者基础疾病、手术种类以及医疗体制的影响。

麻醉科医师手术前访视的流程主要包括：复习病历，察看各项术前实验室检查，访视患者了解麻醉相关病史和进行各系统回顾，进行体格检查和对重要系统进行功能测试，最后对患者做出麻醉和手术风险评估和判断，制订出围术期麻醉计划。向患者和患者家属交代病情、麻醉方式和手术麻醉的风险以及必要的术前准备，如术前禁食等，并签署麻醉知情同意书。

为保证麻醉科医师的术前访视顺利进行，外科医师需要在术前完成所有必要的准备和检查。患者入院后各项术前实验室检查一般需要 2～3 天才能回报，因此患者在手术前需要等待约一周时间，明显延长住院时间。

在国际上，随着日间手术的发展，快通道和缩短住院时间、平均住院天数，加强病房床位周转率等方面的需求，手术患者即便是冠状动脉旁路移植术，往往是手术当天入院，入院后即手术，术后视病情和恢复情况决定留观和住院。这就使手术前评估的时机发生了很大变化，要求患者于手术前在门诊完成术前检查和评估，因此，麻醉科手术前病情评估门诊应运而生。手术前病情评估门诊的开展，使发达国家的普通外科手术平均住院天数减为 3～4 天、神经外科和心脏外科手术的平均住院天数为 6～8 天。等于在不增加投资或仅增加少量投资的情况下，增加了医疗资源。

二、麻醉科手术前病情评估门诊

麻醉科手术前病情评估门诊在我国仅在少数医院刚刚起步，麻醉科术前评估门诊的建立和工作是为了医院和医疗工作发展的需要，离不开医院和各学科的支持。外科医师对门诊就诊准备择期手术的患者，完成必要的常规检查和专科检查后，在决定入院前建议患者去麻醉科手术前病情评估门诊就诊。麻醉科门诊通常由资深的麻醉科医师负责，根据患者的病史、体格检查、化验和辅助检查等结果，对患者耐受麻醉的情况进行评估；对于化验和辅助检查不全的患者，针对其具体疾病要求进一步完善相关检查。对于并发症控制不理想的患者，建议到相关科室会诊，以调整治疗方式和药物剂量。最后向患者解释相关手术可能采取的麻醉方式。完成一份简单的术前病情评估病历或评估表，并列出该患者的主要问题。患者入院当天，负责麻醉的医师通过复习患者的术前病情评估病历或评估表，并询问患者一些基本情况，一目了然患者的具体病情，选择合适的麻醉方式和监测方法，以保证麻醉的安全性。

开设麻醉评估门诊除了减少住院时间、加快床位周转等作用外，更重要的是对伴有并发症的患者在术前进行了系统全面地检查，并得到及时治疗和良好控制。患者入院后可以当天或尽快安排手术，避免因并发症控制不良，或术前检查结果不全，而推迟手术，也提高了手术麻醉的安全性。

第二节　手术前病情评估的流程和方法

一、手术前病情评估的流程

1.复习病历（史）

麻醉前病情评估首要的是从病历中获得足够的病史，主要包括外科疾病和手术情况，以及并存的内科疾病和治疗情况。

外科情况要了解外科疾病的诊断，手术的目的、部位、切口，切除脏器范围，手术难易程度，预计出血程度，手术需时长短和手术危险程度，以及是否需要专门的麻醉技术（如低温、控制性降压等）。

内科情况要了解患者的个人史、既往史、以往手术、麻醉史和治疗用药史。明确并存的内科疾病及严重程度，当前的治疗情况，近期的检查结果，是否需要进一步做有关的实验室检查和特殊的功能测定。必要时请有关专科医师会诊，协助评估有关器官功能状态，商讨进一步手术准备措施。

2.分析各项术前检查和化验结果

择期手术患者通常要进行一系列常规的术前检查，但是哪些是术前必需或常规的检查与化验项目，目前并无统一定论和指南。通常入院患者在手术前完成血、尿、粪三大常规化验，出凝血时间，血生化（肝、肾功能）检查，心电图以及感染疾病方面的检查（如乙型病毒性肝炎、HIV 等）。对合并有内科疾病者，根据病情做进一步检查：胸部 X 线检查、肺功能测定、动脉血气分析、心功能测定，以及必要的专科检查和化验。其目的是有助于医务人员对患者的病情有全面或充分的了解，以便做出正确的评估，降低影响麻醉管理的不利因素，增加手术和麻醉的安全性。

3.术前访视和检查

麻醉科医师术前应访视患者，从麻醉科医师的角度进一步了解患者与麻醉可能相关的病史，并进行系统问诊和体检，往往可以获得十分重要的第一手资料。同时可以帮助患者了解有关麻醉的问题，消除紧张、焦虑情绪，建立良好的医患关系。如果患者是小儿，应重视帮助患儿及家长对手术麻醉做好心理上的准备。

体检主要是检查患者的生命体征，观察患者的全身情况，系统问诊的重点是心血管系统、呼吸系统、神经系统、凝血、肝功能、肾功能和内分泌系统，所有这些术前检查的最终目的是对患者做出麻醉和手术风险的判断。

4.进行麻醉和手术风险判断

根据麻醉前访视的结果对手术、麻醉的风险进行综合分析。美国麻醉医师协会（American Society of Anesthesiologists，ASA）颁布的患者全身体格健康状况分级是目前临床麻醉较常采用的评估分级方法之一。Ⅰ、Ⅱ级患者的麻醉耐受性一般均良好，麻醉经过平稳；Ⅲ级患者对接受麻醉存在一定的危险，麻醉前需尽可能做好充分准备，对麻醉中和麻醉后可能发生的并发症，要采取积极有效的预防措施；Ⅳ、Ⅴ级患者的麻醉危险性极大，因此充分、细致的麻醉前准备尤为重要。

5.知情同意

知情同意是术前评估的必要内容，已经成为不可缺少的法律文书：向患者解释治疗或诊断性操作的副作用、危险性及并发症后，患者认可并签字，就获得了知情同意。目的是向患者提供使其做出合理选择所需要的信息。解释麻醉计划和可能的并发症对于建立患者与医师之间的良好关系是非常重要的，并可以预防以后可能发生的纠纷。通常情况下，只能由患者亲属或被授权人签署知情同意书。

二、手术前病情评估的方法

由患者亲属或被授权人签署知情同意书。

（一）总体评估方法

手术前病情评估既是科学也是艺术。经验丰富的麻醉科医师能迅速抓住一些要点，做出基本评估判断包括患者的自身条件、全身情况、有无并发症及严重程度、重要的脏器功能和外科手术的复杂性等。

1.患者的自身条件

随着我国已步入老龄化社会，患者的年龄成为重要的麻醉风险因素。患者实施的手术可能是一般手术，但是如果是高龄患者，其麻醉的风险性较年轻者要高得多。

2.全身情况

对判断其对麻醉的耐受性非常重要，如精神状态、发育、营养、有无贫血、脱水、水肿、发绀、发热、过度消瘦或肥胖症等。

3.并存疾病及器官功能

患者实施的可能是普通手术，但是如果并存一种或多种疾病，就会使麻醉的风险性增加，如合并有心脏病、糖尿病、慢性阻塞性肺疾病等。然而即便是高龄患者，又并存多种疾病，其对麻醉的耐受性主要取决于重要生命器官的功能状态，特别是心、肺功能的代偿与好坏。所以在系统评估中，重点是呼吸系统和心血管系统。

4.外科手术的复杂性

看似不属于患者的病情范畴，但却与病情息息相关。麻醉的风险性与手术大小并非完全一致，复杂的手术可使麻醉的风险性明显增加，而有时手术并不复杂，但患者的病情和并存疾病却为麻醉带来更多风险，手术复杂、手术时间长、出血量大等因素都会显著增加患者麻醉和手术的风险性。然而，有的手术虽然复杂，但可以改善或恢复患者的器官功能，如冠状动脉搭桥术、肺减容术、器官移植术等，这无疑给术前病情评估带来了新的挑战。

（二）心血管风险的评估

对非心脏手术的患者要注意有无心血管方面的疾病，如先天性心脏病、心脏瓣膜病、冠状动脉硬化性心脏病、心肌病、大血管病，以及高血压和心律失常。与麻醉风险相关的主要是心功能状态，以及某些特别的危险因素，例如，不稳定性心绞痛、近期（<6个月）心肌梗死、致命性心律失常等。术前心功能好往往反映患者有较强的代偿能力和对手术麻醉的承受能力。超声心动图检查除可以提供心内解剖结构的变化外，还可以评估心室功能。其中最重要的一个指标是心室射血分数（EF），如EF<50%属中度危险患者，EF<25%则为高度危险患者。

1.床旁试验方法

麻醉科医师可以通过一些简易的床旁试验来判断患者当前的心肺储备能力：

（1）屏气试验（breathholding test）：先让患者做数次深呼吸，然后在深吸气后屏住呼吸，记录其能屏住呼吸的时间，一般以屏气时间在30秒以上为正常；屏气时间短于20秒，可认为其心肺功能属显著不全。

（2）爬楼梯试验：患者能按自己的步伐不弯腰爬上三层楼，说明心肺储备能力尚好，围术期发病率和死亡率明显低。

（3）6分钟步行试验：一个定量分析心肺功能的方法。测量运动期间最大耗氧量（maximaloxygen consumption，VO_2 max）是判断患者开胸后是否发生肺部并发症的一个准确的术前评估方法。如果患者VO_2 max $\geqslant$ 20 ml/（min·kg），肺部并发症少；VO_2 max $\leqslant$ 10 ml/（min·kg）时，有高危险性，短期内死亡率大于30%。6分钟步行试验

和 $VO_2 \max$ 有很好的相关性。如果患者 6 分钟的步行距离达到 360 m，则 $VO_2 \max$ 大约是 $12 \text{ ml}/(\min \cdot \text{kg})$；若 6 分钟的步行距离小于 660 m，表明 $VO_2 \max$ 小于 $15 \text{ ml}/(\min \cdot \text{kg})$。

2. Goldman 心脏危险指数（cardiac risk index，CRI）

已在临床麻醉中应用达 30 年，虽然有些争论，但仍为评估围术期心脏风险性的依据，CRI 愈高其心脏功能越差。

3. 对冠心病患者的风险评估

对冠心病患者进行围术期风险评估通常基于三个基本要素：①患者存在的风险因素；②患者的功能状态；③手术存在的风险因素应根据三者各自的风险程度，对患者围术期的风险性进行综合评估。

（1）患者存在的风险：①高危风险因素：新发心肌梗死（< 6 周），不稳定心绞痛，心肌梗死后仍存在的心肌缺血，缺血性及充血性心力衰竭，严重心律失常，近 40 天内接受冠脉再血管化术等。高危患者只适合进行急诊或挽救患者生命的手术。②中危风险因素：近期发生心肌梗死（> 6 周且 < 3 个月）而未遗留后遗症或处于危险状态的心肌，在药物控制下的稳定性心绞痛（Ⅰ ~ Ⅱ级），既往发生过围术期缺血性事件，糖尿病，心脏射血分数低（EF < 0.35），心力衰竭代偿期。③低危风险因素：年龄 > 70 岁，高血压，左心室肥厚，6 年内施行过冠状动脉旁路移植术（CABG）或经皮冠状动脉腔内成形术（PTCA）且未残留心肌缺血症状。

（2）患者的功能状态：通常以其对体力活动的耐受能力来评价。运动耐量试验（exercisetolerance test）是评估患者围术期风险的一个重要方法。蹬车运动试验中，低耐量运动（心率 < 100 次 / 分）即产生心肌缺血者为高危患者；大运动量时（心率 > 130 次 / 分）仍无缺血表现者为低危患者不能持续走上两层楼梯者，术后发生心肺并发症者占 89%。患者对活动的耐受能力还可以代谢当量（metabolic equivalent of task，METs）表示，1 MET 大约耗氧 $3.5 \text{ ml}/(\text{kg} \cdot \min)$。根据患者平常的活动能力可间接判断其耗氧量，从而评价其对麻醉、手术的耐受性。

功能状态评估：> 10 METs 为极好，7 ~ 10 METs 为好，4 ~ 7 METs 为中等，< 4 METs 为差。研究发现，若患者活动量低于 4 ~ 5 个代谢当量，围术期易发生各种并发症。对于功能状态良好者，任何进一步检查的结果都很少会改变治疗方案，可按原计划手术。

（3）手术存在的风险：①高风险手术：器官移植手术，特别是心、肺、肝、胰的移植手术；主动脉和大血管手术以及外周血管手术；颅腔内大手术以及持续时间较长的手术（易致体内体液转移）等。②中度风险手术：头颈部手术；胸腔内或腹腔内手术；颈内动脉内膜切除术；矫形外科手术；前列腺手术等。③低风险手术：体表部位手术；乳腺手术；扁桃体切除；白内障手术等。

（三）呼吸功能的评估

1.危险因素

术后肺部并发症在围术期死亡原因中仅次于心血管居第二位。其危险因素包括：①肺功能损害程度；②慢性肺部疾病，术后呼吸衰竭的危险性增加；③并存有重度肺功能不全，行胸部和上腹部手术者；④ $PaO_2 < 60$ mmHs，$PaCO_2 > 45$ mmHg 者；⑤有吸烟史；⑥有哮喘史；⑦有支气管肺部并发症。

2.评估方法

（1）一般评估方法：可根据相关病史和体征排除有无呼吸道的急、慢性感染；有无哮喘病史，是否属于气道高反应性（airway hyperresponsiveness）患者；对于并存有慢性阻塞性肺疾病（COPD）的患者，术前需通过各项检查，如胸部影像学检查、肺功能试验（pulmonary function tes-ling）、血气分析（blood gas analysis）等，来评估患者的肺功能。

（2）肺功能的评估：术前对患者肺功能的评估十分重要，特别是原有呼吸系统疾病，或需进行较大手术，或手术本身会进一步损害肺功能者，肺功能评估显得更为重要。对肺功能的评估可为术前准备及术中、术后的呼吸管理提供可靠的依据。尽管现代检测肺功能的方法甚多且日益先进，但在常规测定中最重要的仍是一些最基本的指标。

（3）手术部位的影响：评估术后发生肺部并发症的危险时，手术部位十分重要。切口邻近膈肌时风险增加；上腹部手术和剖胸手术发生术后呼吸系统并发症的风险性最大，为 10% ~ 40%。上腹部手术后功能残气量和肺活量降低，可持续 5 ~ 7 天。非胸、腹部手术术后呼吸系统并发症相对较少。

此外，睡眠呼吸暂停综合征患者的围术期麻醉管理尤其是气道管理非常困难。睡眠呼吸暂停综合征的定义为睡眠期间反复发作的阻塞性呼吸暂停，伴有日间嗜睡、情绪改变、心肺功能改变。这种疾病非常常见，大约有 2% ~ 4% 的中年人患有此疾病、睡眠呼吸暂停综合征常见于肥胖患者。睡眠呼吸暂停患者日间血压升高，夜间心律失常，肺动脉高压，右心和左心衰竭，缺血性心脏病和脑卒中的危险性增加。

（四）中枢神经系统功能的评估

除颅内疾患和颅脑外伤涉及患者意识和颅内压等方面问题外，目前临床上更多遇见的是认知功能障碍的老年患者以及抑郁症患者。麻醉药是否存在神经毒性问题，是否对术后认知功能有近期和远期的影响，还是个有争议的课题。抑郁症患者要注意是否长期服用抗抑郁药物，特别是单胺氧化酶抑制剂由于抗抑郁药物可能增加麻醉风险，涉及麻醉前是否停药的问题。应用单胺氧化酶抑制剂患者的麻醉风险是术中可能出现某些不良反应，包括高血压危象（尤其应用间接血管收缩药者）、心律失常、低血压、苏醒延迟或昏迷和体温过高。因此，有学者推荐术前应停药至少 2 周（清除单胺氧化酶抑制剂的时间）。但临床研究表明，如果能加强监测和谨慎用药很少发生麻醉意外。基于上述研究结果，现在建议长期服用单胺氧化酶抑制剂的患者其药物可用至手术当天，但应注意单胺氧化酶抑制剂与麻醉药物（如哌替啶、麻黄碱）间的相互作用，同时应避免兴奋交感神经系统的事件发生（低血压、低血容量、贫血和高碳酸血症）。

伴有中枢神经系统并发症的患者，如脑梗死后遗症、脊椎疾患伴神经症状等，也并非麻醉禁忌证，但是应慎用椎管内麻醉和区域阻滞麻醉，避免与这类麻醉的神经并发症混淆。

（五）凝血功能的评估

着重了解患者有无异常出血的情况，术前应常规检查凝血功能，主要是测定凝血酶原时间（PT）、部分凝血活酶时间（APTT）和纤维蛋白原含量。异常出血有先天性或后天性的原因，根据凝血机制检查的结果，明确引起出血的原因及并发症情况，以便在术前准备中给予相应的病因治疗与全身支持治疗。手术患者常见凝血异常有：血小板减少性紫癜、肝功能损害或维生素K缺乏所致的凝血因子缺乏、血友病（甲型）等。

抗凝药已成为治疗心血管疾病和预防围术期静脉血栓的常规疗法，在选择椎管内麻醉时要特别加以注意，一旦发生硬膜外血肿（epidural hematoma），后果十分严重。对于使用抗凝药者术前是否停药和停药时间虽然仍有不同看法，但一般认为，肝素类的抗凝药手术前应停用，停药后经4～5个半衰期，可全部从体内排出，华法林（warfarin）为维生素K抑制药，使用者术前须停药3～5天，必要时加用维生素K；急症手术者宜备新鲜冷冻血浆或（和）凝血酶原复合物（内含维生素K依赖性凝血因子Ⅱ、Ⅲ、Ⅸ、Ⅹ）酌情用，亦可加用维生素K。阿司匹林是血小板抑制药，其抑制作用是不可逆的，术前如果需要停药，需要1周以上新生的血小板才能发挥作用。但目前认为，阿司匹林无须术前停药，特别是对近期行冠状动脉球囊扩张或放支架的患者，常采用双抗法抗凝治疗，硫酸氯吡格雷（波立维）和阿司匹林。这类患者如需紧急手术，按指南要求，必须服阿司匹林进手术室。

对于术前停用抗凝药有风险的手术患者，低分子肝素成为良好的替代，通常低分子肝素每日2次，只需术日晨停药一次即可。

第三节　麻醉前准备和用药

一、麻醉前准备

麻醉前准备与手术前准备在含义上并无严格的区别，因为它们的目的和主要内容是相同的或完全一致的，所以这两个词经常是通用的。究竟使用哪一个词完全取决于使用者的专业或习惯，麻醉科医师的任务之一是参与手术前的准备，但他们不可能独立地完成麻醉前准备的全部任务。因此，良好的麻醉前或术前准备需要麻醉科医师与手术科室医师通力合作来完成。

麻醉前准备的目的在于使患者在体格和精神方面均处于最佳状态，以增强患者对麻醉和手术的耐受能力，提高患者在麻醉中的安全性，避免麻醉意外的发生，减少麻醉后的并发症。麻醉前准备的任务包括：①做好患者体格和精神方面的准备，这是首要任务；②给予患者恰当的麻醉前用药；③做好麻醉用具、设备、监护仪器和药品（包括急救药品）等的准备。麻醉前有充分准备与无充分准备是大不一样的。有些麻醉不良事件的发生是与准备不足相关的，例如患者病情严重而未做充分准备，麻醉器材在使用中失灵或存在故障而事先却疏于检查、维护，未经仔细核对而误将其他气体当作氧气使用等。总之，掉以轻心、疏忽大意、匆忙上阵是难免会出问题的，如能加强责任感，认真做好麻醉前准备，则与此有关的麻醉不良事件是可以避免的。

（一）改善患者全身状况

麻醉手术前应尽力改善患者的全身情况，采取相应措施使各脏器功能处于最佳状态、同时应注意勿使患者丧失有利的手术时机准备要点包括：改善营养状况；纠正贫血和水、电解质紊乱；停止吸烟；术前思想和精神状态的准备；增强体力，改善心肺储备功能，增加对麻醉和手术的耐受能力。

营养不良可导致血浆白蛋白降低、贫血、血容量不足以及某些维生素缺乏，使患者耐受麻醉、手术创伤及失血的能力降低。因此，术前应改善营养不良状态，一般要求血红蛋白 ≥ 80 g/L，血浆白蛋白 ≥ 30 g/L，并纠正脱水、电解质紊乱和酸碱平衡失调。虽然目前尚无证据证明达到此数值可改善患者围术期结局，但急性贫血伴有心肺疾病的患者，行中、大型手术（胸内、大血管、上腹部、颅内手术）前提高血红蛋白可能对患者有益；而由肾脏疾病引起的慢性贫血且无心肺疾病的透析患者，可很好地耐受一定程度的贫血。权衡血红蛋白水平与患者基础疾病间的相互关系可能更有意义。

外科所遇到的休克患者多为低血容量性或脓毒性休克，均需补充血容量以改善循环功能和组织灌注。一般应待休克得到纠正后才能进行麻醉和手术。但如果手术本身即是消除休克病因的手段或主要措施，不进行手术就难以纠正休克甚或危及患者生命时，应边纠正休克边进行麻醉和手术。

（二）呼吸系统的准备

术前有急性呼吸道感染的择期手术者，手术应暂停。一般在感染得到充分控制后一周再手术，否则术后呼吸系统的并发症发生率明显增高。对合并有慢性呼吸系统感染者，如肺结核、慢性肺脓肿、重症支气管扩张等，术前尽可能使感染得到控制。

气道高反应性常见于有哮喘、支气管痉挛发作史和慢性阻塞性肺疾病（COPD）的患者。为了预防术中发生支气管痉挛，术前可应用支气管扩张药和皮质激素来降低其危险性。β_2-拟交感气雾剂是治疗和预防术中支气管痉挛的有效药物。对于 COPD 患者术前准备的原则是：控制呼吸道感染；清除气道分泌物；治疗支气管痉挛；改善呼吸功能；提高患者的运动能力和耐受力。已发展为肺源性心脏病的患者，还应注意控制肺动脉高压，改善心功能。

吸烟者术前应常规停止吸烟至少 2 周。但有证据表明，停止吸烟 4 周以上，才可能有效地减少术后肺部并发症的发生。

对于术前存在以下因素者应进行肺功能检查：①有肺部疾病史；②有肺通气限制因素者，包括肥胖（超过标准体重 20%）、脊柱后侧凸和有神经肌肉接头疾病者；③明显影响肺通气的手术，如膈疝、胸内及胸壁手术、60 岁以上行上腹部手术者；④吸烟严重者（每月超过 20 包）；⑤近期（< 30 天）患有上呼吸道感染者；⑥年龄超过 65 岁者。

（三）心血管系统的准备

随着社会和医学的发展，先天性心脏病大多数在早期就已经得到治疗。日常手术患者中时常遇到患有后天性心脏病的患者行非心脏手术者，最常见的是缺血性心脏病，并且成为围术期死亡的主要原因。主要危险因素包括：①充血性心力衰竭史；②不稳定性心绞痛；③陈旧性心肌梗死（< 6 个月）；④高血压；⑤心律失常；⑥曾接受过心脏手术。次要危险因素：①糖尿病；②吸烟；③高脂血症；④肥胖；⑤高龄。麻醉和手术前评估与准备的关键是正确评估心功能的状况和切实改善心功能。心功能的好坏直接关系到麻醉和手术的危险性。对其他次要危险因素应在术前尽最大可能得以控制，调整在可能的最佳状态。

原发性高血压也是术前常见的并发症。对高血压患者要了解内科治疗的方法、用药情况及副作用，有无带来对重要器官的损害和心血管疾病的相关证据，并决定在高血压控制不好时是否要进行外科手术。如果术前评估高血压为轻或中度，且无代谢紊乱或心血管系统异常，则手术可按原计划进行。血压显著升高［即收缩压 > 180 mmHg 和（或）舒张压 > 110 mmHg］患者应在术前控制血压。术前血压控制欠佳的患者围术期可出现血压明显波动及心肌缺血的心电图表现。术前采取有效措施控制难治性高血压有利于维持围术期血流动力学稳定，有效地控制围术期血压波动，减少围术期冠状动脉缺血事件发作次数和持续时间。患有冠状动脉疾病或有冠状动脉疾病危险因素的患者术前应用 β 受体拮抗药，可减少非心脏手术围术期心血管疾病发病率和死亡率。舒张压高于 110 mmHg 时，除急症外所有外科手术都应推延；如舒张压低于 110 mmHg，外科手术可以进行，因为尚无研究表明此水平舒张压与术后心脏或肾脏并发症有直接关系。但是值得注意的是，术前高血压患者（治疗或未经治疗）围术期血压波动剧烈，或因气管内插管和手术强烈刺激而导致血压急剧升高，或在维持同样麻醉深度而手术刺激轻时发生严重低血压。血流动力学不稳定可能会增加围术期心脏并发症的发病率。

手术患者术前服用各类治疗药物，如抗高血压药、抗心绞痛药（β 受体拮抗药）、抗心律失常药、洋地黄类、内分泌用药（胰岛素），一般不主张麻醉手术前停药。否则导致反跳性心率增快或血压增高。不能口服的患者，可经肠外给药。

（四）其他方面的准备

手术对肝、肾功能的影响往往较麻醉更为显著，其中尤以影响肝血流或（和）腹腔脏器血管阻力的因素为重。如果不是进行部分肝切除或改变肝血流（如门腔静脉分流）的手术，这些影响多为一过性的：一般情况下，轻中度肝功能异常者应在麻醉前准备中注意对肝功能的维护和改善，但不致成为麻醉和手术的禁忌证；重度肝功能不全者（如晚期肝硬化，有严重营养不良、消瘦、贫血，低蛋白血症、大量腹水、凝血机制障碍、全身出血或肝性昏迷前期脑病等征象），如果手术治疗不能改善其肝功能，则手术风险性极高，不宜行任何择期手术。肝病急性期除急症外禁忌手术，施行急症手术也极易在术中、术后出现严重凝血功能障碍等并发症，预后不佳。

随着医疗技术的提高，终末期肾病患者的寿命延长。这类患者常伴有其他脏器、系统的病变，如高血压、动脉硬化、贫血、代谢和内分泌紊乱等。终末期肾病患者应在围术期适时进行透析治疗，以降低围术期发生肺水肿和尿毒症所致凝血障碍术后肾功能不全是手术患者围术期发生死亡的重要原因之一。影响围术期肾功能的危险因素很多，包括：①术前肾功能储备降低，如并存有糖尿病、高血压、肝功能不全者；②与手术相关的因素，如夹闭主动脉、体外循环、长时间手术、大量失血等；③麻醉和手术中可能造成肾损害的因素，如低血压、低血容量及抗生素等。因此，术前应正确评估患者的肾功能，认真做好术前准备和适当治疗，并针对导致肾功能不全的危险因素制定预防措施以保护肾功能。

妊娠并存外科疾病时，是否施行手术和麻醉，必须考虑孕妇和胎儿的安全性。妊娠的头3个月期间，缺氧、麻醉药或感染等因素易致胎儿先天性畸形或流产，故应尽可能避免手术，择期手术应尽可能推迟到产后施行。如系急症手术，麻醉时应避免缺氧和低血压。妊娠4～6个月期间一般认为是手术治疗的最佳时机，如有必要可施行限期手术。

二、麻醉前用药

（一）麻醉前用药的目的

1. 镇静使患者减少恐惧，解除焦虑，情绪安定，产生必要的遗忘。
2. 镇痛减轻术前置管、局麻、搬动体位时疼痛。
3. 抑制呼吸道腺体分泌，预防局麻药的毒性反应。
4. 调整自主神经功能，消除或减弱一些不利的神经反射活动。

（二）常用药物

1. 镇痛药（narcotics）

能提高痛阈，且能与全身麻醉药起协同作用，从而减少全身麻醉药的用量。对于手术前疼痛剧烈的患者，麻醉前应用镇痛药可使患者安静合作。椎管内麻醉时辅助应用镇痛药能减轻腹部手术的内脏牵拉痛。常用的镇痛药有吗啡（morphine）、哌替啶（pethi-dine）和芬太尼（fentanyl）等，一般于麻醉前半小时肌注。

2.苯二氮卓类药物（benzodiazepines）

有镇静、催眠、解除焦虑、遗忘、抗惊厥及中枢性肌肉松弛作用，对局麻药毒性反应也有一定的预防和治疗效果。常用药物有地西泮（diazepam，安定）、咪达唑仑（midazolam，dormicum）等。咪达唑仑还可以产生顺行性遗忘作用，其特点是即刻记忆完整，事后记忆受损，无逆行性遗忘作用，术前应用具有遗忘作用的药物对预防术中知晓有明显作用。

3.巴比妥类药物

主要抑制大脑皮层，有镇静、催眠和抗惊厥作用，并能预防局麻药的毒性反应。常用苯巴比妥（phenobarbital，苯巴比妥）。年老、体弱、休克和甲状腺功能低下的患者，应减量应用；有巴比妥类药物过敏史者应禁用。

4.抗胆碱药

能阻断节后胆碱能神经支配的效应器上的胆碱受体，主要使气道黏膜及唾液腺分泌减少，便于保持呼吸道通畅。阿托品（atropine）还有抑制迷走神经反射的作用，使心率增快，但现在不主张在麻醉前用药中常规使用抗胆碱药，而应根据具体情况酌用。成人剂阿托品0.5 mg 或东莨菪碱（scopolamine）0.3 mg，于麻醉前半小时肌注。

（三）用药方法

麻醉前用药应根据患者情况和麻醉方法，来确定用药的种类、剂量、给药途径和时间。手术前晚可口服镇静、催眠药，消除患者的紧张情绪，使其能安眠休息。手术当日的麻醉前用药根据麻醉方法选择如下：

1.全身麻醉

麻醉前 30 分钟肌内注射哌替啶 50 mg 和阿托品 0.5 mg 或东莨菪碱 0.3 mg。心脏病患者常用吗啡 5 ~ 8 mg 及东莨菪碱 0.3 mg 肌注。

2.局部麻醉

手术范围较大的，麻醉前 2 小时口服地西泮 10 mg 有预防局麻药毒性反应的作用，术前肌注哌替啶 50 ~ 100 mg，能增强麻醉效果。

3.椎管内麻醉

麻醉前 2 小时口服地西泮 10 mg；对预计椎管内麻醉阻滞范围较广的患者可酌情肌注阿托品 0.5 mg。

第三章　临床监测技术

第一节　循环功能监测

　　循环系统是维持人体生命活动正常延续的基础之一，也是各种治疗药物得以送达效应部位，从而发生治疗效应的载体。麻醉和手术过程中，由于各种麻醉药物的影响和手术操作的不良刺激，均会造成循环系统功能不稳定，导致各类并发症，严重者甚至危及患者的生命。多年的基础研究和临床实践业已证明，良好的围麻醉期循环管理、平稳的血流动力状态、充分的组织灌注是术后患者迅速康复的重要保证。反之，如果麻醉期间血流动力状态不稳定，血压、心率波动剧烈，组织灌注不良，不仅使手术过程中的危险性大增，对患者术后康复也会带来不利影响。轻者使患者术后倍感疲惫、组织水肿、吻合口、创缘愈合延迟，重者则会引起严重酸中毒、组织低灌注、吻合口瘘、肺部感染、败血症等一系列问题。因此，在现代生理学、病理生理学、药理学、麻醉学等基础理论研究进展的基础上，调动各种治疗手段，尽可能使麻醉期间循环系统功能维持于稳定状态，是每一个麻醉医师的责任。

　　本节通过对麻醉期间循环系统功能状态的观察和判断，分析造成麻醉期间循环系统功能不稳定的原因，并讨论维护循环稳定性的有关方法和技术。

一、麻醉期间循环不稳定的原因

　　造成麻醉期间循环系统功能不稳定的原因很多，但大体上仍可分为 3 类主要原因：即患者自身基础状况、麻醉药物对循环系统功能的抑制和麻醉操作所造成的干扰，以及手术操作的不良刺激和手术本身带来的急性大失血等。

（一）患者自身基础状况

　　麻醉和手术前，患者自身的基础状况，特别是与术中循环系统功能稳定密切相关的重要脏器和系统（如脑、心、肺、肝、肾、内分泌等）的功能状况如何，有无严重器质性病变，正在接受哪些治疗和药物等，均会直接影响到麻醉期间循环功能的稳定性。一般来说，年龄不超过 60 岁，既往身体健康，无重要脏器病变者，多可耐受各类麻醉药物对循环系统功能的抑制以及各种麻醉和手术操作所带来的不良刺激，并可通过其自主调节功能和麻醉医生的适当干预，而保持循环功能的稳定。但如术前有下列情形者，则循环稳定性易受到破坏，需格外小心处理。

1.中枢神经系统病变或损伤

中枢神经系统是全身各系统功能的管理、协调部分，其病变或损伤必然影响其他系统功能，特别是循环系统功能。由于机体有较强的代偿能力，因此，慢性中枢神经系统功能病变或损伤，如脑血管栓塞或中风偏瘫后，往往于术前对循环系统功能并无明显直接影响，但可因机体整体功能下降，部分肢体功能障碍、肌肉萎缩、血管硬化、自主神经功能失调，而使循环系统对麻醉和手术的耐受性降低，围麻醉期容易出现循环功能不稳定。

急性中枢神经系统病变或损伤，特别是颅内或脑内出血性病变或外伤后血肿，则可因颅内压急剧升高或直接压迫生命中枢，而对循环、呼吸产生明显影响。例如严重急性颅内高压患者，麻醉前往往表现为高血压和窦性心动过缓，且通常已接受脱水治疗，虽然临床表现为高血压，但血容量多为严重不足，麻醉诱导后很容易出现严重低血压，甚至心搏停止。

2.循环系统病变

循环系统本身病变是导致围麻醉期循环不稳定的最主要原因。不论是心脏病变，还是外周血管病变，抑或是混合病变，均使麻醉风险大为增加。麻醉医生必须熟悉有关病变的病理生理基础，才能正确管理麻醉。

（1）先天性心脏病

复杂、严重的先天性心脏病患儿，如未能及时进行矫治手术，往往在出生后早期或婴幼儿期即发展为严重终末期病变，导致死亡。但也有相当部分患儿可生存至青春期甚至成年，此类患者麻醉中循环管理的关键是掌握解剖变异造成的血流动力异常和对氧合的影响。如为单纯分流型病变，且病变尚未发展到肺动脉高压和右向左分流，术前氧合功能未受明显影响，则一般麻醉技术和方法均可保证麻醉的平稳。但如病变已发展至交替分流或右向左分流，则应在充分抑制应激反应的基础上，注意维持体循环阻力，避免过度扩张体循环系统血管，以免右向左分流加重。对于法洛四联症一类的患者，除应注意维持体循环阻力外，避免过度通气所带来的高气道压和低碳酸血症造成的肺血流进一步减少，以及严重酸中毒所造成的肺动脉流出道痉挛，也是保持循环稳定的重要保证。

（2）风湿性心脏病伴严重瓣膜病变

此类患者病史通常较长，除瓣膜病变本身对血流动力的干扰外，还有心脏腔室变形和风湿性心肌病变造成的心肌收缩力下降或舒张功能减退带来的影响。通常严重狭窄型病变，麻醉处理要点在于控制心率于较慢水平，以保证在较长的收缩和舒张期内有足够的血流通过狭窄瓣膜，避免发生急性肺水肿和心衰。而对于严重瓣膜关闭不全型病变，则应将心率维持于较快的水平，以增加前向血流减少反流。但临床上尚有相当部分患者为混合型病变，既有狭窄，也有关闭不全，此时则应将心率、血压控制于正常水平，尽量减少血压、心率的波动。

（3）冠状动脉狭窄或心肌梗死患者

对于冠状动脉病变患者的麻醉而言，控制心率血压于最佳水平，使心肌氧供需负平衡得以改善甚至纠正至为关键。根据笔者经验，此类患者的麻醉实施应注意诱导插管期和术毕拔管期的管理，如能平稳度过诱导阶段，则术中还应注意根据 ST 段分析，判断心肌氧供需状态。虽然理论上心率越慢则氧耗越低，但临床上仍应根据 ST 段分析所显示的变化趋势，调整患者的血压、心率。有相当部分患者，心肌已相当肥厚，冠状动脉狭窄病变明显，侧支循环发育丰富，此类患者如心率慢、血压低，则可能因侧支循环供血不足，而使心肌缺血加重。对此类患者如将血压、心率维持于稍高水平，反而可能有助于改善心肌氧供。因此，在保证血压、心率平稳的基础上，以 ST 段分析的趋势变化指导麻醉管理，应成为冠状动脉病变患者麻醉的常规。

3.呼吸系统病变

随着 PACU、ICU 的普及和术中麻醉技术的进步，呼吸系统病变患者的麻醉管理已不再是麻醉中的主要风险，特别是对循环系统的稳定性已不再构成主要威胁，但仍应考虑术前呼吸系统病变的影响。

（1）急性呼吸窘迫综合征

此类患者多见于多发伤后或急性出血坏死性胰腺炎或严重肠梗阻手术，往往循环系统稳定性已受到影响，但在麻醉过程中，ARDS 本身并不对循环系统的稳定性构成明显影响，即使 SpO_2 降低，通过提高吸入氧浓度，也可维持 SpO_2 于正常水平。此类患者需注意的是术后，拔除气管导管后通常不能维持正常氧合，应维持气管插管转入 ICU 进一步治疗。

（2）慢性阻塞性肺疾病（COPD）

轻中度病变对循环系统功能并无明显影响。严重病变伴肺动脉高压者，需注意右心功能的维护。目前所用静脉诱导药丙泊酚和吸入维持药异氟醚均有一定的扩张肺血管和舒张小支气管的作用，对此类患者有益。麻醉管理的要点在于诱导插管和术毕拔管期的管理和呼吸机通气参数的调节。诱导期如麻醉深度不足，则气管插管操作可导致小气道强烈收缩，人工或机械控制通气可使气道压急剧增高，从而影响肺循环和右心功能。拔管期也可发生类似情况。故有条件者，应将患者转入 ICU，经 1 ~ 2 d 的呼吸支持后再拔管。此类患者呼吸机参数的调节，对降低气道压、改善通气效率和稳定循环功能有一定帮助。通常应根据气道压和 $PetCO_2$ 波形数值的显示，调节呼吸频率、吸呼比和潮气量。可先设定每分钟12 ~ 15 次、吸呼比 1：2 或 1：3，以利呼气。调节参数的原则是，先设定 $PetCO_2$ 水平，此类患者可适当提高，如设为 6 ~ 6.67 kPa（可允许性高碳酸血症）；再调节潮气量和频率，以期以较低潮气量和较快频率，达到上述水平；然后调节呼吸比，观察气道压变化，从而达到最佳通气状态。

4.内分泌系统病变

内分泌系统病变对循环系统有明显影响的主要有甲状腺、肾上腺病变，以及脑垂体、胰岛细胞病变。

（1）甲状腺功能亢进或低下

甲状腺功能亢进者在保守治疗无效后，通常要接受手术治疗，或因急症、外伤而需手术。此类患者由于甲状腺素的过度释放，机体处于高代谢状态，术前即可存在高血压、心肌病变等并发症，对麻醉药的摄取增加，耐受增强，容易因控制不当而发生甲状腺危象，导致心率急剧加快、血压升高，甚至心衰、肺水肿。因此，保证足够深度的麻醉和及时控制心率、血压是维持循环稳定的关键所在。而甲状腺功能低下者则与甲状腺功能亢进者相反，因长期甲状腺分泌不足，出现低代谢、黏膜水肿、对麻醉药耐受差，容易出现低血压。麻醉前应适当补充甲状腺素，麻醉中注意调整麻醉药用量。

（2）肾上腺病变

临床上常见皮质激素分泌过度（库欣综合征，含医源性）、原发性醛固酮增多症和嗜铬细胞瘤。库欣综合征患者主要有肥胖、高血压、糖尿病、骨质疏松、肌无力、低钾等并发症。此类患者血管弹性差，对麻醉药和心血管活性药较为敏感，易发生血压剧烈波动，应给予麻醉药和血管活性药。手术切除肿瘤后，应注意补充皮质激素。

醛固酮增多症患者因水钠潴留，也有明显高血压同时还有低钾及高氯性碱中毒，麻醉前中后期均应注意控制血压、补钾，并及时处理心律失常。

嗜铬细胞瘤患者的主要表现为阵发性高血压和心肌病变及心律失常。近年来以 α、β-阻滞药进行充分术前准备后，麻醉过程中循环波动幅度已明显减小。麻醉中主要以 α- 阻滞药酚妥拉明降低血压，也可辅以拉贝洛尔，肿瘤切除后以去甲肾上腺素维持血压，并补足血容量。

5.消化系统病变

其主要以晚期肝硬化对循环系统有一定影响，特别是已有低蛋白血症和门脉高压、腹水者和凝血功能障碍者，其静脉压明显增高，严重者可导致肺高压，但其心功能多无明显影响。

麻醉中主要应注意避免低血压和缺氧，以防术后发生肝功能不全。对中心静脉压和肺动脉压均增高者，应注意适当控制输液量，同时注意右心功能的保护。

（二）麻醉药物和麻醉操作对循环功能的影响

一般而言，麻醉药物对循环功能均是剂量依赖性抑制作用，这也是其抑制麻醉操作（如气管插管）和手术刺激的作用所在。但在未行麻醉插管和手术操作前，则对循环系统多是纯粹的抑制作用。

1.静脉麻醉药

（1）丙泊酚

丙泊酚抑制交感神经活性，舒张小动脉平滑肌，抑制心肌收缩力，使心率减慢。诱导剂量（1.5 ~ 2.5 mg/kg 或 4 ~ 8 μg/kg 血浆浓度）可使血压显著降低（下降 10% ~ 35%），尤其见于术前血容量不足、老年及体质衰弱者。

（2）硫喷妥钠

硫喷妥钠明显抑制心肌收缩力，且通常引起心动过速。其诱导量（4 ~ 5 mg/kg）往往并不足以抑制气管插管引起的血压升高反应，但如无气管插管操作，则此剂量已可使血压明显下降。

（3）依托咪酯

对循环功能抑制较轻，但常用诱导剂量不足以抑制气管插管反应，以往曾推荐其用于心功能不稳定、高血压病变，虽用药后血压、心率无明显改变，但气管插管后常出现血压骤升、心动过速等所谓"心血管副反应"；兼以使用该药术后震颤的发生率较高，目前应用日渐减少。

（4）氯胺酮

其对心肌的直接药理作用是抑制心肌收缩力，但总体表现为交感神经兴奋、血压升高、心率加快，单独用药后有较强的精神后遗症状。临床已很少使用。但以 1 mg/kg 辅以小剂量芬太尼或丙泊酚，可保持心血管功能稳定。

（5）咪达唑仑

咪达唑仑用于诱导，可保持血压、心率平稳，0.3 mg/kg 剂量对血流动力学的干扰并不明显，仅表现为血压轻度下降，给药前注入芬太尼 1 ~ 2 g/kg 可减轻因插管引起的心血管反应。

2.吸入麻醉药

强效吸入麻醉药有减弱心肌收缩力的作用，但常常由于其并发有交感兴奋作用，增加了儿茶酚胺的分泌，而不易被觉察。吸入全麻药对心肌收缩性抑制的顺序是：安氟醚＞氟烷＞异氟醚＞氧化亚氮。但当患者存在心力衰竭时，这种负性肌力作用尤为明显。氟烷还可增加心脏对肾上腺素的敏感性，导致严重的心律失常。因此选用吸入麻醉药时应注意其对循环系统的影响，结合患者的术前状况，选择合适的麻醉药。

（1）乙醚

乙醚是最早使用的吸入麻醉药之一，对循环抑制轻，不增加心肌对儿茶酚胺的敏感性，浅麻醉时兴奋交感神经引起窦性心动过速，麻醉中极少出现其他心律失常。随着麻醉技术的发展，临床现已很少使用乙醚麻醉，代之以卤素吸入麻醉药。

（2）氧化亚氮

其俗称笑气。通过抑制细胞外钙离子内流，对心肌收缩力有轻度的直接抑制作用，可增强交感神经系统的活动，收缩皮肤和肺血管，掩盖心肌负性肌力作用，因此，对血流动力学的影响不明显，可用于休克和危重患者的麻醉。氧化亚氮可以改变其他麻醉用药对心血管作用，减轻含氟麻醉药的心血管抑制作用；增加吗啡类药物的心血管抑制作用。氧化亚氮很少引起心律失常，继发于交感兴奋的心动过速可增加心肌耗氧。与氟烷合用时，由于氧化亚氮增加儿茶酚胺的释放，氟烷增加心肌对儿茶酚胺的敏感性，易引起心律失常。

（3）氟烷

氟烷对循环系统存在剂量依赖性的抑制作用。有明显的扩张血管作用，突出表现为收缩压下降，直接抑制心肌收缩力，使每搏量和心排血量减少，并且使压力感受器对低血压的正常反射功能发生障碍。β肾上腺素能阻滞剂及钙通道阻滞剂对氟烷的负性心肌肌力有增强作用，尽管仍能安全使用氟烷，但需降低吸入浓度。一旦血压下降，可使用钙剂，加快输液，非儿茶酚胺类升压药等治疗。氟烷可阻滞交感神经节，使房室结和希氏束传导减慢，减慢心率，术前应给予足量的阿托品对抗。氟烷还可以抑制交感、副交感神经中枢，减弱去甲肾上腺素对外周血管的作用，从而减轻机体的应激反应。与乙醚、氧化亚氮不同，氟烷麻醉时并不伴有交感 - 肾上腺素系统活动的增强，血中儿茶酚胺的浓度也没有增加。但在临床麻醉深度下，氟烷并不能完全消除交感 - 肾上腺系统对刺激的反应，一些适当的刺激，如二氧化碳张力增加或外科手术刺激，均可引起血压升高，心率和血浆中儿茶酚胺的浓度增加。氟烷提高心肌的自律性，增加心脏对肾上腺素的敏感性，诱发严重的心律失常，如多源性室性早搏、二联律或室性心动过速，甚至心室颤动。全麻中使用肾上腺素，尤其注入血供丰富的组织时更应谨慎，除非局部止血，麻醉时忌用儿茶酚胺类药。如前所述，术中应注意避免引起内源性儿茶酚胺升高的操作，维持适当的麻醉深度，保证足够的组织氧耗，避免呼吸性酸中毒。心肌电生理的研究发现，氟烷有一定的膜稳定作用，其阻滞钙通道的作用直接对抗肾上腺素对蒲肯野纤维的兴奋性刺激。钙通道阻滞剂、硫酸镁可以对抗氟烷麻醉中发生的心律失常。

（4）异氟醚

麻醉不深时，血压常常较稳定，随异氟醚浓度增加，可扩张血管，降低周围血管阻力，使血压下降，可用于控制性降压。血压下降是判断麻醉深度的主要依据。对心肌收缩力的抑制较其他卤素吸入麻醉药小，具有很低的心血管危害。由于异氟醚对迷走神经的抑制大于对交感神经的抑制，当每搏量减少时，心率增加，β受体阻滞剂可以减弱其心率加快作用。因此，在 1 ~ 2 MAC 内心排血量无明显减少，可以保证重要脏器的灌注。异氟醚可以降低冠脉阻力，保持或增加冠脉血流量，降低心肌耗氧量。异氟醚不减慢希 - 浦纤维的传导，不增加心肌对儿茶酚胺的敏感性，很少引起心律失常，麻醉后房性、结性或室性心律失常发生率与术前相比无差异。异氟醚可以合用肾上腺素，适用于嗜铬细胞瘤患者。

（5）七氟醚

七氟醚降压作用较异氟醚弱，心率亦较异氟醚慢。七氟醚呈剂量依赖性抑制心肌收缩力，降低动脉压，扩张外周血管，由于此时压力感受器反射功能不像吸入氟烷时那样受抑制，所以对心率影响小，仅使每搏量和心排血量轻度减少。当交感兴奋时动脉压升高，心率加快时，七氟醚可抑制血管运动中枢。临床上在紧张、探查等应激状态及心力衰竭等交感神经兴奋的患者，应用七氟醚可以出现血压下降和心率减慢。另外，七氟醚与异氟醚具有几乎相同的冠状血管扩张作用，可使冠状血管的自我调节能力减弱。七氟醚对房室传导以及蒲肯野纤维传导的抑制作用与吸入异氟醚一样，因此，肾上腺素诱发性心律失常发生率较低。七氟醚与尼卡地平合用的安全性高于其他同类药物，其可抑制尼卡地平引起的血压下降及伴随的压力容量反射介导的收缩加速和收缩力增强作用。但同时尼卡地平强力的末梢血管扩张作用导致后负荷降低，在七氟醚负性收缩力作用下，心排血量反而增加。在高浓度七氟醚麻醉时心脏对前负荷的增大可以很好地调节，但在后负荷急剧增大时则出现明显的泵功能降低。因此从七氟醚对循环抑制的程度及其恢复速度来看，它是一种对循环系统调剂性较佳的麻醉药。

（6）地氟醚

地氟醚对机体循环功能影响较小，呈剂量依赖性抑制心血管功能和心肌收缩力，但较异氟醚弱。可以使心肌顺应性、体血管阻力、每搏指数和平均动脉压下降，因此，低血容量、低血压、重症和衰弱的患者使用地氟醚时应慎重。地氟醚/氧化亚氮复合麻醉有利于减轻对心脏和循环的抑制。地氟醚对迷走神经的抑制大于对交感神经的抑制，存在明显的交感兴奋作用。高浓度吸入地氟醚或突然增加吸入浓度时，较异氟醚更易出现明显的交感活性增强，心率、血压短暂（2 ~ 4 min）而急剧升高，尤其在嗜铬细胞瘤手术中需引起注意。在增加浓度前静脉注射阿片类药物，如芬太尼可有效预防此反应。地氟醚麻醉时对心律的影响很小，并且不增加血中儿茶酚胺的浓度，但在深麻醉时可以出现心律失常。

3.局部麻醉药

局麻药对心肌抑制作用与剂量有关，小剂量可预防和治疗心律失常，但如果使用不当，如浓度过高、剂量过大、直接注入血管等，将对心血管系统产生毒性反应。这既是药物直接作用于心脏和周围血管，也是间接作用于中枢神经或自主神经系统所致。局麻药抑制心肌收缩力及扩张外周血管而使心排血量、心脏指数降低，左心室舒张末期压升高，血压下降，直至循环虚脱；局麻药减少心脏起搏组织冲动的产生，抑制传导，由于传导缓慢引起折返型心律失常，心电图表现为 P-R 间期延长，QRS 波增宽，严重的窦性心动过缓，高度的房室传导阻滞和室性心动过速、心室颤动。布比卡因的心脏毒性比利多卡因强，酸中毒和低氧血症可增强布比卡因的心脏毒性，且复苏困难。

4.拟交感和副交感类药、强心药

此类药物均作用于心血管系统，β_1 兴奋药和抑制药均直接作用于肾上腺素能 β_1 受体，分别增强心肌收缩性，使 SV、CO 升高；以及抑制心肌收缩性和 SV、CO 下降。麻醉期间出现各种原因的心泵功能抑制，均应寻找发生原因，针对发病原因给予积极处理，同时选择拟交感药进行对症治疗。对术前已使用或正在使用上述药物者，应注意麻醉后循环变化，随时调整剂量，为便于操作并控制用量，宜使用静脉输液微泵加以调节。

5.麻醉操作

（1）气管插管

当麻醉诱导后进行气管内插管时，尤其是浅麻醉的情况下，喉镜暴露声门和插管过程中常易并发血压急剧升高（收缩压平均升高 6 kPa），心率加快（多为室性或室上性）或心动过缓等循环反应，统称插管应激反应。不论采用弯型或直型喉镜片，都会同样发生。但一般均为短暂性，对循环正常的患者，无大危害；但对高血压、缺血性心脏病、瓣膜性心脏病、动脉瘤、脑血管病变、妊娠高血压综合征等循环系统异常的患者则可能构成生命威胁。拔管及气管内吸引等操作也可诱发高血压。其发生与喉镜及导管刺激鼻、咽喉及气管感受器而引起的神经反射有密切关系。患者血液中儿茶酚胺含量的增加与血压升高呈正相关，充分镇痛或加深麻醉均可减少这种不良反应。

（2）椎管内麻醉

椎管内麻醉时，由于交感神经节前纤维被阻滞，血管扩张，有效循环血量相对减少，可使血压下降，CI 降低，SI 无明显变化，心泵功能也无显著影响。硬膜外阻滞对循环的影响虽然较蛛网膜下隙阻滞轻，但高位硬膜外阻滞麻醉平面超过 T_4，则对老年或伴心、肺疾病，以及血容量不足、感染等患者的影响较大，阻滞后出现持续低血压，可导致心肌缺血、严重心律失常等，甚至发生心功能不全。因此，选择椎管内阻滞时，尤其麻醉平面高于 T_6 者，应考虑患者的循环系统能否代偿，对有疑问者宜避免使用。

（3）机械通气

全麻时采用机械通气能保持良好的通气，通常选择间歇性正压通气，若呼吸频率过快或潮气量太大，可引起过度通气，使胸膜腔内压增高，静脉回心血量减少，致使 CO_2 下降，而低碳酸血症常有 CO_2 下降和心肌供血减少。当选择间歇正压合并呼气末正压通气（PEEP > 0.1 kPa）时，影响则更为明显。此时由于跨肺压和胸膜腔内压升高，静脉回心血量更加减少，CO_2 下降更明显，常使血压急剧下降，严重影响冠状血管灌注压，导致心肌缺血和心功能不全。特别是对血容量不足，交感神经张力低下，心血管代偿功能欠佳，以及使用神经节阻滞药物和全麻患者，则更易加剧循环功能的抑制而导致循环衰竭。

（三）手术及其他因素

1.低血压

（1）体位和手术干扰

坐位和头高足低位时，由于重力影响，血液多聚集在下肢和内脏血管，导致相对血容量不足。而不恰当的俯卧位、仰卧位时妊娠子宫或腹内肿瘤压迫下腔静脉等，均会阻碍静脉回流而致血压下降。手术刺激影响循环系统的正常调节功能，也可发生低血压，诸如颅内手术，特别是后颅窝手术刺激血管运动中枢，颈部手术时触压颈动脉窦，剥离骨膜及牵拉内脏、手术直接刺激迷走神经等，均可致反射性低血压，甚至可发生心搏骤停。胸腔或心脏手术中，直接压迫心脏和大血管，常可使血压急剧下降。

（2）创伤失血和低血容量

麻醉期间由于手术创伤和失血，可使全血和血浆容量减少，是发生低血容量性休克的常见重要原因。当输血输液速度跟不上失血的速度，或输注量不足时，都可出现心率增快和血压降低。

（3）变态反应

全麻药中硫喷妥钠、普尔安，肌肉松弛药三碘季铵酚、琥珀胆碱，局麻药普鲁卡因等以及右旋糖酐等均可致敏，重者可出现组胺样作用，全身血管扩张，毛细血管通透性增加，大量液体渗入组织间隙，可致血压下降，甚至发生过敏性休克。

（4）输血反应

包括致热源反应、变态反应、血液污染和溶血反应，前者发生率较高，但一般并不发生低血压；后三者虽较少见，但可伴发严重低血压，尤其以输入污染血液为显著，可发生严重中毒性休克。

2.高血压

（1）颅内压升高和颅内手术

颅脑外伤或颅内占位性病变患者，当颅内压升高时可出现高血压，经颅骨翻开减压后血压即可下降。颅脑手术时，当牵拉额叶或刺激第Ⅴ（三叉神经）、Ⅸ（舌咽神经）、Ⅹ（迷走神经）等脑神经时，可引起血压升高。脑干扭转时也可出现高血压或心率减慢，提示病情危险。

（2）儿茶酚胺大量分泌

嗜铬细胞瘤患者手术中刺激肿瘤，甚至术前翻动患者，叩击腰部，可使儿茶酚胺大量释放进入血液循环，从而出现血压剧烈升高。

（3）体外循环中流量过大或周围血管阻力增加

当平均动脉压超过 13.3 kPa 时，可能并发脑出血。

（4）二氧化碳蓄积和缺氧

当 $PaCO_2$ 升高时，通过主动脉、颈动脉体的化学感受器可反射性地兴奋延髓心血管中枢，使心率加快、心肌收缩增强，因而血压升高，导致周围血管扩张。呼吸道不通畅、镇痛药和全麻药抑制呼吸中枢、气管插管操作时间过长、辅助或控制呼吸操作不当以及碱石灰性能不好等，均可使二氧化碳蓄积。轻度缺氧时可兴奋化学感受器而使血压升高，但严重缺氧则抑制循环。

二、麻醉期间循环系统的监测

正确的治疗取决于正确的判断，而正确的判断必须建立在细致、周密和准确的观察基础上。现代监测技术已能使麻醉医师获得系统而又具体的生理学参数，但围术期仍需要麻醉医师密切细致的观察。下面仅就麻醉期间对循环系统的基本观察项目和方法进行介绍。

（一）心率

心率是最基本的循环指标之一，许多血流动力学的拓展参数都基于此计算。一般成人的正常心率范围是 60 ～ 100 次 / 分，小于 60 次 / 分为心动过缓，大于 100 次 / 分是心动过速。常用的测定方法包括心电图监测、动脉压波形和脉氧饱和度指脉波形等，其中心电图监测所能反映的心功能状况最多，也是临床最基本的监测手段之一。

1.心电图

心电图是心脏电学活动的记录，对了解心脏的节律变化和传导情况有肯定价值，对诊断心房、心室增大及心肌病变，如心肌梗死、缺血、劳损、药物与电解质影响等也都有较大的参考意义，并能反映起搏及传导系统功能。术中连续监测患者心电图对及时掌握心功能基本状况十分必要。

2.血压监测

动脉血压也是基本的生命体征之一，能较确切反映患者的心血管功能，其与心排量及总外周血管阻力是初步估计循环血容量的基本指标，对指导术中输液及用药都有重要意义。

动脉压由收缩压、舒张压和脉压 3 部分组成，正常值为：收缩压（SBP）12.0 ～ 18.7 kPa（90 ～ 139 mmHg），舒张压（DBP）8.0 ～ 12.0 kPa（60 ～ 90 mmHg），脉压 4 kPa ～ 5.3 kPa（30 ～ 39 mmHg），麻醉期间血压升高如超过麻醉前血压的 20%，或 18.5/12.7 kPa 以上者称为高血压；如下降超过麻醉前血压的 20%，或收缩压降到 10.7 kPa 以下者称为低血压。脉压减小提示心排血量减小，因此，脉压窄者常伴有速脉和心排血量降低所致的细脉。应当指出，有时脉压可减小到用听诊器无法测出血压的程度，而实际上血压是存在的，而且还可能相当高。

临床常用于监测动脉血压的方法分有创监测和无创监测。对于行常规选择手术的 ASA Ⅱ ～ Ⅲ级患者，一般无创监测就能满足手术需要，但当收缩压低于 8.0 kPa（60 mmHg）时，血压计振荡仪不能准确测出读数，因此不适用于严重低血压患者。对重症、一般情况较差、并发症较多、手术对心血管系统影响较大的患者，如休克患者，婴幼儿、嗜铬细胞瘤手术患者、心内直视手术患者、低温麻醉和控制性降压患者、心肌梗死和心力衰竭抢救等，需行有创动脉压监测，以便更准确、直观、及时掌握患者情况。常用的穿刺部位包括：桡动脉、股动脉、肱动脉、足背动脉、腋动脉等。

3.脉氧饱和度指脉波形

脉搏血氧饱和度仪的指脉波（脉氧波）是无创监测。它由快波和慢波两部分组成，快波代表心脏泵血，这是由于血液自主动脉根部沿血管壁推进至终末动脉床，即脉氧仪监测处；慢波代表呼吸波形，反映通气所致胸膜腔内压的变化传导至外周。由于静脉的顺应性是动脉的 10 倍，因此，胸膜腔内压的变化主要通过静脉血管床影响血容量，这在机械通气和气道阻塞时更为显著。由于脉氧波除可反映循环血容量的变化外，还能探测到机体对外界刺激的自主神经系统反应以及麻醉药的作用，故应仔细分析这些因素的作用，以做出正确的判断。

（二）中心静脉压

在麻醉期间测定中心静脉压（CVP）是一种比较易行而又有价值的方法。正常值 $0.5 \sim 1.2\,kPa$（$5 \sim 12\,cmH_2O$）。中心静脉压并不能直接反映患者的血容量，它所反映的是心脏对回心血量的泵出能力，并提示静脉回心血量是否充足。$CVP < 0.25\,kPa$（$2.5\,cmH_2O$）表示心脏充盈或血容量不足，即使动脉压正常，仍需输入液体；$CVP > 1.5 \sim 2\,kPa$（$15 \sim 20\,cmH_2O$）提示右心功能不全，应控制输液量。但 CVP 不能反映左心功能。测定时应注意调整零点至右心房水平（相当于胸廓厚度的中点）。

中心静脉穿刺插管测压常用于脱水、失血和血容量不足、各类重症休克、心力衰竭和低排综合征，以及体外循环心内直视手术等心脏大血管和其他危重患者。主要穿刺部位是颈内静脉、锁骨下静脉和股静脉，手术患者常用颈内静脉。

必须指出，从安全角度考虑问题，术中中心静脉压的变化反应可能太慢。当经静脉输液有效地使中心静脉压从 0 升到 49 或 98 Pa 时，说明此时已有足够的回心血量可被泵入肺动脉，但是，如果此时肺血管处于收缩状态，右心泵出的血液即可导致肺动脉高压，甚至可引起肺水肿。事实上只有当右心室功能不足以克服已经很高的肺动脉压力时，中心静脉压才开始上升。因此，在某些情况下，在中心静脉压升高之前，肺水肿可能已经形成，甚至已经处于危险状态。因此通过肺动脉插管测定肺动脉压，可为终止或减慢输液提供早期警报。在临床实际工作中，如果未做肺动脉测压，应在中心静脉压升到 68.6 ~ 98 Pa 后减慢输液速度，以便有时间对输入更多液体可能发生的问题进行评估，从而降低肺水肿的发生率。

中心静脉压、动脉压和尿量的联合观察和综合分析，并进行动态观察，注意这些参数对治疗的反应，可以作为维持麻醉期间循环稳定与否的重要指标，亦有助于判定血容量和心脏的功能状态。

（三）微循环

微循环血流状态的观察尤为重要，有时血压虽然偏低，但只要微循环血流良好，就不致对正常的组织供血产生明显影响；相反，即使血压较高，但出现微循环血流障碍的情况，组织血供便可减少，机体的生理功能即可受阻。

此外，在有条件情况下，下列项目亦可供参考。

1.皮肤（腋下）与直肠温度的差别

正常情况下其温差不超过0.5℃ ~ 1.0℃，若温差超过2 ~ 3℃，则提示有周围血管收缩，微循环血流障碍。

2.眼底检查

观察眼底血管有无收缩或痉挛、动静脉比例、有无渗出或出血等情况。

3.生化测定

热原血液中乳酸盐含量、血液 pH 及 BE、HCO_3^- 等。

4.微循环镜检查

目前已有专供观察微循环的显微镜，可在甲皱与球结膜等部位进行观察，对了解微血管的舒缩状态，微血管内的血液流态，以及有无渗出、出血等有很大帮助。

（四）Swan-Ganz 导管

Swan-Ganz 导管具有以下优点。

肺动脉漂浮导管可持续监测肺动脉压，也可间断测量肺动脉楔压（PAWP），后者能评估左心室舒张末（LVEDP），进而间接估计左心室前负荷。可以反映由于缺氧、肺水肿、肺栓塞和肺动脉功能不全等引起的肺血管阻力变化。由于心脏右侧压力不能很好地反映左心室充盈情况，而肺动脉漂浮导管在气囊充气嵌顿肺动脉分支时就将右心及其瓣膜的影响排除在外。舒张末期，向前血流停止，在漂浮导管的顶端与左心室之间形成一流体液柱，理论上，左心室舒张末压、左心房压（LAP）、肺动脉舒张末压（PAEDP）和肺动脉楔压一致。肺动脉压的正常值为：收缩压 2.0 ~ 4.0 kPa（15 ~ 30 mmHg）；舒张压 0.67 ~ 2.0 kPa（5 ~ 15 mmHg）；平均压 1.3 ~ 2.7 kPa（10 ~ 20 mmHg）。

可以采取混合静脉血，测定动静脉血氧含量差，计算心排血量和静脉血掺杂情况。混合静脉血氧饱和度（SVO_2）与心排血量、血红蛋白浓度及氧耗的改变直接相关，持续监测能反映组织氧供需平衡，显示术中及重症监护患者的氧供耗变化情况，指导药物治疗并了解其疗效。正常组织 SVO_2 为；68% ± 4%。

也可用热稀释法测定心排血量。

总之，血流动力学参数中，临床应用最广的是无创动脉压监测，价值最大的当属直接动脉压，其次为中心静脉压，但对危重患者而言，心排血量和肺动脉压监测等有较大的意义。

三、麻醉期间循环系统稳定的维护

麻醉的首要任务就是消除患者手术时的疼痛，保证患者安全，并为手术创造良好的条件。所谓临床麻醉状态主要是在意识消失的基础上抑制交感—内分泌反应，而反映循环系统的各项指标，是反映交感—内分泌的基本指标。因此，归根结底，维持麻醉期间循环系统稳定的根本方法就是达到并维持稳定的理想麻醉状态。

所谓"理想麻醉状态"，首先是确保患者术中无意识，对术中刺激无记忆，术后无知晓，然后是适度抑制伤害性刺激引起的应激反应，保持生命体征稳定；同时要求肌肉松弛，能满足手术需要。

（一）麻醉诱导期的管理

为尽可能快而平稳地将患者从清醒状态转入麻醉状态，并保持期间的循环稳定，麻醉医师应意识到：①在未行麻醉插管和手术操作前，绝大多数麻醉药对循环系统多是纯粹的抑制作用，特别是近年常用的全麻诱导药，如异丙酚、芬太尼、咪达唑仑等；②患者由于术前禁食或原发疾病（如肠梗阻、长期高血压等）的影响，往往处于循环血容量欠缺的状态，对任何外因引起的循环波动更为敏感。因此术前应早期快速扩容，宜在诱导前后 30 min 内输入平衡液或代血浆 500 ~ 800 mL，直至血压平稳，指脉波宽大，指脉图无随呼吸而波动的现象。指脉波即容积脉搏图形，反映交感神经紧张度、末梢灌注、组织器官灌注和有效循环血量。一般建议先输平衡液，尤其确保在麻醉诱导期间输无其他溶质（如抗生素等）的平衡液，以防变态反应引起的循环变化被诱导时的变化所掩盖，或加重循环变化的程度，以尽量保证诱导期的循环稳定。

（二）麻醉维持期的容量控制

麻醉期间维持有效循环血容量的重要性自不待言，容量负荷过多可增加心脏负担，甚至诱发心力衰竭、急性肺水肿，而血容量的欠缺又可导致回心血量和心排血量减少，发生血压下降，甚至休克。但是，对每一具体病例术中血容量的补充究竟以多少为合适，确是麻醉医师所面临的一个实际问题。考虑到血容量的补充受到术前情况（如脱水）、术中出血以及肾、心、肺等脏器功能的多方面影响，因而建立生理学监测指标是十分重要的。如果有条件应测定脑电双频指数（BIS）、中心静脉压（CVP）、肺毛细血管楔压（PCWP）和左心房压（LAP）以指导体液治疗，调节输液量和速度，然后再在治疗中观察其动态反应，如此才有可能使麻醉患者的容量补充趋于合理。

由于各种指标均有其局限性，因此必须综合分析，切忌片面决断。麻醉深度的掌握既要避免麻醉过深（或椎管内阻滞范围过广）对循环的抑制，又要防止麻醉过浅、镇痛不全时体内应激反应对循环功能的扰乱。因此，维持适当的麻醉深度，保证充分镇痛对维持循环稳定是很重要的。根据 BIS 指导麻醉深度的调控，使 BIS 维持于 < 50，可以确保无知晓，无回忆。对因手术刺激而引起的血压升高，可用异丙酚、芬太尼等加深或增加吸入麻醉药的吸入浓度。只有维持足够的麻醉深度，才能排除因手术刺激引起的循环改变，从而更精确地判断患者循环容量的情况。

至于补充什么，主要应根据原发病可能造成的水与电解质失衡的特点以及低血压时微循环障碍和各脏器的功能状态来决定。有学者推荐使用晶体液与胶体液的比例为 1 : 1，临床麻醉中最常用的晶体液，主要用以补充细胞外液，而钠离子是血浆的主要因子，对维持血容量起重要作用。即使是出血性休克，短时间内快速输入乳酸盐林格氏溶液也有一定好处。但过多输入平衡液也可导致组织水肿，应在手术中、后期适度利尿。胶体液的主要作用则是扩张血容量，对围术期低血容量患者，通过输注胶体液可提高血浆胶体渗透压，使血管外组织间隙的水、钠转移并保留在血管内，从而改善血流动力学和氧运输。对某些特殊患者，如脑外伤合并系统脏器损伤者，为恢复脑灌注和降低颅内压，采用胶体液可能比晶体液效果更好。中分子右旋糖酐离开血管腔较慢，维持血容量的效果较好；而低分子右旋糖酐虽易于经肾排出，但具有改善微循环血液流变学，预防微血管血栓形成的作用。但如用量超过 24 h 内 2 L，则有引起凝血障碍的危险。

高渗高张液（HHS）是近年来刚引入临床的一种新型溶液。其组成为 7.2%NaCl 合并 6% 或 10% 的羟乙基淀粉溶液。由于 HHS 的高渗高张特性，输注后使细胞内液移至细胞外，继而进入血管腔，既有效扩张血容量又能防止组织水肿，同时还可增加心肌收缩，减慢心率，促进氧供氧耗比例恢复正常。

正常人对血容量增加或减少的代偿能力是较强的，只要其变化幅度不超过血容量的15%，均不致发生明显血压下降（或升高）和心率增快。但是，如果患者在术前已存在病理改变，或患者循环系统的代偿能力已遭削弱，那么，即使是丢失或入超的量不多，亦可发生明显的循环障碍。例如，原有脱水的患者出血量未能及时补充或硬膜外阻滞使血管床容积扩大，则低血压常在所难免。原有肾脏衰竭、无尿的患者，或心力衰竭的患者，如入量过多，则极易发生急性左心衰竭和急性肺水肿。因此，对麻醉医师来说，应当在日常的工作中经常训练自己对血容量判断的相对精确性，否则就难以在遇到特殊情况时应付自如。

（三）麻醉苏醒期管理

与麻醉诱导期相比，苏醒期的过程较长，容易出现躁动、苏醒延迟等并发症。使患者平稳而安全的恢复也非易事。为保证苏醒过程平稳，作者推荐在"深麻醉下拔管"，主要目的是减少拔管、吸引等刺激引起的循环波动，减少患者痛苦，以保证循的环稳定。所谓"深麻醉下拔管"，其实并非深麻醉状态下拔管，而是在呼吸完全恢复正常，而意识尚未恢复或未完全恢复下拔管。其具体做法是，在手术临结束前，根据不同吸入麻醉药的药代学特征，提前 10 ~ 15 min 停止吸入麻醉药吸入，改用异丙酚维持 BIS 于麻醉水平，以保证患者仍无意识。如应用术后镇痛，此时可开始背景输注。胸腹腔关闭后拮抗肌肉松弛药，并持续机械通气，直至呼气末麻醉气体浓度 < 0.2%，同时观察呼出末二氧化碳浓度波形，有无自主呼吸引起的切迹或不规则波形，如有则表明自主呼吸恢复。此时停止机械通气，观察自主呼吸次数、幅度、潮气量、吸气后 SpO_2 变化，$PetCO_2$ 波形。如呼吸 V_2O 次／分，$VT > 6$ mL/kg，吸空气下 $SpO_2 > 95\%$，$PetCO_2$ 波形规则，有正常的肺泡平台，即可拔管。拔管后如有舌下坠，可用口咽通气道、喉罩处理，必要时可再插管。与此同时，还应注意麻醉状态下患者通常处于血管开放状态，末梢循环良好，循环容积较清醒状态下大，因此，手术结束前应适当给予利尿药，排出多余的容量，以适应术后循环状态，减少肺水肿等并发症的发生。

同时应注重患者术后的镇痛，不能因为手术、麻醉结束而不再顾及患者因术后疼痛可能引起的烦躁和循环不稳定。如患者完全清醒后诉疼痛，可追加 PCA。

第二节　全麻深度检测

麻醉深度定义概念的探讨分歧极大，从对麻醉药最低肺泡浓度（MAC）的深入科学性讨论到临床麻醉的"浅""中等"或"深"轶事般地描述，探讨范围如此之广表明了麻醉深度概念的复杂性。定义麻醉深度的许多企图使人们认识到我们必须将临床所用药物特异属性的知识与麻醉深度一词有机地结合。

通过对麻醉深度进行定义的许多努力，人们认识到临床所用的具有特殊作用的药物的知识与现阶段对麻醉深度的理解已融为一体。目前由于药物性质的多样性很难对麻醉深度的统一定义。

一、麻醉和麻醉深度的定义

鉴于迄今学者们对于麻醉和麻醉深度的定义尚存在不同认识，有必要先澄清分歧，然后才可能讨论对麻醉深度的判断。

（一）麻醉的定义

麻醉一词最初由希腊哲学家 Dioscorides 在公元一世纪用来描述曼陀罗的麻醉作用。大不列颠百科全书定义麻醉为"感觉丧失"。由 Morton 介绍乙醚麻醉之后 -Oliver Wendell Holmes 使用麻醉一词来描述使外科手术成为可能的新现象，后者是指患者对手术无感觉的状态。

Woodbridge 将麻醉分为四种成分：①感觉阻滞；②运动阻滞；③心血管、呼吸和消化系统反射的阻滞；④精神（mental）阻滞（睡眠或意识消失）。

Pinsker 认为麻醉是一广义的描述性名词，犹如疾病或休克，不是单一机制，而是由许多成分组成，于是他将麻醉分为三个成分：瘫痪、无意识和应激反应降低。任何一种药物或几种药物合用，凡能可逆地满足以上三个成分都可用于麻醉：①瘫痪可用神经阻滞或肌松药实现；②无意识包括记忆缺失和催眠，是不太明确的一个成分，尚无普遍认同的目标（end point）作为合理用药的依据，目前无意识的唯一客观标准是无回忆；③应激反应降低这一概念最不明确，因对其本质认识有限，但是其中血压和心率却是临床可测的。

Prys-Roberts 提出了很有意义的见解，他认为既然 Holmes 已对麻醉一词提出了明确的定义，为何又出现难以定义的问题，可能是麻醉者将他们的概念集中于所用的麻醉药，当所用药物改变时，麻醉现象亦相应改变，似乎麻醉很难定义。因此他认为应该将药物对意识的抑制与对伤害性刺激反应的抑制区分开，前者是指机体对手术的无意识状态，即麻醉，后者如镇痛、肌松和自主反应的抑制等不是麻醉的组成部分，应属机体对伤害性刺激反应的组成部分，是麻醉必需的辅助措施，否则手术无法安全、顺利施行。麻醉药诱导的无意识状态，能抑制躯体和内脏的感觉成分，从而抑制痛觉。低浓度吸入麻醉药或静脉麻醉药，即可消除意识。目前存在的问题是迫切需要一种可靠的指标，判断麻醉是否适当（adequate），而适当的标准是确保患者没有回忆。

Prys-Roberts 特别强调其概念中的机体对伤害性刺激的反应。外科在术中和术后一段时间内连续地制造不同程度和性质的伤害性刺激，包括机械的、化学的、温度的和放射性的等，除了引起清醒患者的疼痛外，还同时引起一些躯体和自主反应，以及代谢和内分泌反应等。这些反应可引起潜在的或实际上的细胞损害。对待这些反应需要采取镇痛、肌松和抑制自主反应等辅助措施。他相信它们是分离的药理效应，可用针对性的药物去分别调节它们，以减少其不利影响。一些吸入、静脉麻醉药和阿片类药在不同程度上有一种、两种或全部效应，但仅感觉抑制是所有全身麻醉药共有的特点。

1.感觉

源于躯体的冲动，在丘脑核中转，向感觉皮质投射，对位置有很好的分辨力为其特点，而源于内脏的刺激因在皮质没有相应位置的解剖分布代表区，所以定位能力差。所有感觉都有赖于意识状态。低血药浓度的吸入或静脉麻醉药即可抑制疼痛的感觉和回忆。

2.运动

对躯体伤害性刺激的动反应是被刺激部位的逃避反射，是典型的全或无反应。已用于定量吸入麻醉药强度，如 MAC。抑制动反应的麻醉药血药浓度比抑制意识和疼痛要高。

3.呼吸

Prys-Roberts 认为呼吸系统反应兼属躯体和自主反应。即使手术刺激的动反应已消失，还可能有呼吸量和频率增加、屏气或喉痉挛出现。抑制呼吸反应的麻醉药浓度要大于抑制动反应和意识消失的浓度。

4.自主反应

伤害性刺激引起的交感神经系统反射活动可视为防御反应的一部分，临床上可因使用中枢或外周性交感神经特异性阻滞药而改变。自主反应可分为三类。

（1）血流动力学反应

代表交感肾上腺活动增强在心血管系统的效应。表现为心率和血压升高。Roizen，Frazer 等介绍自主反应阻滞时的最低肺泡浓度（MACBAR）概念，指能抑制 50% 患者的血流动力学和肾上腺素能反应的 MAC。

（2）催汗反应

常在氧化亚氮 - 氧 - 阿片类药（opiates）麻醉下出现，主要在胸腹腔操作时。低浓度吸入或静脉麻醉药即可抑制。

（3）内分泌反应

手术损伤可引起的术中、术后内分泌反应。吸入麻醉药很难将其抑制。大剂量阿片类药、β 肾上腺素能阻滞药和区域阻滞可部分抑制。

另外，镇痛的定义是清醒状态下痛觉减退（如阿司匹林）或消失（如阿片类药），基本不影响意识状态。虽然大剂量阿片类药也能产生临床上类似吸入或静脉麻醉药所致的无意识状态，但不等同于麻醉，这种现象只在使呼吸完全抑制时使用才出现，不应将这种药理效应与在阿片类药特异受体上引起的特异性镇痛和呼吸抑制性能相混淆。还有，肌松药应用以前手术所需的肌松是麻醉的一种剂量依赖性效应，那时肌松无疑是麻醉状态的一个组成部分，但肌松药应用以后肌松不再是麻醉的一个组成部分，肌松的程度自然也不能表示麻醉是否适当。

Stanski 认为麻醉是对伤害性刺激无反应和无回忆，但不包括麻痹，也不包括意识存在下的无痛。

Kissin 进一步扩展和完善了麻醉的定义。首先指出不同药物的广泛药理学作用谱可产生全身麻醉。这些药理学作用包括镇痛、解焦虑、遗忘、意识消失和抑制外科刺激引起的动反应、心血管和激素反应。Kissin 指出构成全身麻醉状态的药物效应谱不应单纯看作是一种麻醉药作用产生的几个麻醉成分，而应当是代表分别的药理学作用，即使只用一种药物产生麻醉。为此他复习了一系列调查性研究和概念来支持其理论。①几组通过作用于特异性受体而引起麻醉的药物（如苯二氮卓类、阿片类药、α_2 - 激动剂），其麻醉效应可被特异性受体拮抗剂所逆转；②人们越来越认识到全身麻醉的分子机制较过去单一的理论更具特异性；③不同类型麻醉药所产生的两个重要的麻醉目标的效应（催眠和阻断对伤害性刺激的动反应）其排序不同。如阿片类药阻断伤害性刺激引起的动反应先于催眠作用出现，而静脉麻醉药则相反；④当研究麻醉药的相互作用时，相互作用的类型（协同、拮抗、相加）对一个麻醉成分可能不同于对其他成分；⑤基于麻醉药作用的一元化非特异性机制，经典的麻醉理论认为一种麻醉药可随意被其他麻醉药替代，而麻醉药联合使用时麻醉作用是相加的。实际上许多麻醉药联合使用时，其催眠作用远大于简单的相加，这提示联合用药中不同组成部分的催眠作用机制是不同的。

（二）麻醉深度的定义

PlomLey 第一个明确麻醉深度的定义，将其分为三期：陶醉、兴奋（有或无意识）和较深的麻醉。同年 Snow 将乙醚麻醉分为五级：前三级为诱导，后二级能施行手术。

Guedel 发表了经典的乙醚麻醉分期，他应用以横纹肌张力为主的体征，包括躯体肌肉张力、呼吸形式和眼征，将乙醚麻醉划分为四期：第一期为痛觉消失期，第二期为谵妄期，第三期为外科期（又分为四级），第四期为延髓麻醉期。

《Lancet》杂志的社论讨论了肌松药带来的新问题。以后的文献中陆续出现了患者术中知晓的报道。麻醉的危险性在此以前的 100 年间在于过深，而以后就变为过浅。

Artusio 将 Guedel 的第一期扩展为三级。第一级无记忆缺失和无镇痛；第二级完全记忆缺失和部分镇痛；第三级完全记忆缺失、完全镇痛、舒适，但对言语刺激有反应和基本无反射抑制。Guedel 等人的麻醉深度的临床体征对于乙醚、环丙烷和氯仿麻醉很实用。

Prys-Roberts 对麻醉深度的概念做出了显著的贡献，他将与麻醉有关的确切因素进行了再定义，发现定义麻醉深度困难的原因在于麻醉学者研究这个问题是基于当时所用的药物而非患者的术中需要。他相信外科伤害性刺激引起的各种反射性反应可独立地进行调节而减少其不利作用。一个重要的前提是疼痛是对伤害性刺激的清醒感受，既然他定义麻醉是一种药物诱导的无意识状态，一旦意识消失，患者既不能感觉也不能回忆伤害性刺激，且意识消失是阈值性的，即全或无现象，根据这个定义，麻醉不可能有任何深度。

Stanski 认为麻醉深度是一临床名词，取决于不同的药物效应和不同的临床需求，其中还包含了多种药物浓度 - 效应的相互作用，之中有正面和负面的麻醉效应。麻醉状态是多种药理效应的综合结果，并非所有的麻醉药都具有所需的全部效应。有些药达某一浓度可产生所需的部分效应，达另一浓度就可产生所需的全部效应，故麻醉深度没有简单统一的定义。如一定要下一科学的定义，只能限定一种（如乙醚）或一组特定的药、特定的刺激和特定的测量方法，才能对麻醉深度量化。显然这种定义在逻辑上是不适于临床的。适当的麻醉深度是指当一种或几种麻醉药的浓度足以满足手术需要使患者处于舒适时的状态。

Kissin 指出如果认为全身麻醉是一系列分别的药理学作用谱，而这些作用因麻醉目标而异，那么根据麻醉药的强度和麻醉深度的测定即可以得出肯定的结论。他指出"联合用药麻醉时由于药理学作用的多样性，用一种测定方法确定不同作用的强度几乎是不可能的"。

综上所述，麻醉深度的定义随临床实践中所使用的药物发展而发展。在使用乙醚时，Guedel 所描述的临床体征与临床相关，麻醉深度的定义亦很清楚。现代麻醉实践中由于强效吸入麻醉药、阿片类药、肌松药和静脉麻醉药的使用，麻醉深度的定义不可能简单、统一化。Prys-Roberts 和 Kissin 强调伤害性刺激的类型和消除反应的特异性药物分类，代表着最适合当代麻醉实践的麻醉深度概念。

二、记忆和知晓

（一）麻醉与术中记忆和知晓

自从 Morton 第一次演示乙醚麻醉以来，术中知晓就一直受到人们的关注。随着肌松药的使用，麻醉深度的临床指征大部分消失，麻醉倾向于偏浅。虽然现代麻醉技术和药物的应用已大大增加了麻醉的安全性，但术中记忆和知晓仍时有发生，近年来越来越多地受到人们的重视。下面介绍几个有关概念：

1.记忆

记忆是把过去体验过的或学习过的事物铭记脑内保持认识，以便能够回忆、推理和反映再现。又分为清楚记忆和模糊记忆。

（1）清楚记忆

或称有意识记忆，是指经回忆和识别试验评定的有意识地对以往经历的清楚回忆。

（2）模糊记忆

或称无意识记忆，是指经测试由以往经历产生的行为或表现的改变，无须任何有意识地对以往经历的回忆，但要用催眠术才能回忆。

2.回忆

是对麻醉中发生的事情保持记忆，相当于清楚记忆。

3.觉醒状态

或称听觉输入的反应，是术中和术后患者对言语指令的反应，但对刺激没有回忆。有时看来麻醉很充分，可能患者不能明确地回忆某一件事或一项刺激，但听觉输入可能在脑中记录下来，不过输入的听觉和语言必须是对患者有意义的才能记录下来，且可能要用催眠术才能回忆，相当于模糊记忆。

4.知晓

知晓的生理学和心理学基础是大脑的记忆（贮存）和回忆（提取）的全过程。相当于回忆或清楚记忆，亦有人认为其包括清楚记忆和模糊记忆。

Griffins 和 Jessop 提出：随着麻醉药剂量的增加，意识是逐级变化的，表现在认知功能和对麻醉中事件的记忆呈逐级变化，这种变化可以客观测量，可反映麻醉深度。认知功能分为 4 级：①有意识的知晓，有清楚记忆；②有意识的知晓，无清楚记忆；③无意识的知晓，无清楚记忆，但有模糊记忆；④无知晓。

多项研究表明在麻醉诱导和清醒过程中，意识存在着变化的过程。当麻醉药脑中浓度低时，患者对听觉指令有反应并有清楚回忆，在较高浓度时患者经提示可能记起术中事件，在更高浓度时清楚回忆消失，但仍有可能对听觉冲动有反应或保留有模糊记忆（在心理学试验或催眠下测得）。能否完全消除患者在麻醉和术中的记忆尚不清楚，尤其是模糊记忆，可能并不依赖于麻醉深度，因为即使 EEG 在等电位时脑干听觉冲动仍可能测得。在无手术刺激的条件下，0.2 MAC 的异氟烷即可消除清楚记忆，0.6 MAC 可消除清楚和模糊记忆，但在有手术刺激的情况尚不清楚。

目前尚无明确的临床指标作为判定无意识的标准。只好将无记忆作为无意识的客观标准。有些研究者不能区分对指令的反应和有记忆，将两者等同。实际上能够对指令反应并不等于有记忆，但如果持续有指令反应则回忆的可能性大增。

（二）清楚记忆

1.发生率

不同药物和不同手术，其发生率的报道不同。

（1）吸入麻醉药

用 60% ~ 70% 氧化亚氮时知晓发生率为 0% ~ 7%，加入氯胺酮、强效吸入麻醉药和阿片类药时为小于 2%。强效吸入麻醉药浓度大于 1% 时报道的病例数极少。

（2）静脉麻醉药

不同药物不同手术报道不一，0% ~ 13%。Sandin 报道 1727 例丙泊酚加芬太尼全静脉麻醉中，知晓发生率为 0.3%。

（3）心脏手术

发生率较高，不同麻醉组合发生率 0% ~ 23%，在一大型（700 例）研究中发生率为 1.1%。

（4）剖宫产

术中回忆在全身麻醉剖宫产中报道最多。不同麻醉药发生率不同，2% ~ 12%（氧化亚氮 + 硫喷妥钠）；5% ~ 8%（氧化亚氮 + 芬太尼或吗啡）；0%（氧化亚氮 +1% 恩氟烷）；0.4% ~ 1.3%（硫喷妥钠 + 氧化亚氮 + 氟烷或异氟烷）。

（5）创伤手术

发生率 11% ~ 43%。Bogetz 等发现在严重外伤手术的 51 人中，37 人血流动力学稳定，能承受麻醉诱导和维持用药，其中 4 人有术中回忆，4 人中 2 人认为是其住院期间最坏的体验，另 14 人因血流动力学不稳定至少有 20 分钟未用麻醉药，其中 6 人能回忆术中情况，6 人中 2 人认为是其住院期间最坏的体验。但他们不能证实哪些因素能预测患者会发生回忆。

2.清楚回忆（知晓）的不良作用

Moerman 等与 26 例经历术中知晓有清楚回忆的患者进行了交谈，大部分患者因术中不能用动反应和呼唤来求助而感到惊慌和无助；有些患者有濒死或被遗弃的感觉；有些感受有疼痛。70% 患者留有后遗症，包括白天焦虑、夜间睡眠受扰和噩梦，其中 3 人需心理辅助治疗。在有知晓过程中感觉疼痛者 90% 患有后遗症。其他研究亦有相似的报道。

Ghoneim 等对术中知晓或清楚回忆的后果进行了复习。患者最多的两个主诉是在术中能听到各种事件，有虚弱或麻痹的感觉，有些患者伴有疼痛。患者特别能回忆起有关他们医疗状态不佳的对话，术后最多的报道是睡眠受扰、做梦、噩梦、难受、突然出现闪回和白天焦虑。对大部分患者术中知晓的经历可能没有留有太久的后遗症，但有些可能发展为创伤性神经官能症综合征，表现为反复噩梦、焦虑、易激动，对死亡和精神健全过于关注。当他们不能将其与麻醉事件联系起来时，因害怕被认为是精神异常，而不愿谈及这些问题，如能与麻醉事件联系起来则症状轻得多。为什么有些患者发展为创伤性神经官能症综合征，而有些则不然，目前尚不清楚。

（三）模糊记忆

1.发生率

以心理学试验或催眠下测试为标准的研究尚无结论，以做梦为标准的研究发生率较高，但无法肯定梦境中事件曾发生在术中。

Levinson做过一项经典的调查，在10例拔牙志愿者中用硫喷妥钠—氧化亚氮—乙醚麻醉，将EEG控制于不规则的高幅慢波深度，相当于中至深度麻醉。麻醉手术中故意说患者情况危急、发绀、需吸氧处理，术后一月全部患者均无自发的回忆。但用催眠术后4例详细回忆起可怕的语言，另4例记得术中有人对他们说过话，此8例均表现忧虑，有的从催眠状态醒过来，有的拒绝回答问题。另有1例当术中言及危急情况时EEG活动增加，却无回忆。Blacher重复Levinson的调查，获得同样结果，但认为此项研究太不人道，未将实验全部做完。他发现良性语言刺激不引起听觉回忆，所以他认为伤害性或危急事件的听觉刺激是产生回忆的必要条件。

Bennett等研究麻醉手术中对患者语言刺激后的非语言（行为）反应，受试者在术中接受良性语言刺激，其中强调嘱咐患者在术后接受访视时用拉耳朵的手势表示曾听到术中的谈话。麻醉为氧化亚氮加氟烷或恩氟烷。结果当术后访视时受试者在清醒和催眠术中均不能回忆起术中的谈话和嘱咐，但11例中有9例有拉耳朵动作，说明在临床满意的麻醉下患者表现为术后记忆缺失，但其行为却受术中语言刺激的影响。

以上调查研究说明即或麻醉充分也可能仍有听觉输入，当然也有类似的调查结果是阴性的。

2.模糊记忆的不良作用

模糊记忆对术后行为的影响尚无很好的临床研究。Blacher报告过一例外伤性心脏手术后神经官能症患者，表现焦虑、兴奋、反复噩梦、濒死感和不愿谈话等。他将其归因于心内直视手术时患者清醒而又麻痹。但Larson不同意这种解释。对这类患者的治疗是坦率告之"可能是术中知晓引起"，并予以鼓励，效果都很好。个案报道提示手术室内交谈，特别是与患者相关的不良语言可能对患者术后造成不良影响，有些可能要经催眠才能表现出来。但这些研究缺少对照和控制，价值有限，而且患者的做梦可能发生在麻醉苏醒期，因此模糊记忆对患者术后行为的不良影响尚缺少结论性的论据。虽然麻醉中模糊记忆这一领域已引起了极大关注并进行了大量研究，但仍未得到解决。

（四）麻醉中记忆和知晓的预防

大部分麻醉者相信，只要麻醉足够深，则基本不会发生麻醉中记忆和知晓。但是麻醉过深同样带来安全、苏醒延迟、费用增加等问题。在没有理想的监测手段使用之前，只能通过增加相关知识，仔细判断麻醉深度等措施来减少知晓发生。

1.麻醉医生与患者的关系

麻醉医生须承认和了解这种潜在事件的发生。ASA 建议术前告之患者术中有记忆和知晓的可能性，特别是术中需要浅麻醉时。因交感兴奋性增加可能增加麻醉中知晓的可能性，因而术前查房解除患者焦虑心理很有必要。另外，不应在术中谈论与患者相关的话题。

2.避免不必要的浅麻醉

监测麻醉药浓度、定时检查挥发罐和静脉输药泵功能等情况。注意吸烟、长期滥用酒精和吸毒者麻醉药的需求量可能增加。术前或术中使用有遗忘作用的药物，如东莨菪碱或苯二氮䓬类。为预防诱导插管时患者知晓，建议联合应用阿片类药和催眠类药物，并在插管前使用额外剂量的催眠药。

3.必需浅麻醉时的处理

如第一产程麻醉药使用量很小，在对新生儿无不良影响的前提下用小量吸入麻醉药可减少记忆或知晓的发生率。对低血容量休克的创伤患者，因血流动力学不稳定，麻醉不宜过深，可用氯胺酮。

4.麻醉深度的判断

临床上常用体征有动反应、自主神经反射等。双频谱指数（BIS）和中潜伏期听觉诱发电位（MLAEP）是近年来发展的较好指标。综合使用临床体征和各种监测仪及时、仔细地判断麻醉深度，防止麻醉过浅。

5.肌松药的使用

尽可能少用或不用肌松药可明显减少记忆或知晓的发生率。Sandin 对 11 785 例全身麻醉患者的研究显示，不使用肌松药患者的发生率为 0.1%，使用肌松药患者为 0.18%。

三、麻醉深度测定的药理学原理

麻醉深度的测定本质上是麻醉药物药理效应的测定，基本上决定于三个因素：①血浆药物浓度、效应点药物浓度和测得的药物效应三者间的平衡；②药物效应和浓度关系的特征；③有害刺激的影响。要理解这几点，必须明确下面几个问题：①在评估麻醉深度时，何种给药方式和在何部位测定药物浓度十分重要；②药物浓度和麻醉深度之间关系的模型如何运作；③在测定麻醉深度时必须考虑何种药动学和药效学特征。

（一）药物浓度和效应的平衡

测定药物浓度最理想的身体部位是直接包绕药物作用部位（如受体或中枢神经膜）的体液。这对于一个完整的有机体而言是不可能的，因而必须找一个相对理想的代表点。可用的就只有静脉给药时的血或血浆药物浓度或吸入麻醉药的呼气末浓度。欲测定血浆或呼气末麻醉药浓度，采取血浆标本最重要的原则是要有代表性，即采取血液与药物效应点的生物体液或生物相平衡时的血标本。

由于缓慢给药有足够时间与效应点平衡，因而直接测得血浆药物浓度可与效应点的药物浓度相关。在快速给药时，由于血浆浓度与效应点浓度不能取得平衡，因而此时的血浆样本浓度不能反映药物的量-效关系。但是，如果认识到这种滞后情况，使用数学模型方法来估计也是可能的。特别是第一相速率常数（Keo），可从血药浓度和效应资料来估量。速率常数可用于估量药物在血中和效应点间平衡的半衰期，即 t1/2Keo。t1/2Keo取决于人体的生理和生化特点，如效应点的血液灌注、效应点的血液扩散、药物在作用部位的溶解度和药物开始作用时间或药物与受体相互作用转化为可测量到的药理学效应的时间等。Jacobs 等复习了药物效应点平衡时间在麻醉药中的应用，尤其是硫喷妥钠，他们认为这一概念无论对研究快速药物作用的时间特点，还是对研究药物效应的实验设计都是至关重要的。

在取得有代表性血浆样品时，从动脉还是静脉取样也是一个议题。静脉血样品反映局部组织的药物摄取（如肢端血反映皮肤和肌肉的摄取），因而不太理想。动脉血反映输送到所有组织的药物浓度，更有代表性。必须采用合适的模型来评估，以消除动脉与作用部位之间的药物浓度的不平衡。

相似的概念亦被应用于强效吸入麻醉药。Eger 等的研究表明在吸入—呼出浓度稳定的麻醉药 15 分钟后麻醉药浓度和分压在血中、肺泡内和脑内大致平衡。呼出气中的麻醉药肺泡浓度与血中浓度平衡，而血中浓度则与脑内药物浓度取得平衡。由于麻醉药肺泡浓度简单易测，因而被用于评估有效的麻醉深度。

（二）药物浓度与效应关系的特征

理想的药效测量有几个基本特征。首先要有一个变异很小的稳定基线效应；其次，当药物浓度增加时，其效应应以绝对可测得到的连续方式增加；最后，效应达到某一最大平台，随后再增加药物浓度亦不能增加其效应。乙状曲线有四个可测量的特征。基线效应和最大效应是药物效应的两个极端。在基线和最大效应的中间通常被称为 Cp50。Cp50 反映药物的强度和个体对药物的敏感度。最后一点是可以测量曲线的斜率，即变化率。虽然药物量—效曲线是评估麻醉浓度的一个有力工具，但必须理解这一方法的局限性。

许多药物作用并不是以连续方式增加。常常表现为"全或无因此当反应是"全或无"时，只能记录有或无药物作用。但我们可用"全或无"资料做出浓度—效应曲线。尽管只有"有反应"和"无反应"两极资料，仍可用数学方法来计算无反应的概率。Cp50 代表概率曲线的中点或 50% 概率无反应的药物浓度。如果既可产生反应也可产生无反应的药物浓度变大，那么测得的 Cp50 值变异性将增加，曲线的斜率也会改变。在检查药物浓度与反应资料时，十分重要的一点是要检查用于作为合适函数和估测 Cp50 变异性的原始资料。对"全或无"反应的资料做解释时其局限性较连续性资料多。在理论上，药物量—效连续关系上，一个"全或无"反应只代表一个点。

（三）研究设计中刺激的选择和应用

为了测定麻醉深度，必须对中枢神经系统（CNS）使用某种适当形式的刺激，然后观察临床反应。这是 Prys-Roberts 麻醉深度定义的基本点。这种刺激必须有以下几个特征：①可测量、可重复；②如果不能精确测量，它必须是超强的，该刺激强度的变化不会改变反应的性质；③刺激的开始和反应峰值出现之间的时间必须相当清楚，对刺激的反应越快越理想。在给定的刺激开始与出现临床反应的限定时间内，麻醉药物浓度相对稳定十分重要。如果浓度波动太大，则采集的资料意义不大。

在评估麻醉深度时，好的方法学应该尽可能获得药动学平衡，此时血浆中药物浓度不会快速变化。当然绝对平衡是不可能的，血药浓度只是相对稳定。此时可采用适当的刺激，在限定的时间内测量药物的反应。理想的状态是能将量 - 效关系的药动学和药效学成分有效地分离。

四、麻醉深度的临床判断

（一）临床体征的形成和特征

尽管近年来麻醉监测仪发展迅速，但基本属安全性而非麻醉深度监测，故临床体征的观察仍是判断麻醉深度的基本方法。临床体征总体说是机体对外科伤害性刺激的反应和麻醉药对那些反应的抑制效应的综合结果。

1.外科刺激的反应

外科手术和任何创伤一样，在无麻醉的情况下机体表现为动反应、皱眉、痛苦面容、肌紧张、过度通气、屏气、血压升高、心率增快、出汗、流泪和瞳孔散大。部分是随意的（大多是骨骼肌运动），部分是不随意的（大多是自主反射，主要是交感应激反应）。如意识存在其反应加重，如意识抑制反应可能部分减弱。

2.麻醉的效应

在无外科手术情况下机体对单纯麻醉的反应包括：入眠、随意动作停止、肌肉松弛、通气不足、血压降低、心率反应不定、出汗抑制、泪液抑制和瞳孔缩小。一般说麻醉效应与手术刺激反应作用相反。概括说麻醉效应可分为 3 类：①作用于 CNS，使意识消失，此乃原发的治疗效应；②继发于意识消失的止痛作用，后者减轻手术的应激反应；③可能有对个别生理系统的特异效应。原发作用显然是必需的，继发作用经常也是需要的，第三种作用一般属不良反应。

3.麻醉药的性质

麻醉者均了解所有现用的麻醉药的作用方式并非都相同，对于自己非常熟悉的药能应用自如，而对作用方式不熟悉的新的麻醉药，可能对其临床体征难以理解。为了便于理解可将麻醉药分为 3 类。

（1）麻醉作用好镇痛作用差的药

如硫喷妥钠、依托咪酯和丙泊酚很容易使意识消失，但对手术刺激的强烈反应仅在很大的超麻醉剂量时才能抑制，否则不仅可能有回忆，而且可能有疼痛的回忆。

（2）麻醉作用差镇痛作用好的药

如吗啡、芬太尼已单独作为麻醉药应用，尤其在心内直视手术．尽管剂量很大但回忆发生率仍很高，主要是听觉回忆，不涉及疼痛、应激反应和不适。

（3）有明显不良反应的药

如氯胺酮、环丙烷和氟烯醚使血压、心率增加，对临床体征影响很大，如对其不熟悉可能误以为麻醉浅而加大剂量。反之对心血管系统有明显抑制作用的药可能使人误以为麻醉过深而减少剂量，导致回忆的存在。

4.临床体征的特征

临床体征作为一种生理体征是很不理想的，除血压、心率可准确测量外大多数都不易定量。因为：（1）麻醉效应和手术反应常是相反的，但并不总是相反；（2）临床体征通常是定性的，多数是全或无的；（3）个体差异，即使有的体征可以定量，且各方面条件一致时其绝对值个体差异可能很大；（4）临床体征的剂量—效应或刺激—反应曲线有易变性。患者对麻醉药的敏感性差别很大，某种剂量或浓度的麻醉药对某一患者在某种情况下是适当的，但对另一患者相同情况或同一患者不同情况则可能不适当。同种药对不同系统的剂量—效应关系也不同，如某一剂量的麻醉药对心脏的抑制作用可能比对神经系统的作用大得多，或相反；另一方面不同患者对相同刺激的反应和性质差异也很大。有些患者的反应可能以动反应或痛苦面容为主，而另一些患者可能动反应不明显，但心血管反应和其他交感兴奋体征（流泪、出汗等）却很明显。有些患者所有这些体征都有或都无；（5）患者的反应随着时间延长可能出现衰减现象；（6）反应滞后现象，属神经反射的体征反应很快，属内分泌反应的体征出现较慢，消退也较慢；（7）不同临床体征常相互作用，如血压和心率常相互影响；（8）临床体征易受多种自主活动药物的影响。

5.手术与麻醉的相互作用

显然手术与麻醉的相互作用使临床体征变得很复杂，尤其用肌松药使患者麻痹后麻醉药的原发作用被掩盖，仅能依靠其继发作用来判断麻醉的适当程度。如再加上麻醉药的不良反应则临床体征更为复杂，更难于判断和控制。

（二）临床体征和麻醉的控制

麻醉的控制法一种是正向传送，事先制定好一个麻醉操作方案。但如前所述，手术刺激的部位、范围、性质、强度都是变化的，机体对各种刺激的反应存在个体差异，麻醉药有许多可供选择，机体对不同的麻醉药的剂量—效应也存在个体差异，显然这样一种事先预定的方案不可能适应所有情况。另一种方法是反馈控制，在麻醉中仔细观察患者对麻醉和手术的反应，再加以调整，修正预定方案。当然对体征，特别是对细致变化的体征及时发现和正确解释非常重要，而且不能只顾任何单项临床体征，应对多项体征综合、筛选才有价值。如果将临床医生的这种观察和缓合分析技能转入一个计算机监测系统，就叫专家系统。

（三）常用的临床体征和反应

1.呼吸系统

呃逆和支气管痉挛常为麻醉过浅，但要完全抑制需相当深的麻醉。呼吸系统体征主要受肌松药和呼吸疾病的影响。

2.心血管系统

血压和心率一般随麻醉加深而下降（氯胺酮和环内烷例外），其往往是麻醉药、手术刺激、肌松药、原有疾病、其他用药、失血、输血和输液等多因素综合作用的结果，尽管影响因素众多，血压和心率仍不失为临床麻醉最基本的安全体征之一。心排血量可随血压、心率变化，也可通过周围灌注情况和伤口毛细血管渗血情况估计。心脏听诊可了解心音强弱，逐次心跳间期的微小变异在麻醉中减少，但心率指标可能与麻醉药引起的轻微传导改变所致心律失常相混淆。周围灌注情况的改变也可提示周围肾上腺素能活动的状态。

3.眼征

麻醉深度适当时瞳孔中等偏小，麻醉过浅和过深均使瞳孔扩大。吸入麻醉药过量可使瞳孔不规则，吗啡可使瞳孔缩小，抗胆碱能药可使瞳孔扩大。瞳孔有对光反射是麻醉不够的特征，大多数吸入麻醉药达 2 MAC 时都可抑制对光反射。浅麻醉时可有眼球运动，深麻醉时眼球固定。较浅的麻醉时眼睑反射即可消失。交感兴奋过度时使提上睑肌中的平滑肌部分收缩，使眼睑回缩。浅麻醉下疼痛和呼吸道刺激（刺激性气体和气管导管）可引起流泪反射。呼吸道刺激引起的流泪可用气管表面麻醉而减少。眼征受肌松药、眼病和眼药等影响。

4.皮肤体征

皮肤颜色、灌注和温度反映心血管功能和氧合情况。汗腺由交感神经支配（节后纤维为胆碱能），浅麻醉时交感兴奋，出汗增多，但大多数挥发性麻醉药不常有出汗，而氧化亚氮—麻醉性镇痛药麻醉常易出汗，因麻醉性镇痛药有不同程度的发汗作用。出汗部位以颜面和手掌多见，但也不限于这些部位。抗胆碱能药物、环境温度、湿度都与出汗有关。

5.消化道体征

吸入麻醉较浅时可发生吞咽和呕吐，气管插管的患者可见吞咽或咀嚼。食管运动也与麻醉剂量有关。肠鸣音随麻醉加深而进行性抑制。唾液和其他分泌亦随麻醉加深而进行性抑制。消化道体征受肌松药、消化道疾病、抗胆碱能药物和自主神经系统疾病的影响。

（四）临床体征的限制

1.治疗用药

治疗用药往往与麻醉药相互作用，影响临床体征：①抗胆碱能药可引起心动过速，出汗和泪液减少；②抗高血压药可抑制升压反射，使心动过速；③肾上腺素能阻滞药可降低心血管系统对手术刺激的反应，使心动过缓或血压降低；④肾上腺素能激动药可加强心血管反应，使支气管扩张，子宫松弛；⑤精神病药可引起复杂矛盾的反应，加强或抑制自主神经系统反应；⑥苯二氮卓类药可引起肌张力增加；⑦麻醉性镇痛药中镇痛激动药和混合型激动—拮抗镇痛药之间有潜在的相互作用；⑧眼药可缩瞳（毛果芸香碱）或散瞳（苯肾上腺素）；⑨药物成瘾或戒断反应可影响临床体征。

2.疾病

疾病干扰正常生理反应，可能改变临床体征：①自主神经疾病常见于糖尿病，可能影响临床体征；②眼病如角膜混浊可妨碍瞳孔反应，神经病变可干扰正常眼反射；③限制性心血管病如心瓣膜缩窄，传导阻滞或起搏点异常可影响心血管体征；④呼吸系统病可限制呼吸反应；⑤中枢神经疾病如截瘫、四肢瘫显然影响骨骼肌反应，且可有脊髓反射亢进；⑥拟低温现象如非疾病引起则是麻醉引起；⑦内分泌疾病、甲状腺功能减退和垂体—肾上腺抑制可限制或阻止应激反应。

3.临床体征的鉴别诊断

如临床体征表现麻醉浅而麻醉药剂量并不小，可考虑高碳酸血症、低氧、甲状腺功能亢进，用错药（肾上腺素）、卟啉症、嗜铬细胞瘤或类癌瘤。如临床体征表现深麻醉应检查麻醉药量，并考虑低血压、低氧、手术刺激的反射（心动过缓）、低血容量、用错药或低温。显然许多其他因素可引起突发的心血管抑制和衰竭。

（五）临床体征的应用和麻醉记录

麻醉中麻醉医生常规要做记录，多数只记录血压、心率、药物、输液（血）量、手术开始和结束，这显然是不够的。临床体征用于判断麻醉深度虽然很不理想，但还是迄今主要的依据。正因为临床体征受多种因素的影响，迫使我们更需加强观察，尽可能多搜集一些体征，分析筛选去伪存真。还应细致发现哪些轻微的有预兆性的变化，分析综合，对麻醉深度做出判断，修正既定的和目前所执行的麻醉措施。为此要仔细观察，准确、详细地记录：①麻醉用药；②手术刺激的部位、范围、性质和强度；③患者的反应。麻醉者需反复分析三者的关系，还需经常回顾前一段记录，前后比较，注意趋势，随时小结正确和错误的判断和措施，指导下一步处理方案。特别是在麻醉的早期阶段，要尽快掌握每例患者的反应特征和规律，到麻醉后期可能就比较得心应手了。因此，麻醉过程是麻醉医生不断实践（治疗）、总结（诊断）、再实践（更适当的治疗）、再总结（更正确的诊断）的集中思考和迅速操作的过程。

五、特殊麻醉药和临床状况的麻醉深度判断

麻醉和麻醉深度的定义随麻醉药的发展而发展，现代麻醉中由于麻醉药及其药理作用的多样性使麻醉深度的定义变得复杂，因此有必要针对不同种类麻醉药的麻醉深度特点进行探讨。麻醉药的作用的测定代表正常的生理学反应，可应用于临床实践。

（一）吸入麻醉药

1.动反应和MAC概念

身体的一个部分对围术期伤害性刺激产生的有目的动反应是最有用的临床麻醉深度体征之一。Eger 等和 Merkel 等将动反应应用于强效吸入麻醉药麻醉深度测定，提出 MAC 概念，即 MAC 定义为 50% 的实验对象对疼痛刺激无"全身性有目的动反应"时的最低吸入麻醉药肺泡气浓度。MAC 概念有四个基本成分：①在使用超强伤害性刺激时必须有全或无的动反应；②呼气末麻醉药浓度代表肺泡气浓度，认为是平衡了的采样部位，与脑内麻醉药浓度一致；③在测量 MAC 时应用适当的数学方法测定肺泡麻醉气浓度与全或无反应的关系；④生理和药理学状态改变后，MAC 仍可测定。

（1）超强刺激与动反应

MAC 概念的第一个基本成分是外科切皮刺激，被用作测定人类 MAC 的标准伤害性刺激。切皮代表一种可重复的超强外科刺激，其他围术期外科刺激（如腹膜牵拉）是否比切皮或气管插管刺激更有代表性，目前尚无系统性研究。在动物实验中，确定 MAC 的标准刺激是钳夹动物的尾根部。对刺激的反应必须是确实的、全身性的、有目的的肌肉运动，通常是头部和四肢。头部的扭动、猛拉是动反应，但肌肉抽搐和痛苦表情不能认为是动反应。咳嗽、僵直、吞咽和咀嚼均不是确实的动反应，切皮处肢体动亦不算。

MAC 的概念已被扩展到其他的临床目标或刺激。切皮刺激强度大于觉醒，因而 MAC 切皮明显大于 MAC 觉醒；气管插管刺激强于切皮，因而 MAC 插管大于 MAC 切皮；MAC 自主是抑制肾上腺素能反应的 MAC，其值最大。

（2）呼末气浓度代表肺泡

气浓度 MAC 概念的第二个基本成分是以肺泡气浓度作为麻醉药的药物浓度。由于气体浓度是指一个大气压下的百分数，与大气压和海拔高度无关。此外，吸入麻醉药的分压在平衡时，全身各部位浓度应该相似，如肺泡、血和脑。因此，测得的呼气末麻醉药浓度（代表肺泡浓度）应与脑内浓度成直接比例。由于脑的血流灌注很大，当持续吸入稳定呼气末麻醉药浓度 15 分钟后，呼气末、肺泡、动脉和脑内麻醉药分压应能取得平衡。

（3）测定技术

MAC 概念的第三个基本成分是使用适当的数学方法对量—效关系进行测定。原先 Eger 等测定人或动物的 MAC 时，使用一个"分级（bracketing）法"，后来 de Jong 等使用更适当的数学和统计学技术分析 MAC 资料，测定肺泡麻醉药浓度和有反应或无反应资料的关系。这种技术不仅可测得 MAC，还可算出 95% 患者切皮时不动的肺泡气浓度（MAC95）。

研究者还研究了比切皮更强的伤害性刺激如 MAC 插管和较弱的刺激如 MAC 觉醒与 MAC 切皮之间的关系。在比较不同的吸入麻醉药时，MAC 切皮与 MAC 插管或 MAC 觉醒的比率相对稳定。

（4）其他应用和影响因素

MAC 概念的第四个基本成分是它已被用作确定其他麻醉药和中枢药与吸入麻醉药相互作用的敏感工具，其他药物减少麻醉药用量的作用可从降低 MAC 的数值测得。另外许多生理状态（如年龄）可改变吸入麻醉药的用量，也可从 MAC 的数值测得。

2.其他临床反应

由于广泛使用肌松药使动反应的解释变得困难和不准确，动反应在临床中的应用已较少，因此其他体征用于测定麻醉浓度的可能性得到研究，如自发呼吸的频率和容量、眼球运动、瞳孔对光反射、瞳孔直径、心率、动脉血压和自主神经体征如出汗。

Cullen 等发现切皮能改变大部分药物作用的临床体征。如在吸入氟烷和氧气时，心率、潮气量和瞳孔直径在切皮后增加，而收缩压、舒张压和呼吸频率并不改变，切皮和外科操作 12 分钟后（氟烷浓度保持不变），心率、潮气量和瞳孔大小下降至切皮前水平。但在异氟烷 - 氧麻醉时临床反应则不同，切皮后收缩压、舒张压和心率均增加，部分患者瞳孔扩大，但无患者对切皮有动反应。总的说来，在外科手术头一个小时，即使增加吸入异氟烷浓度，血压和心率都是增加的。

Zbinden 等系统地研究了异氟烷浓度与不同伤害性刺激引起的血流动力学反应之间的关系，发现不同的伤害性刺激产生不同程度的血流动力学反应。多因素回归分析表明刺激的类型对血压升高的影响最大，而异氟烷的浓度影响最小。当单独使用异氟烷时，即使高浓度也不能抑制伤害性刺激引起的血流动力学反应，虽然在刺激之前可见到血流动力学基线下降。在临床实践中常在使用吸入麻醉时加入其他麻醉药，Daniel 等研究表明芬太尼和 60% 氧化亚氮能显著减少地氟醚和异氟烷的 MAC 自主，即减少伤害性刺激引起的血流动力学反应。Eger 在复习了有关研究后指出，动脉血压下降在氟烷或恩氟烷麻醉加深时最为常见，但受许多因素影响，如血容量、心肌收缩力、交感张力、年龄和酸碱状态。手术刺激也引起不同程度的血压升高。脉率是一更差的体征，因其影响因素过多。这些研究对用血流动力学反应判断吸入麻醉的深度很有意义。虽然血流动力学反应是临床判断吸入麻醉药最常用的指标，但其科学基础显然并不明确。

Eger 还指出瞳孔直径大小在氟烷、恩氟烷、异氟烷或甲氧氟烷麻醉中的价值不大，并受术前用药影响。瞳孔对光反射在低浓度吸入麻醉药时较活跃，达一定麻醉深度后变现为迟钝和无反应。眼球运动提示麻醉过浅。眼睑反射和角膜反射一旦达到麻醉的外科水平即消失，不再有变化。

所有吸入麻醉药均可抑制呼吸并最终导致呼吸停止。呼吸指征只适用于自主呼吸患者。吸入麻醉药可产生剂量相关的潮气量减少，外科刺激可影响这种抑制作用，借以判断麻醉深度。在麻醉很浅时可出现屏气、咳嗽和喉痉挛等事件，常与手术刺激的强度和性质有关。

使用这些体征形成一个统一的吸入麻醉深度测定方法是不可能的。虽然有些临床体征与某种吸入麻醉药的麻醉深度相关，但不能说也同样适用于其他种吸入麻醉药。临床体征的用途常随时间而改变，例如在氟烷麻醉的头一个小时，平均动脉压下降是唯一有用的临床麻醉深度体征，即随着吸入氟烷浓度的增加，动脉血压进行性下降、心率仍保持稳定、瞳孔缩小、瞳孔对光反射消失、无眼球运动和无流泪。但是氟烷麻醉 5 小时后，增加氟烷浓度不再使动脉血压下降，开始有用的体征就不再有用了。

对于强效吸入麻醉药，MAC 概念为临床麻醉提供了许多影响麻醉深度因素的知识，不幸的是动反应不能广泛用于临床，而许多经科学评估其效能差和不可预测的临床指标（如血压、脉率）却成为日常麻醉中最常用的麻醉深度判断指标。

（二）静脉麻醉药（非阿片类药）

1.麻醉诱导时麻醉深度的判断

麻醉诱导常快速静脉注入一个剂量的催眠药。血药浓度在 1/2 ～ 1 min 内达高峰，然后因药物再分布快速下降。这种血药浓度的快速变化使 CNS 的抑制也相应起伏。麻醉的深度表现为快速增加、高峰，然后随血药浓度降低而下降，CNS 抑制滞后于血药浓度。由于快速给药产生的非稳态状况使得评估血药浓度与麻醉深度的关系很困难。

临床上用于判断诱导时麻醉深度的临床指标包括语言反应、眼睑反射和角膜反射。诱导时典型的刺激是喉镜的操作和插管，这些刺激非常强烈，通常单纯静脉药难以完全消除这些刺激引起的反应，因此临床上常同时给予镇痛药（如阿片类药或氧化亚氮）来控制血流动力学反应。

2.麻醉维持时的深度判断

在临床实践中，静脉麻醉药常与其他具有镇痛作用的药物（如阿片类药、氧化亚氮和强效吸入麻醉药）联合应用。大剂量静注硫喷妥钠或丙泊酚对消除喉镜操作或插管引起的血流动力学反应效果较差，而芬太尼能减少它们的用量并提供硫喷妥钠所不具备的抗伤害性刺激作用。临床上血流动力学反应最常用于判断喉镜操作、插管和切皮时的麻醉深度。肌松药有利于插管，但消除了动反应这一指标。由于诱导插管是单个事件，如麻醉深度不够时可快速增加静脉麻醉药、阿片类药或吸入麻醉药。近年来静脉麻醉药临床应用的基础研究发展迅速，正努力赶上强效吸入麻醉药和阿片类药的知识。

（三）阿片类药

1.阿片类药作为主要麻醉药

Neff 等使用哌替啶静脉给药作为氧化亚氮麻醉的补充。Lowenstein 等发现在 ICU 患者中将大剂量吗啡用于抑制呼吸时患者的血流动力学稳定，为首次应用吗啡（0.5～3.0 mg/kg）作为全身麻醉药打下基础。Stanley 等引入大剂量芬太尼用于心脏手术麻醉的概念，较吗啡更具血流动力学稳定性。但随着芬太尼的广泛临床应用，人们发现芬太尼并不总是能产生一个完全的麻醉，因此人们对阿片类药是否是完全的麻醉药产生了疑问。

人类和动物的大量研究表明阿片类药不是一个完全的麻醉药。Wynands 和 Hynynen 研究发现中：大剂量芬太尼不能完全消除外科刺激引起的血流动力学反应；Hall 等的动物研究提示在舒芬太尼和恩氟烷麻醉时，血流动力学和动反应不是好的麻醉深度指标，因为不论动物有否动反应均有血流动力学反应增加。

Murphy 等的动物研究显示芬太尼有封顶效应（ceiling），吗啡、舒芬太尼和阿芬太尼亦有相似的封顶效应。Ardnt 等对芬太尼血浆浓度和麻醉深度的临床体征（血流动力学和动反应）的关系进行了研究，结果证实了芬太尼的血浆浓度达一定水平后具有最大效应。McEwan 等亦发现在芬太尼血浆浓度为 1 ng/mL 时异氟烷的 MAC 减少 39%，在 3 ng/mL 时减少 63%，大于 3 ng/mL 时减少不明显，在 10.6 ng/mL 时最多减少 82%。相似的结果亦发生在其他吸入麻醉药（地氟酸和七氟醚）和其他阿片类药（阿芬太尼、舒芬太尼和雷米芬太尼）。

既然大剂量阿片类药并不能产生一个完全的麻醉，也就无法区分为什么或 30%～40% 患者在大剂量芬太尼麻醉下进行冠状动脉搭桥时对伤害性刺激有血流动力学反应；也无法使用自主神经反应作为可靠的和可预测的麻醉深度判断指标。当患者的临床体征有反应时，增加阿片类药用量不一定有效，如果无效，过量使用阿片类药将导致术后呼吸抑制和麻醉苏醒延迟。换言之在阿片类药麻醉时缺乏确实可靠的麻醉深度监测指标。目前临床上使用大剂量阿片类药时合用催眠药和低浓度吸入麻醉药。当增加阿片类药剂量也不能抑制心血管反应时，凭经验使用心血管抑制药。另外，氧化亚氮亦被广泛用作辅助麻醉药以减少心血管反应。

2.阿片类药血药浓度与临床体征

Ausems 等提供的阿片类药给药方法对评估临床麻醉深度有一定作用，但如术中用药过量则无用。为了防止过量用药，Ausems 提出通过改变给药速率观察临床效应找出最低有效浓度，为达到这个目标必须观察上述麻醉不适当的临床体征。阿芬太尼的浓度—效应曲线很陡，因此增加较少血浆浓度即可纠正麻醉深度不足。由于阿芬太尼和雷米芬太尼的快速血脑平衡的药动学特点，这一方法尤为适用。

第四章　术后镇痛

第一节　术后镇痛治疗原则

术后镇痛不仅能减轻患者的痛苦，更重要的是能预防或减少患者手术后疼痛引起的并发症。例如胸科术后患者，良好的镇痛可促进术后深呼吸及咳痰，防止肺不张和肺内感染。心脏病患者的非心脏手术后镇痛，可防止心动过速，减少心肌做功和氧耗量，这对心脏病患者是非常重要的。总之，手术后疼痛治疗可减轻或防止机体的一系列应激反应，有利于患者的恢复，减少各种并发症，对提高患者的围手术期安全十分重要。

一、治疗方法的选择

术后镇痛的方式很多，其选择应根据手术的大小、部位等决定，包括全身用药，口服、静脉、肌内、皮下注射给药，硬膜外给药等和物理疗法及电刺激、心理治疗等技术。

（一）口服

适用于表浅、小手术的轻度、中度疼痛，术前口服，对患有消化性溃疡或肾脏疾病的患者相对禁忌。

（二）肌内注射

与口服相比，起效快，易于产生峰值而迅速达到镇痛目的，但存在注射部位疼痛、药物吸收不可靠、持续时间短等缺点。

（三）静脉给药

手术后的常用镇痛给药方法之一，可分次静脉注射或患者自控持续输注（PCA），起效迅速，血浆药物浓度稳定，但需要严密监测，防止出现呼吸抑制。

（四）硬膜外或篇内给药

可使用局麻药联合阿片类药物，镇痛效果较好，但可能出现低血压、全身无力、麻木的不良反应，应予重视。

二、患者自控镇痛技术

（一）患者自控镇痛

患者自控镇痛（PCA）是利用一种机械微量泵装置，在患者感到疼痛时，自行按压 PCA 装置的给药键，按设定的剂量注入镇痛药，从而达到镇痛效果。其优点是：能维持稳定的血药浓度；避免镇痛药的滥用；可不用电源，而是通过特制的机械泵给药；体积小，便于携带。

（二）PCA 分类

依其给药途径和参数设定的不同，可分为静脉 PCA、硬膜外 PCA、蛛网膜下隙 PCA、皮下 PCA 和区域神经 PCA 等。

（三）PCA 技术参数

PCA 的技术参数包括单次给药剂量、锁定时间、负荷剂量、最大给药剂量、连续背景输注给药、单位时间的最大限量及注药速率等。

1.负荷剂量

在开始 PCA 治疗时，由于受单次剂量和锁定时间的限制，短时间内难以达到镇痛所需的血药浓度，即最低有效镇痛浓度（MEAC）。给予负荷剂量的目的就是迅速达到镇痛所需要的血药浓度，即 MEAC，使患者迅速达到无痛状态。

2.单次给药剂量

患者每次按压 PCA 泵所给的镇痛药剂量。由于不同患者对镇痛药的需求及不良反应的敏感性不同，应根据个体差异对单次给药剂量进行调整，剂量过小可能导致整个 PCA 过程镇痛效果欠佳，剂量过大有可能导致过度镇静甚至呼吸抑制。如果在足够的 PCA 次数后仍存在镇痛不全，可将剂量增加 25% ~ 50%，如果出现过度镇静，则应将剂量减少 25% ~ 50%。

3.锁定时间

锁定时间是指间断给药之间的最短间隔时间，该时间内 PCA 装置对患者再次给药的指令不做反应，可以防止用药过量。静脉 PCA 锁定时间一般为 8 ~ 15 min。

4.最大给药剂量

最大给药剂量是 PCA 装置的另一安全保护措施，有 1 h 或 4 h 最大给药剂量限定，其目的在于对超过平均使用量的用药引起注意并加以限制。

5.连续背景输注

大部分 PCA 泵除了 PCA 单次给药方式外，还有其他功能可供选择，包括：①持续给药，难以做到个体化用药；②持续给药加 PCA，持续小剂量给药的目的在于减少镇痛药血药浓度波动，改善镇痛效果；③ PCA 基础上的持续给药，常使用速度可调节的给药方案。

（四）PCA 常用药物

1.PCIA

静脉 PAC（PCIA）常用药物有吗啡、芬太尼、曲马多、舒芬太尼等，一般与止吐药物氟哌利多，5-HT$_3$ 拮抗剂恩丹西酮、格拉司琼、雷莫司琼等合用。中国医科大学附属盛京医院目前用的配方为曲马多 600 ~ 800 mg，加止吐药，稀释至 100 mL，负荷量为曲马多 50 ~ 100 mg；芬太尼 0.8 ~ 1 mg，加止吐药，稀释至 100 mL，负荷量为芬太尼 0.03 ~ 0.05 mg；吗啡 30 ~ 40 mg，加止吐药，稀释至 100 mL，负荷量为吗啡 2 ~ 3 mg；舒芬太尼 100 ~ 130 μg，加止吐药，稀释至 100 mL，负荷量为舒芬太尼 5 μg。均 2 mL/h 静脉泵入，使用负荷量前单次给予止吐药，如格拉司琼 3 mg。

2.PCEA

术前先行硬膜外隙穿刺置管，术毕予以硬膜外 PCA（PCEA）持续镇痛，一般常用局麻药联合阿片类药。常用吗啡或芬太尼加用 0.125% ~ 0.25% 的布比卡因或 0.1% ~ 0.2% 罗哌卡因。中国医科大学附属盛京医院目前常用的配方：芬太尼 0.2 ~ 0.5 mg 或盐酸吗啡 4 ~ 6 mg 加 0.125% 布比卡因溶液，生理盐水稀释至 250 mL。持续剂量为 5 mL/h，PCA 剂量为每次 2 mL，锁定时间为 8 min；吗啡 4 ~ 6 mg 加氟哌利多 5 mg 和布比卡因 100 ~ 150 mg，生理盐水稀释至 100 mL，持续剂量为 2 mL/h，PCA 剂量为每次 0.5 mL，锁定时间 15 min。PCEA 使用药物剂量和浓度要根据镇痛装置的特点、持续剂量进行调整，还应考虑患者手术大小、年龄、体重、性别等因素。

第二节　术后疼痛对生理功能的影响

一、中枢神经系统

术后疼痛对中枢神经系统产生兴奋或抑制作用，表现为精神紧张、烦躁不安，严重者可发生虚脱、神志消失等；而交感神经兴奋与心理障碍如神经质、焦虑、过分担心、恐惧等可加重术后疼痛。

二、心血管系统

疼痛刺激可引起患者体内的内源性一些递质和活性物质释放，从而影响心血管的功能。术后急性疼痛引起机体释放的内源性物质包括：

1. 交感神经末梢和肾上腺髓质释放儿茶酚胺。

2. 肾上腺皮质释放的醛固酮和皮质醇。

3. 下丘脑释放的抗利尿激素，以及启动肾素-血管紧张素系统。这些激素将直接作用于心肌和血管平滑肌，并且通过体内水钠潴留间接地增加心血管系统的负担。

4. 血管紧张素Ⅱ能引起全身血管收缩，而内源性儿茶酚胺可使心率加快，心肌耗氧量增多以及外周阻力增加，因此，可导致术后患者血压升高、心动过速，伴有心血管疾患患者甚至可能引起心肌缺血和心律失常。

5. 过多的醛固酮、皮质醇和抗利尿激素可导致患者体内水钠潴留，患者心脏储备功能差时可引起充血性心力衰竭。

三、呼吸系统

水钠潴留能促使血管外肺水增多，而后者又可导致患者通气/血流比值异常。胸、腹部手术患者，疼痛所致的肌张力增加，可造成患者的肺顺应性下降，同时通气功能降低，这些改变又可能促使患者术后发生肺不张，结果使得患者缺氧和二氧化碳蓄积。在大手术或高危患者，术后疼痛可能导致功能残气量明显减少（仅为术前的 25%～50%），早期缺氧和二氧化碳蓄积可刺激每分通气量代偿性增加，但长时间的呼吸功能增加可能导致呼吸功能衰竭。可见，术后疼痛可延缓术后患者呼吸功能的恢复，某些患者由于低通气状态而发生肺实变和肺炎等呼吸系统并发症。

四、内分泌功能

疼痛可引起体内多种激素释放，产生相关的病理生理改变。肾上腺素、皮质醇和胰高血糖素水平的升高，通过促使糖原分解和降低胰岛素的作用，最终导致高血糖，蛋白质和脂质分解代谢增强也使得术后患者发生负氮平衡，不利于机体康复。此外，内源性儿茶酚胺使外周伤害感觉末梢更为敏感，使患者处于一种疼痛——儿茶酚胺释放——疼痛的不良循环状态之中。

五、胃肠道和泌尿系统

研究表明，疼痛引起的交感神经系统兴奋，可能反射性地抑制胃肠道功能，平滑肌张力降低，而括约肌张力增高，临床上患者表现为术后胃肠刀割样痛、腹胀、恶心、呕吐等不良反应。膀胱平滑肌张力下降导致术后患者尿潴留，增加了相应的并发症（如与导尿有关的泌尿系感染等）的发生率。

六、其他影响

疼痛尚可使手术部位的肌张力增加，能耗增多，不利于术后患者早期下床活动，因而可能影响机体的恢复过程。同时疼痛刺激能使患者出现失眠、焦虑，甚至一种无助的感觉。这种心理因素加之上述疼痛的不利影响，无疑延缓了患者术后的康复过程。

第三节　术后疼痛评估

疼痛的评估途径包括：①详细了解病史及手术情况，包括疼痛的部位、程度、时间、性质，以及与疼痛加剧和缓解有关的因素等；②细致的体检及生化检查，全面的体检在疼痛评估中同样重要，包括一般的物理检查以及对神经系统、肌肉骨骼和精神状态的评估等；③患者对疼痛的体验和描述，目前已有许多有关的疼痛测定方法，但应强调的是，如果只对疼痛强度或其他单一因素进行评价，往往会忽略疼痛的许多其他方面及体验；④疼痛对患者主要的影响等。

一、患者对疼痛的主观感受

根据患者自己对疼痛体验的主观描述来评估疼痛的质与量，这是已沿用多年的较原始和简单的疼痛测定方法，缺点是较为粗糙，对疼痛程度和性质的评估不可避免地带有偏见。

（一）口述描绘评分法

口述描绘评分法（VDS）采用形容词描述疼痛的强度，让患者从所提供的形容疼痛强度级别的词汇中，选择出适当词汇对自身疼痛强度进行描述。一般使用 3 ~ 5 个形容词，如 Keele 提出将疼痛强度分为无痛、轻度痛、中度痛和剧痛，Melzack 和 Torgerson 的 5 级评分法包括轻微痛、不适痛、痛苦痛、严重痛和剧烈痛。这种评分法的缺点是测量的敏感性差，患者的选择受到限制。

（二）数字分级评分法

数字分级评分法（NRS）为临床上更为简单和常用的评分方法。患者可选择 0 ~ 10 的任何一个数字来描述疼痛，0 分为无痛，10 分为想象的最严重的疼痛。这种方法的优点是简单易懂可以重复，可以反映较小的疼痛变化。缺点是不能反映某种疼痛特有的心理和生理改变。

以上两种评分方法常用来评估临床镇痛用药或治疗效果，可以对疗效及患者的满意度有一定了解，不足之处是测定较为粗糙，难以准确定量。

（三）视觉模拟评分法

视觉模拟评分法（VAS）具有使用简单方便、敏感性高、可复制性强等特点，患者可以用数值表示疼痛强度。除了用于测量疼痛水平外，它还可以用于测量其他主观性指标，例如恶心程度、疼痛缓解程度、患者对治疗满意度等，其主要优缺点与数字分级评分相似。

VAS 评分做法通常是用一条长度为 10 cm 的直线（也可按 100 mm 计算），直线的两端表示所测量的某种感觉或反应的两个极限。例如，短语"无痛"一般标记在直线的最左端，而"最剧之疼痛"标在最右边。让患者在此直线上选择能描述其某一特定时刻所感受疼痛水平的一点，以此点做标记，可以得到一个以厘米或毫米为单位的具体测量数据并进行分析。所用标尺有垂直的和水平的两种，一般通过前者得到的评分稍高于后者。

二、疼痛引起的行为举止改变与生理变化及评估

（一）疼痛引起的行为举止改变及行为评估

疼痛所伴随的行为举止改变虽然不是疼痛特有的表现，但对疼痛强度的评估具有很大价值。评估疼痛有关行为举止的出现频率、特点及细微变化，需仔细观察并贯穿疼痛治疗的始终。疼痛引起的反应性行为举止主要有以下几方面：

（1）应答反应或称为反射性痛行为，如惊恐、呻吟、叹气等；（2）自发反应为了躲避或减轻疼痛而产生的主动行为，如跛行、抚摸疼痛部位、护卫身体某些部位或区域，或将身体固定于某种特殊姿势等；（3）功能限制和障碍，如静止不动、过多的躺卧等被动行为；（4）患者服药的态度和频率；（5）希望引起别人注意的举动；（6）睡眠习惯的改变。

（二）行为评估法

由医师根据患者的面部表情、语言反应、体位姿势等临床疼痛表现和行为，对疼痛程度进行客观评估，也是目前临床较为广泛使用的评估方法。最具有代表性的方法如下：

1. 机械刺激法

即骨面压迫法，由医师对患者的前额或小腿胫骨前的骨组织进行施压，借以判定疼痛的程度。当患者刚感到疼痛时的压力，即为阈值；当患者对压迫疼痛不能耐受时的压力，即为疼痛耐受阈值。压力以克（g）为单位表示。

2. 温热刺激法

用凸透镜将光聚焦于皮肤 3 s，借以测定疼痛感觉的方法。将聚焦热线从远逐渐移近皮肤，当患者开始从热感转变为痛感时，此时的热量即为疼痛阈值。这是临床较为简便实用的测痛方法。

3. 冷水刺激法

将被测试者的双上肢前臂浸入低于 5℃ 的冷水中，记录疼痛出现的时间。

4. 电刺激法

用电气牙髓诊断仪进行疼痛测定。检查器电极与被检查者的牙髓接触，记录通电引发疼痛时的电流，即为疼痛阈值。

5.化学刺激法（斑蝥素疱疹法）

将直径为 1.0 cm 的 0.3% 斑蝥素膏药贴在前臂，使局部表皮产生疱疹，然后揭去表皮，用致痛性物质（组胺、乙酰胆碱、5- 羟色胺等）作用于疱疹底部（真皮表面），借以测定疼痛。本法只适用于实验室研究。

6.驱血带疼痛测定法

在前臂用驱血带驱血，随着时间的延长而疼痛增强，以患者能耐受的时间为疼痛阈值。

在观察疼痛行为时，性别、性格、环境、以往经验等因素对评价疼痛程度都有影响，亦应受到重视。

（三）疼痛的客观生理指标

疼痛虽然是主观的精神活动，临床上很少采用生理生化参数作为疼痛评估的手段，但因疼痛对自主神经有影响，所以可引起一系列生理变化，如心率、血压、呼吸的变化及出汗和体内啡肽含量变化等，尤其在急性疼痛较为明显。慢性疼痛或心因性疼痛对自主神经的影响通常并不明显，此类患者更易受到情绪的影响。在慢性疼痛患者，已发现皮质醇增多，血浆 α_1- 酸性糖蛋白增多，血胆固醇和 β- 脂蛋白减少，血浆及脑脊液中的 β- 内啡肽减少。

（四）观察者疼痛评分

评价疼痛治疗的效果时，对疼痛的准确测量格外重要。通过对患者的观察可以找出各种外科刺激的疼痛强度和镇痛需要的一般规律，这些规律可以为镇痛治疗初期提供一些治疗依据，在治疗过程中还需根据患者对治疗的反应不断调整治疗方案。

近来有人提出在疼痛强度评价上，患者自控镇痛可能比观察者评价更为准确，因为患者有能力根据自身感受的疼痛刺激的大小来决定镇痛药的用量。

第四节　术后镇痛方法

一、术后镇痛的作用

在围术期积极开展以麻醉医师为主导的镇痛治疗，提供快速且有效的镇痛，可以使患者从术后的痛苦中解脱出来，这已成为人们的普遍共识。

（一）改善心肌缺血

术前心动过速及心肌缺血与围术期心肌梗死（心梗）发生率增高相关，术后镇痛可使这些事件的发生率降低。连续静脉输注阿片类药物并给予呼吸支持，能够降低冠状动脉旁路移植术患者心肌缺血的发生，同样，硬膜外阿片类药物镇痛可有效治疗心肌缺血和心绞痛。在高危人群中，硬膜外镇痛可有效降低心血管疾病的发生率。术后连续硬膜外镇痛可使术后心血管并发症、机械通气、肺部感染、ICU 停留时间及住院费用等大为降低。硬膜外镇痛与静脉 PCA 相比较，前者能更为有效地使心动过速和心肌缺血发生率下降，并有使心肌梗死发生率下降的趋势。其机制不完全明了，可能与镇痛治疗使疼痛刺激所致的高儿茶酚胺状态的缓解有关，也可能是胸段给药直接阻断了支配心肌的自主神经和 B 纤维。充分的区域阻滞也能减少由手术应激引起的其他激素的分泌，同时也可减少由于术后液体潴留带给心血管和肾脏的负担。

（二）减少肺部并发症

充分的术后镇痛能降低肺部并发症的发生，特别是高危人群硬膜外应用阿片类药物镇痛。与静脉应用吗啡相比，硬膜外镇痛减低肺部并发症更为有效，并且硬膜外镇痛可使患者的肺功能改善，能够早期离床活动。

（三）改善凝血功能状态

正常情况下术后患者处于高凝状态，硬膜外阻滞能纠正这种情况。在髋部、膝部和前列腺切除手术中，硬膜外阻滞使术后深静脉血栓形成的发生率降低。术后区域阻滞镇痛亦使血管移植后再栓塞率下降。同理，可以用此方法减少冠脉血栓的发生。

（四）促进胃肠功能的恢复

术后一般将胃肠功能恢复放在次要地位，但其功能情况经常是患者术后恢复的限速环节。硬膜外阻滞由于交感神经阻滞，迷走神经相对亢进，增加了肠蠕动并减少了肠梗阻的发生。研究证实硬膜外注入布比卡因，分别使子宫切除和结肠外科患者胃肠功能恢复加快 1 ~ 2 d。无论单独应用硬膜外阻滞后局麻药镇痛或和阿片类药物合用，均可产生同样效果。

（五）缩短住院时间

接受术后镇痛患者在 ICU 停留时间和住院时间均有所缩短。开胸手术的一般状况较好的患者，在胸段硬膜外镇痛后住院时间缩短；接受结肠切除术的低危患者在术后镇痛，早期离床活动及早进食并用的情况下，住院时间可缩短 24 h；下腹部手术，如耻骨后前列腺切除，术后镇痛后住院时间也明显缩短。

总之，术后镇痛对患者多方面有着良好的影响，尤其是胸、腹部手术后硬膜外镇痛更具有明显的优点。

二、术后镇痛的应用及方法

术后疼痛的治疗是症状治疗，主要方法是阻断伤害性刺激传导路径，提高机体痛阈，减少其他加重伤害性刺激因素。根据疼痛传导通路，阻断刺激的方法及部位可以在伤口的局部、传导路径、中枢神经系统中的各个传导水平上。目前术后镇痛的方法很多，既要根据手术部位来选择，又要注意个体差异和特异性，采用综合或联合的方法。其镇痛原则包括以下几个方面：

（一）术前教育

术前镇痛教育能改善术后镇痛效果，向患者解释术后可能出现的疼痛类型和程度，指导患者术后咳嗽、深呼吸、活动和术后康复锻炼等。

（二）超前镇痛

超前镇痛是指在手术切割之前就利用镇痛药对伤害性感受刺激予以阻断，从而增强术后镇痛或减轻术后疼痛。它较损伤后应用同样的药物和措施能产生更好的镇痛效果。其理论基础是机体可对急性组织损伤产生的超痛现象（即对刺激产生过高的疼痛反应），在组织损伤前应用镇痛药可以预防或减轻超痛反应。术前使用抗炎类镇痛药、局部伤口渗透性或神经阻滞镇痛、小剂量阿片类镇痛药，可产生预先镇痛效果。

（三）平衡镇痛

平衡镇痛也称联合镇痛，是指并用多种药物或方法，以充分镇痛，减少不良反应。临床上常见的阿片类药和非甾体类消炎镇痛药合用，硬膜外注入局麻药和阿片类合剂均属平衡镇痛。

（四）新型给药途经

随着对镇痛药疗效、药动学研究的深入以及电子计算机技术和医学生物技术在医学领域中的应用，在镇痛方法学研究中，探索出了许多新型有效的给药途径。术后急性疼痛的治疗中，患者自控镇痛技术及简便、无创、有效的经皮肤、鼻腔黏膜给药的途径和方法，目前已在临床广泛应用。

在实际工作中，对于每一个患者来说，镇痛治疗应达到以下要求：用最经济、最有效的镇痛药物和（或）方法，提供最好的镇痛，而不良反应和并发症最少，以改善患者的术后情况。

三、术后镇痛的方法

（一）肌内注射镇痛药

这是最为传统的镇痛方法，通常于术后患者疼痛发生后，给予镇痛药，最常用的为阿片类镇痛药肌内注射，具有一定的镇痛作用，优点是简便易行、安全性高，但镇痛效果较差。

（二）局部镇痛

手术结束时将长效局麻药注射到切口周围，犹如局部浸润麻醉，可使疼痛减轻或消失数小时。

（三）椎管内镇痛

硬膜外腔内有丰富的血管、脂肪、结缔组织、淋巴网和脊髓神经根等，为亲脂药物的储存提供了场所。局麻药注入硬膜外腔后，可通过硬脊膜抵达脊髓，从而达到镇痛作用。鞘内或硬膜外腔注射镇痛药，药物进入或渗入脑脊液，直接作用于脊髓后角胶状质中的阿片受体，可以达到镇痛目的；硬膜外腔注射也是药物通过蛛网膜下隙达到镇痛目的。因此，若单用阿片类药物，对穿刺点的选择并不严格，腰部穿刺也可使胸段脊神经支配的切口疼痛获得解除，镇痛范围的大小与药物剂量有密切关系。椎管内注射镇痛药，对术后镇痛效果比较满意。鞘内注射易发生感染，不良反应大，多采用硬膜外给药。具体方法如下：

1.术终单次给药法

缝皮前，经硬膜外阻滞导管一次注入术后镇痛药，观察 15 ~ 30 min，术终拔出导管后回病房。各种局麻药、阿片类药、NSAID 肾上腺素受体激动药（可乐定）、高渗盐水、甲氧氯普胺等，均可用于硬膜外镇痛。效果最佳、时间最长的仍是小剂量吗啡（1 ~ 2 mg），或小剂量吗啡与低浓度局麻药（0.125% 布比卡因或罗哌卡因）联合镇痛。

2.术后间断给药法

硬膜外阻滞术终可带硬膜外导管回病房，当患者疼痛时可经导管给上述药物。导管可留置 1 ~ 3 d，间断给药。

3.术后持续给药法

术后通过持续静脉滴注、微量泵或持续输注器等方法，将药物经硬膜外导管持续注入硬膜外腔镇痛。本法可保持血药浓度稳定，保证镇痛作用的连续性，其关键是必须预先计算出总的药量及单位时间用量。

该方法最为常用，其优点是：①可保持清醒；②血流动力学稳定；③一般无须特殊监测；④减少了围术期对阿片类药物的需求及相关的不良反应；⑤患者更多地参与医疗活动；⑥部分药物感觉和运动神经分离阻滞；⑦住院时间缩短等。

理想的局麻药首选长效局麻药布比卡因、左旋布比卡因、罗哌卡因，在防止因过量而导致意外方面，左旋布比卡因或罗哌卡因均优于布比卡因；与布比卡因相比，罗哌卡因具有感觉、运动分离阻滞程度更大，心脏毒性更低，内在的缩血管活性，无须再加入肾上腺素，因而罗哌卡因用于硬膜外神经阻滞镇痛方法更具有优越性。复合阿片类药物效果更佳。可选择芬太尼或吗啡。

吗啡是用于硬膜外术后镇痛最常见的阿片类药物之一，吗啡药液的容积对镇痛作用影响不明显。小剂量吗啡注入硬膜外腔能发挥广泛的镇痛作用，是由于低脂溶性的吗啡分子穿透硬膜的速率较低，即使增加吗啡的剂量，也不能增加其对硬膜的穿透。相反，在镇痛质量并不随容量的增加而提高的同时，药物不良反应却有增多的趋势。硬膜外应用吗啡进行术后镇痛的确有效，然而吗啡可同时作用于中枢呕吐化学受体敏感区，使其恶心、呕吐的不良反应发生率也增高。预防性的静脉注射地塞米松可以降低术后硬膜外吗啡镇痛引起的恶心、呕吐的发生率。硬膜外吗啡术后镇痛对临床急性疼痛有较好抑制作用。苯环己哌啶类的非特异性 NMDA 受体拮抗药氯胺酮，与鸦片类药物具有较好的协同作用，联合运用于临床术后镇痛效果较好。N- 甲基 -A 天冬氨酸（NMDA）受体在急性痛觉信息传导过程中起重要作用，因而小剂量氯胺酮硬膜外给药对辅助镇痛有较好的临床效果。小剂量应用氯胺酮不会产生明显的心血管和呼吸系统反应，对肝、肾功能以及肠蠕动的影响不大。联合用药可减少阿片类药物的剂量，从而降低其恶心、呕吐、皮肤瘙痒和尿潴留等不良反应，还可以增加其镇痛效果。

硬膜外术后镇痛，除上述不良反应外，有时出现局麻药引起的低血压、尿潴留、感觉和运动阻滞等并发症。选用药物时应小剂量、低浓度，对不同年龄及病情的患者区别对待。若有并发症及时对症处理。

（四）神经阻滞

切口周围神经干、神经丛阻滞等区域麻醉方法，既可以减低创伤内分泌效应，还可以扩张血管、阻滞骨骼肌等，促使切口早期愈合，有利于术后恢复。

常用的神经阻滞为肋间神经阻滞，对胸部切口为最佳选择，镇痛效果确切。可行术前肋间神经阻滞或关胸前肋间神经阻滞，也可于肋间切口或其上下各一肋间隙留置导管，术后间断或持续注入低浓度局麻药，主要问题是需间断注药，费人费事。无水酒精肋间神经阻滞，每一神经注射 1 ~ 2 mL，能使神经变性而获得较长时间的镇痛，但术后可有相当时期神经支配区的麻木，限用于晚期癌症患者等。胸膜间镇痛，手术关胸时在胸膜内放置 1 根细导管，术后间断或持续经导管向胸膜腔注入长效局麻药（0.125% ~ 0.250% 布比卡因或罗哌卡因），可产生单侧镇痛而很少或几乎没有感觉和运动阻滞，适用于单侧胸部或上腹部手术。其作用机制主要是局麻药经胸膜扩张产生多数肋间神经阻滞。其他部位的神经阻滞如臂丛神经阻滞对上肢的术后疼痛、下肢神经阻滞对其支配区域的术后镇痛也颇有效，除单次给药外，有时也可置管分次或连续注射，尤其在断肢再植中应用，既可镇痛又可解除血管痉挛，效果比较满意，亦很方便。随着神经刺激定位技术的广泛应用，这种术后镇痛方法的应用会越来越广。在交感链、神经节处注射局麻药镇痛，由于技术比较复杂，有待推广。

（五）静脉镇痛

静脉输注阿片类药物是 ICU 患者镇痛镇静治疗常用的方法，广泛应用于危重患者，尤其需行控制呼吸者，药物的呼吸抑制反而有利于呼吸治疗。静脉持续输注可减少血药浓度的波动，镇痛效果满意。这种方法与 PCA 相比，患者不能随疼痛的消长而灵活变动治疗方案，无法参与疼痛的治疗过程，如在睡觉时因焦虑情绪缓解对镇痛的要求降低，此时患者无法自行减少药物摄入，容易造成镇静镇痛过度，可以采用患者可控的静脉持续输注镇痛方法解决这一弊端。

（六）口服药物镇痛

非阿片类镇痛药如对乙酰氨基酚和非甾体类消炎镇痛药是小的外科手术后常规镇痛用药。大手术后联合镇痛时利用其非阿片类镇痛机制，可以减少阿片类药物的用量及不良反应。NSAIDs 可影响血小板功能，导致潜在的围术期出血并发症，诱发胃、十二指肠溃疡，不宜在围术期的常规应用。

（七）经皮肤给药

某些药物经皮肤吸收后，能够达到与静脉用药的相同效果。目前能用于麻醉期间经皮输送的药物有硝酸甘油、可乐定、东莨菪碱、芬太尼、局麻药等。芬太尼分子量小、脂溶性高、镇痛效力强、不在皮肤内代谢的特点，作为第一个经皮肤输送的阿片类药物，可用于疼痛治疗及术后镇痛。该方法简便、安全、无创，镇痛效果显著，并发症少。临床上常用的是芬太尼透皮贴剂（多瑞吉），规格有 2.5 mg、5.0 mg，可以提供有效的背景输注镇痛。由于放置贴片后，药物需在皮肤内存在一段时间，才能摄入循环，因此，若在术后放置芬太尼贴片，镇痛早期应酌情复合应用其他镇痛药，以弥补不足。使用芬太尼透皮贴剂，部分患者可出现呼吸抑制、嗜睡、恶心、呕吐、尿潴留、瘙痒、皮疹等不良反应，特别是全麻术后应用，呼吸抑制发生率可达 4%，应注意严密观察及对症处理。

（八）经黏膜给药

包括经口腔黏膜、鼻腔黏膜、眼球结膜、直肠黏膜及阴道黏膜等途径给药，现以经鼻黏膜给药为例介绍如下：

经鼻腔黏膜给药，以往只作为局部用药治疗鼻炎、鼻塞等鼻腔疾病，近年来发现经鼻腔给药同样能够发挥全身治疗作用。经鼻腔黏膜给药吸收迅速、生物利用度高，是一种无创、简便、安全、有效的阿片类药物给药途径，可用于术后镇痛。人工合成的阿片部分受体激动药布托啡诺（主要激动 k_1 受体，对 μ 受体有弱阻滞作用），经鼻腔黏膜给药镇痛效价为哌替啶的 30 ～ 40 倍、吗啡的 4 ～ 8 倍，生物利用度达 48% ～ 70%，15 min 起效，30 ～ 60 min 达峰值浓度，作用时间持续 3 ～ 5 h。主要用于术后中至重度疼痛的治疗，剂量 1 ～ 2 mg，以喷雾法每一个鼻孔给 0.5 ～ 1 mg，每 6 h 一次，一般临床应用不超过 3 d。哌替啶、芬太尼和舒芬太尼亦可经鼻腔给药。经鼻腔滴注哌替啶，生物利用度高，镇痛效果与静脉给药相似，起效时间 12 min，峰值浓度时间 32 min，稍短于静脉给药。经鼻腔给予 15 μg 舒芬太尼，10 min 血浆浓度达 0.08 ± 0.03 μg/L，30 min 血浆浓度与静脉给药相似，生物利用度可达 78% 以上，特别适用于术后急性疼痛治疗。因经鼻给药吸收迅速，全麻术后可能会出现呼吸抑制和低氧血症，所以术后早期应用时应严密观察。

（九）非药物替代治疗方法

很多非药物治疗法能减轻术后疼痛，减少术后镇痛药用量，缓解围术期焦虑，或改善患者的整体感觉。包括：冷、热的应用以及按摩、运动、经皮电刺激及术后放松、想象、催眠和生物回馈技巧。术前皮内针灸，麻醉过程中给予鼓励性建议及音乐，均能减轻患者焦虑，缓解疼痛。作为多模式镇痛的组成部分，只要患者有兴趣或愿意接受，均可予以采用。

第五节　术后镇痛常用药物

麻醉性镇痛药常用作静脉复合麻醉的组成药，常用药有吗啡、哌替啶、芬太尼、瑞芬太尼、舒芬太尼、阿芬太尼等。

一、吗啡

吗啡是阿片受体激动药的代表。

（一）药理特性

1.中枢神经系统

①抑制大脑皮层痛觉中枢，痛阈提高 50%，产生躯体痛和内脏痛的镇痛，对持续性钝痛的效果优于间断性锐痛；在疼痛出现前用药的镇痛效果优于疼痛出现后；②在产生镇痛的同时，还作用于边缘系统影响情绪的区域阿片受体，可解除由疼痛引起的焦虑、紧张、恐惧等情绪反应，甚至产生欣快感和安静入睡；③缩瞳作用明显，针尖样瞳孔变化为吗啡急性中毒的特殊体征；④因呼吸抑制致 CO_2 蓄积，使脑血流量增加和颅内压增高。

2.呼吸系统

①选择性抑制呼吸中枢，与剂量密切相关，一般剂量表现呼吸频率减慢；大剂量时呼吸减慢变浅，潮气量减小，直至呼吸停止，是吗啡急性中毒死亡的主要原因；②镇咳作用强，抑制咳嗽反射，可使患者在无痛苦下接受清醒气管内插管；③可引起组胺释放，产生支气管平滑肌收缩，用于支气管哮喘患者可诱发哮喘发作。

3.心血管系统

①一般无明显影响，对心肌无抑制作用，适用于心脏直视手术的全凭静脉复合麻醉；②兴奋迷走神经，可致心率减慢；③释放组胺，间接作用于血管平滑肌，引起外周血管扩张、血压下降，在老年、低血容量或用药后取直立位的患者尤为显著。

4.不良反应

常引起恶心、呕吐、便秘和尿潴留，还有血糖升高及体温降低。

（二）临床应用

肌内注射后约 15 ~ 30 min 起效，45 ~ 90 min 达最大效应，持续约 4 h；静脉注射后约 20 min 产生最大效应。主要经肝脏生物转化，代谢物主要经尿排出，约 7% ~ 10% 随胆汁排出。与血浆蛋白结合率为 30%。老年人清除速率减慢约一半，故用药量需适当减小。只有极小部分（静脉注射不到 0.1%）透过血脑屏障；容易透过小儿的血脑屏障，故小儿对吗啡的耐药量很小，也透过胎盘到达胎儿。

（1）急性疼痛患者用作麻醉前用药，成人常用剂量为 8 ~ 10 mg 肌内注射；对休克患者宜采用静脉注射用药，剂量需减半。小儿以肌内注射为主，2 ~ 7 岁用 1 ~ 1.5 mg，8 ~ 12 岁用 2 ~ 4 mg；（2）吗啡全凭静脉复合麻醉，用较大剂量（0.8 ~ 1 mg/kg），因释放组胺易干扰血流动力，现已被大剂量芬太尼或其衍生物所替代；（3）治疗左心衰竭急性肺水肿，成人剂量 5 mg，稀释后静脉注射；（4）术后镇痛。手术后患者硬膜外给予 2 mg 吗啡，镇痛良好，可维持 8 ~ 12 h，长者可达 24 h；也可加入镇痛泵中静脉或硬膜外镇痛，效果良好。

（三）禁忌证

（1）慢性呼吸道疾病患者，如支气管哮喘、上呼吸道梗阻、气管分泌物多、慢性肺疾病继发心衰、肺心病并呼吸功能不全等；（2）75 岁以上老年人、1 岁以内婴儿和临产妇；（3）严重肝功能障碍，肝昏迷前期。

（四）急性中毒处理

首先气管内插管施行人工通气，补充血容量以维持循环稳定，同时应用拮抗药纳洛酮。

二、哌替啶

（一）药理特性

（1）镇痛强度约为吗啡的 1/10，肌内注射 50 mg 使痛阈提高 50%。肌内注射 125 mg 痛阈提高 75%，相当于吗啡 15 mg 的效应；作用持续时间约为吗啡的 1/2 ~ 3/4；（2）镇静作用较吗啡稍弱，仅产生轻度欣快感；（3）呼吸抑制明显，与剂量大小相关，尤易见于老年、体弱及婴幼儿；（4）降低心肌应激性，直接抑制心肌，代偿功能减弱的心脏更为明显；（5）引起组组胺释放和外周血管扩张，使血压下降，甚至虚脱；（6）具有类似阿托品样作用，使呼吸道分泌减少、支气管平滑肌松弛、心率增快、血管扩张、血压轻度下降；（7）反复使用产生药物依赖；（8）引起恶心、呕吐、脑脊液压力增高、尿潴留、抑制胃肠道蠕动、增加胆管内压力等不良反应，其机制与吗啡相似。

（二）临床应用

哌替啶口服经肠道吸收，其生物利用度仅为肌内注射的一半。与血浆蛋白结合率为 60%，消除半衰期 2.4 h ~ 4.4 h。可透过胎盘。主要在肝脏生物转化，代谢物去甲哌替啶酸随尿排出。

1.麻醉前用药

1 mg/kg 术前 30 min 肌内注射，15 min 产生作用，60 min 达高峰，持续 1.5 h ~ 2 h 后逐渐减退。静脉注射 0.5 ~ mg/kg，5 min 产生作用，20 min 作用达高峰，维持 1.5 h ~ 2 h 后逐渐减弱。2 岁以内者慎用，且剂量应偏小。

2.硬膜外麻醉辅助药

将哌替啶 100 mg 与异丙嗪 50 mg 混合，配成"度非合剂"；或哌替啶 100 mg 与氟哌利多 5 mg 混合，配成"度氟合剂"。每次静脉注射 1 ~ 2 mL，总量不超过 4 mL。

3.静脉普鲁卡因复合麻醉的组成药

在 1% 普鲁卡因 500 mL 内加哌替啶 100 ~ 200 mg，静脉持续滴注。现已很少应用。

（三）不良反应

1. 偶尔有低血压、恶心、呕吐、眩晕、出汗、口干及下肢震颤等不良反应。有时于患者入睡前出现短暂兴奋、烦躁，将哌替啶与异丙嗪合用可不致发生。

2. 用药过量可出现中枢神经系统兴奋，表现为谵妄、瞳孔散大、抽搐等，可能系其代谢产物去甲哌替啶酸蓄积所致。

3. 服用单胺氧化酶抑制剂治疗的患者，使用哌替啶可出现严重毒性反应，表现血压严重下降、呼吸抑制、抽搐、大汗和长时间昏迷，甚至致死。这可能与单胺氧化酶抑制剂抑制体内单胺氧化酶活力，使哌替啶及其代谢产物去甲哌替啶酸的降解受到抑制有关。

三、芬太尼、舒芬太尼、瑞芬太尼

（一）芬太尼

1.药理特性

①芬太尼的镇痛强度为吗啡的 75 ~ 125 倍，为哌替啶的 350 ~ 500 倍；作用持续时间约为 30 min，是目前临床麻醉中应用的最主要麻醉性镇痛药。对大脑皮层的抑制轻微，在镇痛的同时，患者的意识仍保持清醒，这与吗啡、哌替啶不同；②对呼吸中枢都有抑制作用，表现呼吸频率减慢，与剂量相关。芬太尼 0.05 ~ 0.08 mg 静脉注射，不抑制呼吸；0.2 ~ 0.3 mg，呼吸停止 15 ~ 30 min；0.5 ~ 0.6 mg. 呼吸长时间停止，且具有与皮层功能呈分离的独特现象，即患者神志清楚而无呼吸，表现为"遗忘呼吸"（即嘱咐患者呼吸时，

患者能够自主呼吸，但随即又处于呼吸停止状态）；③对心血管系统的影响都很轻，不抑制心肌收缩力，不影响血压。芬太尼和舒芬太尼可引起心动过缓，可用阿托品治疗；④可引起恶心、呕吐和尿潴留，但不引起组胺释放。

2.临床应用

芬太尼的适应证与禁忌证，与吗啡基本相同。①全身麻醉诱导。对于成年患者，芬太尼与静脉全麻药、镇静药和肌松药复合，进行麻醉诱导后气管插管，是目前临床上最常用的全身麻醉诱导方法。常用剂量为 0.1 ~ 0.3 mg，可有效抑制气管插管时的应激反应。如以芬太尼为主来抑制气管插管时的心血管反应，其剂量需达 6 Mg/kg 左右；②全身麻醉维持。作为全凭静脉麻醉或静吸复合全身麻醉的主要成分，镇痛作用强大。一般在手术开始前及手术过程中每 30 ~ 60 min 追加 0.05 ~ 0.1 mg，或在进行刺激性较强的手术操作前根据具体情况追加，以抑制机体过高的应激反应。取其对心血管影响轻微的特点，可用大剂量芬太尼（30 ~ 100 μg/kg 静脉注射）施行"全凭静脉复合麻醉"，最适用于体外循环心脏内直视手术的麻醉，有利于术后患者循环功能恢复。为加强镇静作用，也可在麻醉诱导和维持时给予适量地西泮等中枢性镇静药；③用于时间短的门诊手术，如人工流产、脓肿切开引流术等。体重正常的成年人芬太尼用量为 0.1 mg 左右，并复合应用异丙酚或咪达唑仑，以弥补其中枢镇静作用的不足，但应注意药物协同作用所致的呼吸、循环功能抑制。④与氟哌利多配制成"氟芬合剂"，施行"神经安定镇痛麻醉"或用作椎管内麻醉的辅助药。

（二）舒芬太尼

舒芬太尼是镇痛效应最强的阿片类药物，其镇痛强度是芬太尼的 5 ~ 10 倍。与芬太尼相比，舒芬太尼的消除半衰期较短，但其镇痛作用持续时间却较长，为芬太尼的 2 倍。与等效剂量的芬太尼相比，舒芬太尼静脉麻醉时患者循环功能更为稳定，因此它更适合于心血管手术和老年患者的麻醉。舒芬太尼麻醉时对呼吸系统的影响呈剂量依赖性，抑制应激反应的效果优于芬太尼、恶心、呕吐和胸壁僵硬等作用也与芬太尼相似。

根据使用剂量的不同，舒芬太尼静脉麻醉有大剂量、中剂量和低剂量三种方法。大剂量（8 ~ 50 μg/kg）用于心胸外科、神经外科等复杂大手术的麻醉；中等剂量（2 ~ 8 μg/kg）用于较复杂普通外科手术麻醉；低剂量（0.1 ~ 2 μg/kg）用于全身麻醉诱导或门诊小手术的麻醉。舒芬太尼麻醉时可采用三种给药方法：诱导期总量一次给予、一定剂量诱导后术中按需追加或一定剂量诱导后持续静脉滴注维持。

（三）瑞芬太尼

瑞芬太尼是新型超短时效阿片类镇痛药，消除半衰期约为 9 min。它是纯粹的 μ 型阿片受体激动剂，镇痛强度与芬太尼相当。瑞芬太尼的化学结构中含有酯键，可被血液和组织中的非特异性酯酶迅速水解为无药理活性的代谢产物，这种特殊的代谢方式是其作用时间短、恢复迅速、无蓄积的原因。瑞芬太尼还可使脑血管收缩，脑血流降低，颅内压亦明显降低，因而适合于颅脑手术的麻醉。瑞芬太尼的药效学和药动学特性使其用于临床具有下列优点：①可以精确调整剂量，麻醉平稳，并易于逆转；②不良反应较其他阿片类药物减少；③不依赖肝肾功能；④重复应用或持续输注无蓄积。

瑞芬太尼可以用于全身麻醉的诱导和维持。麻醉诱导时，先给予异丙酚和维库溴铵，然后静脉注射瑞芬太尼 2 ~ 4 μg/kg 行气管插管，可有效抑制插管反应。在全身麻醉的维持过程中，与静脉或吸入全麻药合用时剂量为每分钟 0.25 ~ 2 Mg/kg。由于瑞芬太尼作用时间短，术后苏醒迅速的特点，使其还特别适合于门诊短小手术的麻醉。

瑞芬太尼也可出现其他阿片类药物的不良反应，如呼吸抑制、恶心、呕吐和肌肉僵硬等，但持续时间较短。值得注意的是由于瑞芬太尼停药后作用消失很快，术后疼痛发生早，剧烈的疼痛可以引发心脑血管系统意外。因此，临床多采用术后持续给予亚麻醉剂量瑞芬太尼或术后即刻注射长效类阿片药物的方法进行术后镇痛。

四、曲马多

（一）临床应用

曲马多主要用于急性或慢性疼痛。因其不引起括约肌痉挛，可用于急性胰腺炎、胆绞痛等患者。口服制剂尤其适用于老年人、婴幼儿。一般每次 50 mg 静脉注射、肌内注射或口服，半小时观察无效，可再追加给 50 mg。严重疼痛者首次可给 100 mg，每日总量不超过 400 mg。此药对癌症患者可有效镇痛，长期服用很少产生耐受性。

（二）不良反应

较少见，偶见口干、恶心、呕吐、多汗、头晕、疲劳。静脉注射过快可出现出汗、面红、一过性心动过速等征象。

五、纳洛酮

（一）药理特性

属纯粹的阿片受体拮抗药。

（1）拮抗强度是烯丙吗啡的 30 倍，不仅拮抗阿片受体激动药（如吗啡等），也拮抗阿片受体激动拮抗药（如喷他佐辛）；（2）亲脂性很强，约为吗啡的 30 倍，易透过血脑屏障，静脉注射后脑内浓度可达血浆浓度的 4.6 倍，故起效迅速，拮抗作用强；（3）血浆蛋白结合率为 46%，主要在肝内生物转化，随尿排出。消除半衰期为 30 ~ 78 min，药效维持时间短。

（二）临床应用

适应证：①解救麻醉性镇痛药急性中毒，拮抗这类药的呼吸抑制作用，使患者苏醒；

②复合麻醉结束后，拮抗麻醉性镇痛药的残余作用；③拮抗因母体应用麻醉性镇痛药而产生的新生儿呼吸抑制；④鉴别麻醉性镇痛药的成瘾性，用本药可诱发戒断症状时即可确诊；⑤创伤应激可引起 β 内啡肽释放，休克期心血管功能障碍与 β 内啡肽作用有关。因此有人提出了应用纳洛酮治疗休克的可能性，但效果犹待进一步证实。

静脉注射后 2 ~ 3 min 即产生最大效应，作用持续时间约 45 min。肌内注射后 10 min 达最大效应，持续约 2.5 ~ 3 h。本药的持续时间远较吗啡中毒的持续时间短许多，若仅用单次剂量拮抗，虽自主呼吸能有效恢复，但作用消失后患者将再度陷入昏睡和呼吸抑制。为维持疗效，宜先单次静脉注射 0.3 ~ 0.4 mg，15 min 后再肌内注射 0.6 mg，或继以 5 μg/kg 静脉滴注。

（三）不良反应

本药拮抗麻醉性镇痛药的起效甚快，用药后痛觉可突然恢复，并出现交感兴奋，表现血压增高、心率增快、心律失常，甚至肺水肿和心室纤颤。因此，需慎重用药，及时处理。

第六节　患者自控镇痛

一、PCA 的常用术语及基本结构

（一）PCA 的常用术语

使用 PCA 时，需对下列术语及其意义有所了解，即负荷剂量、单次给药剂量、锁定时间、PCA 泵最大给药量以及连续背景输注给药等。

1. 负荷剂量

给予负荷剂量，旨在迅速达到镇痛所需的血药浓度，称之为最小有效镇痛浓度（MEAC），使患者迅速达到无痛状态。麻醉后恢复期间有些患者尚未完全清醒，难以有效地使用 PCA。手术结束后短时间内疼痛程度往往最高，如果不加以负荷剂量，则镇痛起效延迟。不同阿片类药物的 MEAC 值不同，不同患者间 MEAC 值可相差 5 倍之多。MEAC 值还随时间、手术种类和患者的活动而变化，应根据镇痛效果来确定负荷剂量的大小。一般将总的负荷剂量等分为 2 份或 3 份，间隔 6 ~ 10 min 给药 1 次；也可术中甚至术前给予阿片类药物，以便在麻醉恢复期满意镇痛。大部分 PCA 计算机装置有负荷剂量给药方式。

2. 单次给药剂量

PCA 装置由患者控制间断给药。给药方式有经静脉、皮下、肌内、神经丛（干）或硬膜外等途径，患者通过按压 PCA 装置上的特殊按钮给药。这种方式给药的目的在于维持一定的镇痛血药浓度，但又不产生过度镇静作用。不同患者对疼痛敏感程度和对镇痛药的反应差异十分显著，应根据每个患者的情况对单次给药剂量进行调整。单次给药剂量过大或过小均有可能导致并发症或镇痛效果不佳。虽然患者对镇痛药的要求与其体重之间相关性很小，但开始 PCA 时仍可以体重作为参考指标。如果患者在足够次数的给药后仍觉镇痛不完全，则将剂量增加 25% ~ 50%；如过度镇静，则将剂量减少 25% ~ 50%。

3.锁定时间

锁定时间（LT）指的是该时间内 PCA 装置对患者再次给药的指令不作反应。锁定时间可防止患者在前次给药完全生效之前再次给药，减少无意中过量给药的潜在危险性，是一种保护措施。锁定时间需根据药物的起效速度以及 PCA 不同给药途径而定。此外，LT 应反映药物在作用部位达到足够镇痛浓度所需的时间。如果药物起效迅速而且从作用部位的排出也迅速，那么所需 LT 较短；LT 还受单次给药剂量大小的影响，单次给药剂量大，LT 较长。最佳的 LT 需根据不同的药物在不同的背景条件下具体设定。

4.最大用药量

最大用药量或限制量是 PCA 装置的另一自我保护措施。有 1 h 限制量或 4 h 限制量。其目的在于对超过平均使用量的情况引起注意并加以限制。医师只有在对患者疼痛和用药情况进行细致评估之后，方可加大限制量。

5.连续背景输注给药

大部分计算机 PCA 装置除了 PCA 镇痛部分外，还有其他功能：①连续给药；②连续给药 +PCA；③PCA 给药基础上的连续给药。

（1）连续给药

连续给药后血浆阿片类药的浓度持续上升直至消除速度与给药速度相等。血药浓度达到平台的时间由该药的消除半衰期决定。4 个半衰期后可达到终浓度的 94%，而 6 个半衰期后可达到终浓度的 98%。如果单用匀速连续给药，20 ~ 24 h 后血药达到终浓度。单一速度的持续给药虽然有效，但无法适应不同患者对镇痛的不同要求。所以若采用匀速持续给药，需根据患者对镇痛的要求来确定给药速度。这就需要根据情况不时地对给药速度进行双向调节。从理论上讲，匀速持续给药加上 PCA 是更佳的镇痛方案。

（2）匀速持续给药加 PCA

间断给药经常辅以持续或"背景"给药。辅以小剂量持续给药旨在减小麻醉药血药浓度的波动，以改善镇痛。此外，理论上连续给药将减少患者给药次数，并减轻患者醒来时的疼痛程度。若连续给药能使血药浓度接近 MEAC，则加少量药即可达满意镇痛。

（3）PCA 基础上的持续给药

为了提高镇痛效果并减少潜在的不良反应，临床上采用过数种复杂的给药方案。其中一种是速度可调节的给药方案，即给药速度是根据前 60 min 内 PCA 的用量而定。这种方案的目的在于减小患者的运动量，并减小药物过量的可能性。这种速度可调节的给药方式明显减少了患者自己的给药次数。

（二）PCA 泵的基本结构

（1）贮药器；（2）输注设备有电子泵、一次性的机械泵两种；（3）管道系统。

二、PCA 适应证

（1）术后疼痛；（2）肿瘤疼痛；（3）内科疼痛、心绞痛等；（4）分娩期间疼痛和产后疼痛（包括正常分娩和剖宫产）；（5）某些神经痛、骨关节病变疼痛、神经营养障碍引发的疼痛、血管性病变疼痛、创伤后疼痛等；（6）科研。

三、影响 PCA 疗效的因素

（一）阿片类药物的药动学和药效学

阿片类肌内注射、皮下注射和口服的剂量与其血药浓度的波动有关。该类药物需达到一定值时才开始有镇痛效果，该浓度称为最小有效镇痛浓度（MEAC）。MEAC 的特性如下：

（1）该值对任何患者相对稳定；（2）患者之间 MEAC 的差异是可估计的；（3）阿片类药血药浓度存在一个窄区间，可产生严重疼痛和满意镇痛的巨大差异。该区间内可见陡直的剂量 - 药效曲线。研究报道，间隔 3 ~ 4 h 给予哌替啶，患者血药浓度仅在每个间期 35% 的时间内超过 MEAC。

（二）估算术后镇痛药剂量的参考因素

1.年龄

年龄与所需镇痛药量之间有负相关的关系。据报道，40 岁以下术后患者随年龄增加对阿片类药的敏感也增加。在给予标准剂量吗啡（10 mg/70 kg，静脉注射）后，其血药浓度在一组 51 ~ 70 岁的外科患者中比 23 ~ 50 岁的一组患者要高，老年组的早期（2 min）吗啡血浆浓度比年轻组高 70%。

2.麻醉药史

众所周知，麻醉药成瘾使术后所需阿片类药物剂量增加。

3.其他中枢作用药物

酚噻嗪、MAO 抑制药、抗抑郁药、苯二氮卓类和抗组胺药，增强并延长阿片类药的中枢抑制作用。此外，患者本身术前内啡肽水平也可能影响术后所需外源性阿片类药物的量。

4.精神因素

如神经质、焦虑、担心、惧怕、周围患者暗示、处事方式以及控制力,均能影响术后疼痛。

四、PCA 泵介绍

主要介绍目前国内使用最多的 PCA 泵。

(一)电子泵

此种 PCA 泵是一种程序化的疼痛治疗泵,配有一次性管路和储药袋,它具有硬膜外、静脉、皮下输入程序,可根据患者的具体情况选择 PCA、背景输入 +PCA 或持续输入。优点是可根据患者的具体情况进行调整,镇痛效果比较满意。缺点是有的体积较大,不利于患者下床活动。

(二)便携式输注系统

以 Baxter 一次性输注泵为例,这一系统是由随身点滴瓶及患者自控表(PCM)组成的一次性疼痛自控装置。它突破了传统电动泵的不便性,首创以机械弹性原理提供患者轻便、简易操控的随身携带自控装置。医疗人员将适当浓度的药液充填进舒疗奶瓶内之球状储液囊后,储液囊即开始收缩,迫使药液流经一可控制流出速度之出口,使药液以恒定的流速输出。另外,药也还经一条防拆输液管进入 PCM 内,当患者发生疼痛需要镇痛时,按下 PCM 上的投药钮,即可将这一剂量的药物输入体内。这一系统能否提供准确的流速及单次给药剂量,关键就在以下三个重要部分的设计,也是这一系统为广大用户所认同的原因:

1.流量限速器

利用先进的激光制造技术设计和生产的流量限速器,确保这一系统在输液全程中始终保持恒定准确的速率。根据流量限速器的不同,可提供从 0.5 ~ 10 mL/h 等多种不同流速的输注装置。

2.储药囊

使用非乳胶材料制造而成,提高了生物兼容性。储药囊对药物之稳定性无相关影响,保证在全部疗程中药物的安全性。另外,由于其优良的弹性及坚韧的强度,保证在使用中提供稳定的流速及避免药囊破裂的情况发生。根据临床需要可提供 65 ~ 275 mL 容量的输注装置。

3.患者自控表(PCM)

设计安全可靠,保证患者每次按压控制钮均可精确提供 0.5 mL 的药液。根据不同型号的 PCM,其内藏储液槽再充填时间不同,即锁定时间不同,当储液槽未完全充填满,如再按压投药钮,则流出之药液剂量将依比例调整。

第七节　术后镇痛并发症

一、PCA 用药导致的不良反应及处理

（一）恶心、呕吐

引起恶心、呕吐的主要因素有术前用药、麻醉操作、术中术后用药、手术种类和部位及空腹与否等，与 PCA 所用药物引起恶心、呕吐的不良反应相仿。对恶心、呕吐的处理十分重要，因为它和疼痛一样痛苦。只有有效地控制恶心、呕吐，才能使患者消除对 PCA 的疑虑。常用的减少恶心、呕吐倾向的方法包括避免长时间禁食、缺氧、容量过少及使用镇吐药物。

恶心、呕吐需及时对症治疗，只要患者接受 PCA 治疗，就应定时随访，当患者主诉有恶心时就应给予药物治疗，最好根据对患者的观察制定一个恶心评分的标准，不要轻视恶心、呕吐的症状和治疗的必要性。

常用的镇吐药有甲氧氯普胺、普鲁氯哌嗪、恩丹司琼等，主要作用于大脑中的化学受体触发中心，甲氧氯普胺还能加速胃的排空。在患者第 1 次有恶心感时应选用甲氧氯普胺 10 mg 静脉单次注射。当恶心、呕吐发作时可肌内注射甲氧氯普胺，必要时每 6 h 10 mg。如果甲氧氯普胺效果不好，可以改用普鲁氯哌嗪，每小时肌内注射 12.5 mg。普鲁氯哌嗪可能引起术后噩梦。当阿片类药加量时，可以单次静脉追加镇吐药的剂量。5-HT 受体拮抗剂枢复宁是较为理想的镇吐药，用于 PCA 术后镇痛患者，其镇吐效果较为理想。

（二）呼吸抑制

阿片类药能降低正常人的呼吸频率和幅度。对于疼痛患者，疼痛刺激会导致过度通气。然而，呼吸幅度的增加也会加重患者的疼痛。所以在胸科或腹部手术后，患者往往表现为呼吸频率加快、呼吸运动幅度降低，导致患者肺部感染率增加。新的镇静药、麻醉药、肌松药在术后短期内的残余作用已引起人们足够的关注，尤其是与阿片类药合用对呼吸的影响较为明显。另外，上呼吸道不同程度梗阻带来的后果也应引起关注，尤其是这种情况和呼吸中枢受抑制等因素叠加起来时，甚至轻度打鼾，在术后也可能造成严重后果。在接受大手术的高危人群，低氧血症通常在术后第 2、3 天晚上最为严重。呼吸频率作为观察呼吸抑制与否的常规指标不够灵敏，应采用脉搏血氧饱和度（SpO_2）监测。对术前或术中有呼吸问题的患者，可以使用 PCA 但需要严密监护，及时给予吸氧，保持呼吸道通畅。若呼吸困难未缓解，可用纳洛酮 0.2 ~ 0.4 g+5% 葡萄糖氯化钠溶液 20 mL 缓慢静脉注射，或用静脉滴注维持 3 ~ 5 mg/（kg·h），必要时停止 PCA。就阿片类镇痛药对呼吸的抑

制作用而言，PCA 比其他镇痛方法要小，可能是因为 PCA 能减少血药浓度的波动，并且能根据疼痛程度调控血药浓度水平。

（三）内脏运动

PCEA、PCIA 中阿片类药能引起便秘和尿潴留，并可导致进一步的危险，如胃内容物的反流和误吸，甚至影响肠吻合术伤口的愈合。使用哌替啶的患者吻合口裂开的发生率比较低，可能和其解痉作用有关。甲氧氯普胺能促进胃肠运动，所以恶心症状减轻的同时也可能减轻胃潴留。良好的护理能及时发现患者便秘等症状，从而能及时处理。

（四）血压下降

术后 PCIA 患者，或 PCEA 患者测镇痛平面过高（T_4 以上），合并低血压，暂停 PCA，给予吸氧，密切观察，防止血压过低对患者心、脑功能造成影响。患者血压恢复正常后，缓慢恢复 PCIA 或 PCEA。

（五）尿潴留

多见于 PCEA 患者。吗啡可使输尿管平滑肌张力增加，膀胱括约肌收缩，并且由于 PCA 镇痛效果完善，患者对尿意感觉明显降低。术后耐心向患者解释，使患者在精神松弛情况下术后 3 ~ 5 h 内完成首次排尿。对排尿困难者可进行导尿术，尿管一般留置 2 ~ 3 d。膀胱壁受副交感神经控制，该神经对局麻药很敏感，低位硬膜外阻滞了髓副交感神经，术后尿潴留较常见，下肢骨科手术患者多见，一般术后约 5 h 出现。

（六）皮肤瘙痒

瘙痒是吗啡诱发组胺释放而引起的不良反应，主要表现为荨麻疹和痒疹。处理措施为停药或减量，并给予抗组胺药及局部涂搽炉甘石洗剂。

（七）硬膜外导管脱落

硬膜外镇痛效果确切，临床使用较多。有时因出汗或身体移动出现导管脱落，导致镇痛失败，根据具体情况终止或重新做硬膜外穿刺或更换静脉镇痛；导管与泵管连接脱落者，若使用时间较长时可终止镇痛，对于尚余大部分药液而接头无明显污染者，可消毒接头和导管继续使用。为了减少导管中途脱落，应指导患者活动及注意事项。

（八）褥疮

PCEA 患者应用布比卡因阻断了痛觉，并使周围血管扩张，术后少翻身，骶尾部受压可引起局部软组织红肿，甚至溃烂造成褥疮。报道剖宫产术患者术后 3 d 出现骶尾部皮肤红肿和坏死，患者经过尽量减少平卧，25% 硫酸镁溶液湿敷后好转。另 1 例骶尾部皮肤坏死约直径 3 cm 的圆形，表面干燥，处理用抗生素抗感染，多下床活动，红外线灯照射创面，13 d 后坏死表皮逐渐脱落痊愈。骶尾部红肿、褥疮多见于剖宫产术患者，主要与体重大、限制性体位造成局部受压，使骶尾及臀部浸渍在潮湿中过久等因素有关。

（九）腿麻

PCEA 患者局麻药浓度偏高、阻滞下肢运动神经所致，可往泵内注射生理盐水适当降低布比卡因浓度。对于极少数患者因胶布过敏出现红斑、痛痒，一般不需特殊处理，严密观察，镇痛结束自行好转，严重者可应用脱敏胶布。个别患者出现前胸和颜面部皮肤红斑，考虑为对镇痛药过敏，静脉注射地塞米松 5 mg 后好转。1 例剖宫产术后用 0.2% 布比卡因硬膜外镇痛患者，诉自左大腿至小腿外侧条索状疼痛，检查镇痛平面 $T_{10} \sim L_4$，双腿能活动，左腿感觉除痛觉减退外无明显异常反应，考虑是硬膜外穿刺置管时机械刺激脊神经所致，镇痛结束后好转。

（十）锥体外系症状

出现该症状多为中青年患者，主要是镇痛药配方常含氟哌利多。近年来青岛大学医学院附属医院出现过 3 例，表现为术后 22 ~ 30 h 突然出现双眼外翻、呼之不应、胸腹肌肉僵硬、神志淡漠或烦躁等症状，但患者血压、呼吸无异常变化。其中 2 例经解释和终止镇痛后自行缓解和消失，1 例烦躁者静脉注射地西泮 10 mg 和终止镇痛后好转。氟哌利多属丁酰苯类抗精神病药。通过阻滞边缘系统、下丘脑和黑质系统等部位的多巴胺受体而产生安定和抗精神病作用以及镇吐作用，常被作为镇痛药配方之一，目的是减少阿片类药引起的恶心、呕吐反应。由于阻滞黑质系统的多巴胺受体，导致该部位兴奋性递质乙酰胆碱在功能上处于相对优势，从而产生肢体震颤、肌张力增高、运动减少、静坐不能等锥体外系症状。文献报道术后镇痛使用小剂量氟哌利多 5 mg，锥体外系症状发生率分别是 0.4%、2%，且青少年发生率较成人高。术后镇痛治疗中，一旦发生锥体外系症状，应停止使用含有氟哌利多的镇痛处方，症状一般可自行缓解或消失，必要时可使用地西泮肌内注射或静脉注射，亦可用苯海拉明、氨茶碱等治疗。为了避免锥体外系反应给患者、家属对术后镇痛产生恐慌，镇痛药配方尽量不用氟哌利多。

（十一）中枢系统其他反应

睡眠能使患者保持良好的精神状态，加快其恢复，这对术后患者十分重要，但也是最容易被忽视的方面。大手术后的患者经常诉说他们术后通常要经历一段痛苦的时期：大约 24 ~ 48 h 左右常常是昏昏沉沉，或难以入睡，或因为药物作用而恍恍惚惚。阿片类药有影响正常睡眠模式的可能，使快相睡眠消失，患者如果在 48 h 内没有快相睡眠，就会变得疲劳、困倦，同时经常伴有呼吸紊乱，中枢性呼吸暂停的发作及一段时间的低氧血症。有报道术后第 3 天心肌梗死发生率的增加与此有关。临床上接受 PCA 治疗的患者能得到更好的睡眠模式，这可能和最佳用药量及减轻患者的焦虑有关。更有趣的是，一旦患者入睡，阿片类药的血药浓度稳定地下降（这一点曾经被引证为 PCA 理论上的缺点），将减少由阿片类药介导产生的睡眠结构紊乱。

众所周知，镇静是阿片类药的一个不良反应，在使用 PCA 以前，主要靠静脉或肌内注射进行术后患者镇痛，患者大多镇静过度却仍诉说疼痛，PCA 可以避免这个问题。这也说明减少血药浓度的波动可提高镇痛效果。芬太尼的镇静作用很弱，可以用在那些不易入睡的患者。

幻觉、欣快感、焦虑甚至惊厥、抽搐，在一定条件下可由许多阿片类药引起，当用部分激动药如喷他佐辛（镇痛新）时，常常可以见到这些表现。目前还没有发现因为使用 PCA 而出现这些反应的证据。显然，对某些较敏感的患者，这些现象也许是药物反应，在排除了其他因素之后，可以给患者镇静药，如小剂量地西泮。

二、PCA 装置有关的问题

除上面介绍的药物不良反应以外，PCA 泵由于机械问题或使用不当亦可出现问题，如虹吸现象。由于 PCA 系统泄漏，管道的裂缝会造成虹吸，从而导致药物持续进入患者体内过量，应用精密工艺制造的 PCA 泵几乎不存在这个问题。PCA 电子泵设有报警装置，当管道堵塞或有气泡时，警报会启动，输注会停止，待故障排除后会重新启动。在 PCA 使用中出现的问题多是由于使用不当、设置错误或操作错误引起的，因此，参与 PCA 镇痛的医务人员一定要设定、计算，反复核对药物和剂量，及时调整及排除故障，并对患者进行及时监测和随访。

综上所述，PCA 技术作为一种较新的、快速发展的临床镇痛技术，已经渐为成熟。只要按照 PCA 技术的规范化操作和管理，它的安全有效已得到越来越多的医师和患者的认可。随着各级医务人员了解和应用，越来越多的疼痛患者都会成为 PCA 技术的受益者。

第五章 全身麻醉

第一节 吸入全身麻醉

吸入麻醉是指麻醉药经呼吸道吸入肺内，经肺泡进入血液循环，到达中枢神经系统而产生全身麻醉的方法。其特点是麻醉深浅易于控制、用药较单纯、药物在体内分解代谢少、大多以原形的形式从呼吸道排出，安全性较静脉麻醉可靠。但诱导不如静脉麻醉迅速，若无排污措施易造成手术室环境污染。

一、吸入全身麻醉实施方法

传统的吸入麻醉按重复吸入程度及 CO_2 吸收装置的有无分为开放、半开放、半紧闭、紧闭法四种。现今，由于计算机技术在麻醉领域的应用，产生了计算机自动控制的吸入麻醉方法。

（一）开放法

用带边槽的金属网面罩，覆以 4 ~ 8 层纱布，直接将挥发性麻醉药（如乙醚）滴至纱布上；或用金属口钩挂于患者口唇内侧，将 O_2 和吸入麻醉药的混合气体直接吹入口腔、咽部或气管内。这种方法所用的设备简单、操作简便，但不易有效控制麻醉药量及麻醉深度，且造成环境污染，目前已很少应用。

（二）半开放法

半开放法装置的特点：不用吸入活瓣，无 CO_2 吸收装置，输出麻醉药与氧气的混合气体，进入贮气囊和螺纹管内供患者吸入。呼出气体大部分通过"逸气活瓣"排至外界大气，仅很小部分被再次吸入。这种装置称"不用 CO_2 吸收的半紧闭法"，又称"半开放法"。

（三）半紧闭法

指呼出气体的一部分排入大气中，另一部分通过 CO_2 吸收装置吸收 CO_2 后，再重新进入吸入气流中。由于环路中安装 CO_2 吸收装置，CO_2 潴留的可能性比半开放式更小。这是目前最常用的麻醉方法之一，使用的环路为循环式呼吸环路。

（四）紧闭法

指呼出的麻醉气体被患者再吸收而反复利用，CO_2 经吸收装置被全部吸收，O_2 流量小于 1 L/min（仅略大于或等于患者麻醉期间的代谢需要），此法的优点是吸入气体温度及湿度接近体内，不会造成气道黏膜干燥；因麻醉药重复吸入，浪费较少，且不污染室内空气；便于施行辅助或控制呼吸。

（五）计算机全自动控制吸入麻醉

计算机全自动控制吸入麻醉是一种闭合环路的麻醉，是将现代微型电子计算机技术，流量控制技术，现代呼吸、循环、药物监测技术及多年来的吸入麻醉技术相结合，以重要生命体征（EEG、脉搏、血压等）、挥发性麻醉药浓度及肌松程度为效应反馈信息来自动控制吸入麻醉药输入的技术。可有效提高麻醉安全性，减轻麻醉医师的脑力和体力工作，代表了吸入全身麻醉的发展方向。

二、吸入麻醉药的吸收、分布与清除

（一）吸入麻醉药物的影响因素

吸入麻醉药在肺泡被吸收后由血液循环带入中枢神经系统，作用于一些关键部位而产生全身麻醉作用。因此，吸入麻醉药在脑内的分压是决定其麻醉深度的主要因素。脑组织内麻醉药的分压又取决于麻醉药在肺泡气中的浓度。肺泡气麻醉药物浓度的高低是进入肺泡的麻醉药与血液从肺泡中所摄取的麻醉药相平衡的结果。其决定因素与以下几点有关：

1.麻醉药吸入的浓度

吸入气麻醉药浓度越高，进入肺泡的吸入麻醉药越多，肺泡气麻醉药浓度上升越快。

2.每分钟肺泡通气量的大小

肺泡通气量越大，则在单位时间内进入肺泡内的吸入麻醉药浓度愈高。

3.血/气分配系数

吸入麻醉药的血 / 气分配系数越大。流经肺毛细血管单位体积的血液能从肺泡中摄取的吸入麻醉药越多，肺泡气中的麻醉药浓度上升越慢。吸入麻醉药的可控性与血气分配系数的大小成反比。

4.每分钟肺灌流量的大小

理想的肺通气 / 灌流比率为 0.82，心输出量越大，单位时间里流经肺泡的血液越多，则血液从肺泡摄取的吸入麻醉药总量越多，肺泡气的麻醉药浓度上升越慢。

5.肺泡气混合静脉血麻醉药分压差

分压差越大，吸入麻醉药从肺泡气向血中转运的速度越快，肺泡气的麻醉药浓度上升越慢。

（二）吸入麻醉药的分布

1. 吸入麻醉药在血液和组织之间也存在分压差，其决定因素为组织 / 血气分配系数，组织的体积、组织的血流量以及动脉血与组织中的吸入麻醉药的分压差。

2. 前两者之积是组织对吸入麻醉药的容量，后二者是决定血液向组织供应吸入麻醉药速度的因素。总容量与供药速度之间的平衡是决定血液和组织间分压差的主要因素。

3. 混合静脉血吸入麻醉药分压决定了组织从动脉血对吸入麻醉药的摄取量，组织 / 血分配系数越大，组织血流量越大，动脉血组织的吸入麻醉药分压差越大，则组织从动脉血中摄取麻醉药物越快。该组织的静脉血中吸入麻醉药分压越低。

（三）吸入麻醉药的清除

吸入麻醉药的清除大部分从肺以原型呼出，仅有很少部分由皮肤黏膜和肠道排出体外或在体内进行代谢，其在体内代谢的程度随不同的麻醉药物而有很大的差别。从肺呼出的速度也基于吸入麻醉药吸收时的几个因素。通气量越大，则吸入麻醉药的清除越快；吸入麻醉药溶解度越大，则清除愈越慢；吸入麻醉维持的时间越长，则清除率越慢。

三、吸入麻醉的管理

吸入全麻分为诱导，维持和苏醒三个阶段，为了做到安全麻醉，每个阶段都应仔细观察患者。

（一）吸入麻醉的诱导

麻醉诱导是指使用药物使患者从清醒状态转入深度意识抑制状态，在麻醉诱导之前，要对患者进行吸氧去氮（即让患者吸入高流量纯氧 3 ~ 5 分钟），目的是增加体内的氧储备，去除氮气，提高血红蛋白氧饱和度，血浆中氧溶解量及肺泡功能残气量中的氧含量。

1.静脉快逸诱导法

静脉快速诱导是最常用的诱导方法，本法诱导迅速，平稳，患者感觉舒适，乐于接受。静脉诱导常以顺苯磺酸阿曲库铵 1.5 mg/kg，丙泊酚 2 ~ 2.5 mg/kg，芬太尼 3 μg/kg，进行快速诱导。

2.吸入麻醉诱导法

（1）主要适用于不能建立静脉通路的患者的诱导。日前已较少用于成人，故重点介绍对于小儿的吸入诱导方法。

①小儿诱导期间较成人更容易缺氧，也常出现躁动、喉痉挛和喉水肿等并发症。要求诱导期更加平稳，快速和无痛。

②小儿吸入诱导多采用肺活量法和潮气量法，不能配合的小儿仅能使用潮气量法。

③相关研究表明，七氟醚更适合用于小儿吸入诱导。

④将呼吸回路预充麻醉气体能够加快诱导速度。

⑤对于不使用肌松药的小儿吸入诱导，可以在8%七氟醚吸入4分钟后直接气管桶管。气管插管前需要开放静脉通路。

（2）诱导顺序

①设新鲜气流量 5 ~ 8 L/min，七氟醚挥发罐打开至8%。

②当呼气末浓度达到4% ~ 5%时，患儿通常意识消失。此时可以置入声门上通气装置。

③当小儿双目凝视，眼球固定的时候需要将蒸发器刻度调整到4%，此时可行外周静脉穿刺。

④行气管插管者需辅助小剂量的阿片类药，如芬太尼 1.5 μg/kg 或舒芬太尼 0.1 ~ 0.2 μg/kg 和非去极化肌松药物。

（二）吸入麻醉的维持

1. 吸入麻醉的维持

①麻醉维持是指麻醉诱导结束至减浅麻醉患者逐渐清醒为止。术中麻醉深度维持在适当的水平以保证手术刺激时不会发生体动反应，维持无意识和血流动力学稳定。

②有脑电监测者应维持适宜的麻醉镇静深度：BIS 在 40 ~ 60 之间或 Narcotrend 指数在 D_1-E_2 范围内。尽管吸入麻醉药是唯一的既能引起意识消失又具有镇静、肌松，止痛作用的麻醉药。但单独使用维持麻醉时，即全凭吸入麻醉维持期间，其呼气末吸入气体浓度通常要达到 1.3 ~ 1.4 MAC，方能满足抑制手术应激的需要。这样不仅药物消耗量大，体内药物蓄积多，苏醒时间长，而且由吸入麻醉药代谢产物引起的不良反应的发生率也明显增加。因此，临床上。仍需联合应用其他麻醉药。

③手术中联合使用肌松药和阿片类药物，既能够保证吸入麻醉维持的平稳，又可避免单一药物使用产生的不良反应。

2. 静脉吸入联合技术，同时使用静脉吸入麻醉药物时需要相应降低各自剂量，避免麻醉过深。在手术结束前停吸入麻醉药并改为全静脉麻醉维持至手术结束。

3. 麻醉维持期要特别注意呼吸，循环的情况，观察手术部位的出血颜色，麻醉机、呼吸机各部件是否工作正常。

（三）苏醒期的管理

1. 苏醒期管理是保证患者安全，舒适地由麻醉状态转为清醒状态的重要环节。吸入麻醉患者的苏醒是吸入麻醉药洗出的过程，吸入麻醉药洗出越干净越有利于苏醒过程的平稳和患者的恢复，过多的残余不仅可能导致患者烦躁、呕吐，其至抑制清醒状态和呼吸。

2. 吸入麻醉苏醒期管理的要点如下：

（1）适时关闭吸入麻醉药蒸发器，在手术结束前静脉可给予一定的止痛药，拮抗肌松药作用，在适当深度麻醉下拔管。

（2）拔管的主要标准是自主呼吸恢复。当患者自主呼吸恢复，节律规则，呼吸次数小于 20 次 / 分，呼吸空气条件下，SpO_2 始终大于 95%，$PETCO_2$ 小于 6.0 kPa，$PETCO_2$ 曲线正常，有正常肺泡平台，且循环功能稳定，即可拔管。

3. 患者转送至麻醉恢复室前，应符合如下条件：

（1）患者血压，心率稳定，在运送中没有监护的情况下，不会有明显改变。

（2）患者呼吸恢复良好，潮气量足够。

（3）运送途中出现问题能妥善处理（如呼吸道不畅，呕吐等）。

（4）患者生理功能稳定，护士每隔 10 分钟观察一次而不会发生严重变化。

第二节　静脉全身麻醉

一、静脉麻醉方法

（一）硫喷妥钠静脉麻醉

1. 适应证

临床上广泛用于复合麻醉。常配合肌松药做静脉快速诱导进行气管插管术，也可配合吸入麻醉诱导，以降低脑压或眼压。单独应用只适于不需肌肉松弛的小手术。静脉滴入多用于辅助局部麻醉或硬膜外阻滞麻醉。

由于迅速使咬肌松弛，导致舌后坠，易引起或加重呼吸困难，对麻醉后气道可能有阻塞的患者，如颈部肿瘤压迫气道、颏胸粘连、咽喉壁脓肿及开口困难等。禁忌使用：为了避免激发喉痉挛，对口咽部或盆腔、肛门、阴道、尿道内手术，在无气管插管时，也应避免应用此药。此外，对呼吸，循环功能障碍的患者，如肺水肿心力衰竭及严重休克的患者，也不宜应用。严重肝、肾功能障碍的患者要慎重应用。对巴比妥类药有过敏史和支气管哮息的患者，可加重哮喘发作，应禁总。

2. 实施方法

（1）单次注入法

是把一定量的硫喷妥钠，经静脉一次注入的方法，可使患者在短时间内意识消失，并使某些反射与呼吸受到一时性抑制，多与肌肉松弛药并用行气管插管术。

（2）分次注入法

是经静脉间断分次注药的方法，即单纯用硫喷妥钠麻醉进行手术。当术者将手术准备工作完成后，开始静脉穿刺，用 2.5% 硫喷妥钠溶液先缓缓注入 4 ~ 5 ml，待患者意识消失（睫毛反射消失）时，再级缓注入同等剂量，密切观察呼吸情况。切皮时患者有反应，如手指屈曲活动或肌肉张力增加时，再追加首次剂量的 1/3 ~ 2/3 量。总剂量应在 1.0 ~ 1.5 g 左右，最多不超过 2 g。否则将引起术后清醒延迟。此法多用于短时间（30 min 以内）的手术，如脓肿切开或清创等不需肌肉松弛的小手术。由于硫喷妥钠早期使下颌关节松弛，容易发生舌后坠现象，所以麻醉前应垫高患者肩部，使头部后仰。由于喉反射较为敏感，一般禁用口咽通气管，当需要短时间肌肉松弛时，如关节脱位手法复位，可并用加拉碘铵 20 ~ 40 mg 溶于 2.5% 硫喷妥钠溶液 10 ml 内，缓慢注入后，再准备 2.5% 硫喷妥钠溶液 10 ml，根据入睡程度适量增加，这样肌松药作用集中，硫喷妥钠也不易过量，效果满意。加拉碘铵对呼吸抑制虽差，但用量较大时（成人达 80 mg），也可使呼吸抑制，应予注意。

3.注意事项

硫喷妥钠静脉麻醉时，其深、浅变化较为迅速，应严密观察，以免发生意外。常见的意外为呼吸抑制，主要决定于注射速度。所以麻醉时应准备麻醉机，以便进行人工呼吸或辅助呼吸。对心血管功能不良者可引起血流动力学改变，可使用小浓度（1.25%）。小剂量缓慢注入或改用其他静脉麻醉药。

虽然麻醉过程极平稳，但偶尔可出现反流或舌后坠造成窒息，所以，麻醉中头部不应垫枕头。此麻醉本身不会产生喉痉挛，但却使副交感神经处于敏感状态，且给以局部或远隔部位如直肠刺激，可造成严重喉痉挛导致窒息，应高度警惕。如药液漏至皮下，可引起局部皮肤坏死，一旦发生药液外漏时，应迅速用 1% 普鲁卡因溶液 10 ml 进行局部浸润，并做热敷，使局部血管扩张，加速药液吸收，以免皮肤坏死。如误注入动脉内，可造成动脉痉挛和肢体缺血性痉挛或坏死，临床表现为剧烈疼痛，注射的肢体末梢苍白、发冷，应立即停止注药，改用 2% 普鲁卡因溶液 5 ml 动脉注入，并做臂神经丛阻滞等。

（二）羟丁酸钠静脉麻醉

1.适应证

临床上可与吸入或其他静脉麻醉药进行复合麻醉，适用于大部分需要全身麻醉的手术，因其对循环、呼吸干扰较小，更适合小儿或体弱及休克患者的麻醉。单独应用镇痛效果太差，常需辅以硫喷妥钠基础麻醉或给一定剂量的哌替啶或吩噻嗪类药强化麻醉，也可与局部麻醉或硬膜外麻醉复合应用。对精神过度紧张的患者，还可在入手术室前给药，达到基础麻醉的效果。近年来还用于重危患者或心脏病患者手术的麻醉诱导。更适宜于气管插管困难不能用肌松药，并需保持自主呼吸的患者麻醉插管。用表面麻醉配合羟丁酸钠，既可松弛咬肌，又能避免患者插管痛苦。如患者嗜酒已显示乙醇慢性中毒、肌肉不时抽搐，癫病患者及原因不明的惊厥患者，皆应禁总。恶性高血压、心动徐缓、低钾血症，完全性房室传导阻滞或左束支传导阻滞的患者应慎用。

2.实施方法

麻醉前用药多选用哌替啶 1 ~ 2 mg/kg 及阿托品 0.5 mg 肌内注射。羟丁酸钠首次用量成人约 0.06 ~ 0.08 g/kg，小儿 0.1 ~ 0.125 g/kg，缓慢滴注后 5 min 左右患者逐渐入睡。10 min 左右进入睡眠状态，睫毛及角膜反射消失、瞳孔不大、眼球固定、下颌松弛、咽喉反射抑制，如配合气管黏膜表面麻醉，可顺利进行气管插管。麻醉后 20 ~ 30 min，血压中度升高，脉搏稍缓。由于羟丁酸钠镇痛作用微弱，疼痛刺激偶尔可引起心律失常或锥体外系反应，因此，羟丁酸钠在临床上已很少单独应用，宜与麻醉性镇痛药或氯胺酮等复合应用才能产生满意的麻醉效果。

羟丁酸钠一次用药可维持 60 min 左右，再次用药量为首次剂量的 1/2，一般在首次用药后 1 小时左右补充为宜。如待苏醒后再补充，需加大剂量，且易出现躁动。长时间手术可以多次反复给药，很少出现耐药现象，最大用量以不超过 10 g 为宜。

3.注意事项

起效较慢，剂量过大或注射过快，可出现屏气、呕吐、手指不自主活动和肌肉抽动现象，多可自动消失，必要时用硫喷妥钠静脉注射，也可出现呼吸抑制，需行辅助呼吸或控制呼吸。

（三）氯胺酮静脉麻醉

1.适应证

氯胺酮静脉麻醉用于各种短暂的体表手术，例如烧伤创面处置，骨折复位、脓肿切开、外伤或战伤的清创及各种诊断性检查，例如心血管、脑血管、泌尿系统造影等操作，尤其适合于小儿麻醉。也可作为局麻、区域性麻醉的辅助用药，以达到完全镇痛。近年来国内已广泛用氯胺酮、地西泮、肌松药进行复合麻醉，扩大了临床各科手术的适应证，而且不受年龄限制。还可用于心血管功能不全。休克及小儿等患者。未经控制的高血压，颅内高压患者，胸或腹主动脉瘤，不稳定性心绞痛或新近发生的心肌梗死、心力衰竭、颅内肿瘤或出血、精神分裂症等患者，均应禁忌使用。又因氯胺酮保持咽喉反射、增强肌张力，所以在口腔、咽喉、气管手术时应慎用。

2.实施方法

麻醉前用药需用东莨菪碱抑制分泌，用地西泮或氟哌利多减少麻醉后精神异常。根据给药方式不同，可分为下列两种方法：

（1）单次注入法；除小儿可应用肌内注射外，一般多采用静脉注射。平均剂量为 0.5 ~ 3 mg/kg，30 ~ 90 s 显效，维持 5 ~ 15 min，肌内注射平均剂量为 4 ~ 10 mg/kg，3 ~ 5 min 后入睡，维持 10 ~ 20 min，镇痛效果可达 20 ~ 40 min，多次追加时，剂量有递减趋势。用药后先出现脉搏增快，继而血压上升，即为进入外科麻醉期的体征，有时出现无意识的活动，肌张力增强，常与手术操作无关。

（2）连续静脉滴注法：单次注入诱导后，用 0.1% 浓度的氯胺酮溶液静脉滴注维持，滴速为 2 ~ 5 mg/（kg·h），适合不需肌肉松弛的手术。氯胺酮总量不宜超过 20 mg/kg，手术结束前提前停药，以免苏醒延迟。

3.注意事项

（1）术前饱食患者，仍有发生误吸的可能，应予重视。

（2）麻醉中有时出现一过性呼吸抑制，也为剂量过大所致，在重症、衰弱患者较为多见。偶尔出现喉痉挛现象，给予氧气吸入及停止刺激即可缓解。

（3）单独应用氯胺酮，苏醒时常有精神异常兴奋现象，甚至有狂喊、躁动、呕吐或幻觉、噩梦等现象。因此，麻醉前并用适量巴比妥类、氟哌利多、吗啡或丙嗪类药，多能减轻精神异常，地西泮对减少噩梦的发生率有效。同时术后应避免机械刺激，保持安静也很重要。苏醒前偶尔有舌后坠及喉痉挛现象，均应妥善安置体位，保持气道通畅。

（四）丙泊酚静脉麻醉

丙泊酚是一种新型速效静脉麻醉药，作用快、维持时间短、恢复迅速平稳、易于控制，使静脉麻醉扩大了使用范围。

1.适应证

丙泊酚用药后起效快，苏醒迅速且无困倦感，定向能力可不受影响，故适于非住院患者手术，也可用于 2 h 以上的较长时间麻醉。丙泊酚可使颅内压、眼压下降，术后很少发生恶心、呕吐。抑制咽喉部位反射，可减轻喉部手术操作时的不良反应，且使声带处于外展位。其保护性反射在停药后可很快恢复。随着人们对丙泊酚研究的日益深入，应用领域越来越广泛。

丙泊酚用于心脏手术具有很好的效果。多采用连续静脉滴注，给药逐步达到麻醉所需深度，且多与麻醉性镇痛药合用。并且丙泊酚可降低脑的等电位，对脑的保护作用更优于硫喷妥钠。对心肌收缩性的影响也较后者为少。但尽量避免单次快速注射。

丙泊酚用于小儿麻醉中是安全有效的。但也有研究表明，小儿注药部位疼痛发生率很高，约占 20% ~ 25%。选用肘部大静脉给药能明显减少这一不良反应。

颅脑手术麻醉，丙泊酚可有效地降低颅内压，脑代谢及脑血流。并可保持脑灌注量。丙泊酚还用于 ICU 的危重患者。对需长时间机械呼吸支持治疗的气管插管患者具有良好镇静效应。长时间滴注很少蓄积，停药后不像咪达唑仑延续镇静而很快清醒，必要时可迅速唤醒患者。

在危重患者应用丙泊酚可降低代谢和需氧量及增加混合静脉血氧饱和度。在高动力型患者可减少扩血管药及 G 受体阻滞药。由于镇痛效果差，常需与阿片类镇痛药共用。恶心、呕吐患者用 10 mg 丙泊酚会显著好转。孕妇及产妇禁用。

2.实施方法

（1）麻醉诱导：静脉注射丙泊酚 2.5 mg/kg，于 30 s 推入，患者呼吸急促；78% 出现呼吸暂停。2 mg/kg 于 40 s 推入，呼吸暂停明显低于上述报道，故芬太尼 5 μg/kg 静脉注射后再静脉注射丙泊酚 0.8 ~ 1.2 mg/kg 效果更好。同时丙泊酚对心血管系统有一定抑制作用，表现为血压下降、心率减慢，但能维持正常范围。丙泊酚对心率、动脉压的影响比等效剂量的硫喷妥钠弱，但降压作用强于硫喷妥钠，能有效抑制铺管时的应激反应。

（2）麻醉维持：丙泊酚维持麻醉滴注开始量 140 ~ 200pug/（kg·min）；10 min 后 100 ~ 140 μg/（kg·min）；2 h 后 80 ~ 120 μg/（kg·min）；手术结束前 5 ~ 10 min 停药。如用于心脏手术，则用芬太尼 20 μg/kg 诱导后，以 6 mg/（kg·h）输入丙泊酚，10 min 后减为 3 mg/（kg·h）维持。丙泊酚的血脑平衡时间短，更便于随手术刺激的强弱随时调整镇静强度。如果整个手术过程都需要镇静，可用丙泊酚持续滴入。而当术中需患者清醒与其合作或病情需要精确控制镇静深度时，随时停药或减量，可迅速唤醒患者。这是其他镇静药所不能比拟的优点。

3.注意事项

丙泊酚虽有许多优点，但应强调它有较强的呼吸抑制作用。因此，对使用丙泊酚的患者应进行 SpO_2 监测，并由麻醉医生使用。另外，丙泊酚不应和任何治疗性药物或液体混用，可混于 5% 葡萄糖溶液中行静脉滴注。在清醒状态下做静脉注射时，为减轻注射部位疼痛，可于溶液中加入 1% 利多卡因溶液 1 ~ 2 ml。

（五）依托咪酯静脉麻醉

适应证：当患者有心血管疾病、反应性气道疾病，颅高压或合并多种疾病要求选用不良反应较少或对机体有利的诱导药物时，最适合选择依托咪酯，具有血流动力学稳定性。其主要用于危重患者的麻醉。诱导剂量 0.2 ~ 0.3 mg/kg，可用到 0.6 mg/kg，既无组胺释放，又不影响血流动力学和冠状动脉灌注压。对心脏外科冠脉搭桥手术、瓣膜置换手术，冠心病患者、心复律患者，神经外科手术、外伤患者体液容量状态不确定时，可用依托咪酯诱导。依托咪酯持续输注时，血流动力学稳定，可维持自主通气。

（六）咪达唑仑静脉麻醉

咪达唑仑是常用的苯二氮卓受体激动剂。可用于术前镇静用药，以及区域麻醉或局部麻醉术中镇静和术后应用。其优点是抗焦虑、遗忘和提高局麻药致惊厥阈值。但咪达唑仑更适于麻醉诱导，用量 0.2 mg/kg，老年患者咪达唑仑剂量宜小，要降低 20% 以上，若与阿片类药物和（或）吸入性麻醉药合用时。先 0.05 ~ 0.15 mg/kg 诱导，再以 0.25 ~ 1 mg/kg 速度持续输注。足以使患者产生睡眠和遗忘作用，而且术毕可唤醒。注意事项：咪达唑仑主要问题是呼吸抑制，用于镇静或麻醉诱导时，可能发生术后遗忘及镇静过深或时间过长，可用氟马西尼拮抗。

（七）右旋美托咪定

右旋美托咪定是高度选择性的 α_2 受体激动剂，具有镇静、催眠和镇痛作用。右旋美托咪定目前被批准用于短时间（＜24 h）术后镇静。它主要作用于篮斑的 α_2 受体，对呼吸影响小。右旋美托咪定对血压有双相作用：血药浓度较低时，平均血压降低；血药浓度较高时，血压则升高。心率和心排血量呈剂量依赖性降低。镇静时先给予负荷剂量 2.5 ~ 6 μg/kg（超过 10 min），然后以 0.1 ~ 1 μg/（kg·min）输注。

二、静脉复合麻醉

任何一种静脉麻醉药很难达到全身麻醉的基本要求，即神志消失。镇痛完全。肌肉松弛及抑制神经反射，且不少静脉麻醉药常有蓄积作用，不能用于长时间手术，会刺激血管引起疼痛及形成血栓，甚至还可出现过敏反应。但近年来静脉麻醉用药还出现了不少具有高选择性的强效镇痛药、迷效催眠药，新型肌肉松弛药及各种抑制神经反射的神经阻滞药、神经节阻滞药，均可使麻醉者有可能充分利用各药的长处，减少其剂量，以补不足之处。这种同时或先后使用多种全麻药和辅助用药的方法统称为复合麻醉，也有称平衡麻醉或互补麻醉。所有麻醉用药全经静脉径路者，也可称为全凭静脉复合麻醉。

（一）静脉复合麻醉药的选择及配方

静脉复合麻醉需要经静脉应用多种静脉麻醉药及辅助用药。静脉麻醉药进入静脉，不易迅速清除。停药后不像吸入麻醉药可经气道排出或迅速洗出。因此，应选择短效、易排泄、无蓄积的静脉麻醉药，同时满足全麻四要素的基本原则。静脉复合麻醉的配方应该因人而异，要尽量少用混合溶液滴注。以避免因不同药代动力学的麻醉药出现不同的效应，致消失时间不同，从而使调节困难，容易混淆体征；或者持续滴注一种药物，再分次给其他药物较易控制。一旦出现不易解释的生命体征改变，首先应停止静脉麻醉用药，必要时可改吸入麻醉，以明确原因，便于处理。

（二）静脉复合麻醉深度的掌握

静脉复合麻醉的麻醉深度已很难按常用的全麻分期体征进行判断。需根据药代动力学、药效动力学及剂量，结合意识、疼痛、肌松及血流动力反应分别调整相关用药。首先要熟悉各药的最低有效滴速（简称 MIR），即此滴速可使半数受试者对疼痛刺激有运动反应。切忌单纯加大肌松药剂量，掩盖疼痛反应及恢复知晓。并可因手术产生过度应激反应，使患者遭受极大痛苦。这种情况已屡见不鲜，应从中吸取教训。还要避免大量应用有蓄积作用的麻醉药，如长期应用硫喷妥钠或地西泮可使术后数天不醒。所以，麻醉者必须具备丰富的全麻经验及深知用药的作用时间。

（三）静脉麻醉过程中的管理

静脉复合麻醉处理得当，对机体影响极小，但麻醉管理常不比吸入麻醉简单。处理不当，同样引起较严重并发症。首先应用套管针穿刺静脉并保持静脉径路通畅。持续滴注时更应保持滴速稳定并避免输液过多。此外，应密切注意气道通畅及呼吸管理，并遵循吸入麻醉时应注意的事项。几种麻醉药复合应用还应注意交互作用，需依赖于麻醉者的经验、过硬的技术及扎实的基本功。

第三节　全身麻醉并发症及处理

一、反流与误吸

全麻时易发生反流和误吸，尤以产科和小儿科患者的发生率为高。各种原因引起的胃排空时间延长，是胃内积存大量胃液或空气，容易引起反流。全麻诱导时因患者的意识消失，咽喉部反射消失，一旦有反流物即可发生误吸。全麻后患者没有完全清醒时，吞咽呛咳反射未恢复，也宜发生反流和误吸。由于误吸入物的性质（胃液，血液或固体）、pH 值、吸入物的量不同，临床表现及后果也不同。无论固体或液体的胃内容物吸入，均可引起急性呼吸道梗阻导致缺氧、窒息，如不及时解除梗阻，可危及患者的生命。误吸胃液还可引起肺损伤，支气管痉挛和毛细血管通透性增加，结果导致肺水肿和肺不张。防治重点是预防，包括术前禁食；胃肠引流，用药物提高胃液 pH 值等。

二、呼吸道梗阻

以声门为界，呼吸道梗阻分为上呼吸道梗阻和下呼吸道梗阻。

1.上呼吸道梗阻

（1）常因舌后坠，口腔分泌物及异物阻塞喉头引起。不全梗阻表现为呼吸困难并有鼾声，完全梗阻有鼻翼翕动和三凹征。处理清除咽喉部的分泌物和异物，将头后仰，托起下颌，解除梗阻，同时吸氧。

（2）喉头水肿多发生于婴幼儿和气管内插管困难反复试插者。轻者可静脉注射皮质激素或雾化吸入肾上腺素，重者行紧急气管切开。

（3）喉痉挛时，患者表现呼吸困难，吸气时有喉鸣音，可因缺氧而发绀。轻度喉痉挛者加压给氧即可缓解，重者经环甲膜穿刺置管加压给氧，多数均可缓解。

2.下呼吸道梗阻

常见于分泌物侵入下呼吸道和支气管痉挛。轻者除肺部听到啰音外，可无明显症状；

严重者呼吸困难、肺部有哮鸣音、气道阻力高、缺氧发绀、心率增快和血压下降。治疗是维持适当的麻醉深度和良好的氧合，给予解痉药或皮质激素，如氨茶碱 125 ~ 250 mg 缓慢静脉注射，地塞米松 10 ~ 20 mg 静脉注射；无效时可适用氯胺酮，方法为：地西泮 0.2 mg/kg 或咪达唑仑 0.15 mg/kg、东莨菪碱 0.3 mg 静脉注射，5 ~ 10 min 后给予氯胺酮 0.5 ~ 0.75 mg/kg 缓慢静脉注射，继以 0.1% 氯胺酮 0.15 mg/（kg·h）静脉滴注，维持 8 ~ 10 h。

三、低氧血症

吸空气时，$SpO_2 < 90\%$，$PaO_2 < 8kPa$（60 mmHg）或吸纯氧时 $PaO_2 < 12$ kPa（90 mmHg）即可诊断为低氧血症。临床表现呼吸急促、发绀、躁动不安、心动过速、心律失常，早期血压升高，而后血压降低。常见原因和处理原则如下：

1. 麻醉机故障，氧气供应不足造成吸入氧浓度过低：气管导管插入一侧支气管或导管脱出以及呼吸道梗阻均可引起低氧血症，应及时纠正。

2. 弥漫性缺氧。见于 N_2O 吸入麻醉，停止 N_2O 吸入后应吸纯氧 5 ~ 10 min。

3. 麻醉药，麻醉性镇痛药和镇静药的残余作用引起的中枢性呼吸抑制，造成通气不足。应以机械通气维持呼吸直到呼吸功能完全恢复。

4. 肺不张。多因下呼吸道梗阻后，远端肺泡内气体被吸收肺泡塌陷而形成。消除梗阻原因，鼓励患者积极咳嗽排痰，预防感染。大范围肺不张应以纤维支气管镜吸痰，严重者行 PEEP 治疗。

5. 肺水肿。见于急性左心衰或肺毛细血管通透性增加。治疗包括强心、利尿、扩血管、吸氧及机械通气。

四、低血压

麻醉期间收缩压下降超过基础值的 30% 或绝对值低于 10.64 kPa（80 mmHg）称为低血压。临床表现为少尿或代谢性酸中毒，严重者可出现器官灌注不足体征，如心肌缺血、中枢神经功能障碍等。

五、高血压

麻醉期间舒张压高于 13.3 kPa（100 mmHg）或收缩压高于基础值的 30%，都应根据原因进行适当治疗。

第六章 气道管理

第一节 气管内插管技术

一、适应证、禁忌证和优缺点

气管或支气管内插管是实施麻醉的一项安全措施，因此不论成人或小儿，只要初步具备适应证，就可选用，其优点多于缺点。

（一）适应证

1. 绝对适应证

指患者的生命安危取决于是否采用气管内插管，否则禁忌在全麻下手术。绝对适应证有：①全麻颅内手术；②胸腔和心血管手术；③俯卧或坐位等特殊体位的全麻手术；④湿肺全麻手术；⑤呼吸道难以保持通畅的患者（如颌、面、颈、五官等全麻大手术，颈部肿瘤压迫气管患者，极度肥胖患者等）；⑥腹内压增高频繁呕吐（如肠梗阻）或饱胃患者；⑦某些特殊麻醉，如并用降温术、降压术及静脉普鲁卡因复合麻醉等；⑧需并用肌松药的全麻手术。

2. 相对适应证

取决于麻醉医师个人技术经验和设备条件，一般均为简化麻醉管理而选用，如时间长于 2 h 的任何全麻手术：颌面、颈、五官等中、小型全麻手术等。

（二）禁忌证

1. 绝对禁忌证

喉水肿、急性喉炎、喉头黏膜下血肿，插管创伤可引起严重出血，除非急救，禁忌气管内插管。

2. 相对禁忌证

呼吸道不全梗阻者有插管适应证，但禁忌快速诱导插管。并存出血性血液病（如血友病、血小板减少性紫癜症等）者，插管创伤易诱发喉头声门或气管黏膜下出血或血肿，继发呼吸道急性梗阻，因此宜列为相对禁忌证。主动脉瘤压迫气管者，插管可能导致动脉瘤破裂，均宜列为相对禁忌证。如果需要施行气管插管，动作需熟练、轻巧，避免意外创伤。鼻道不通畅鼻咽部纤维血管瘤、鼻息肉或有反复鼻出血史者，禁忌经鼻气管内插管。麻醉者对插管基本知识未掌握、插管技术不熟练或插管设备不完善者，应列为相对禁忌证。

（三）优缺点

1. 可有效保持呼吸道通畅，便于清除气管支气管系分泌物。

2. 对呼吸功能不全或喉反射不健全患者，可有效施行辅助呼吸（assisted ventilation）或控制呼吸（control respiration），避免胃膨胀并发症。

3. 对胸腔内手术患者或需要呼吸治疗患者，可按需施行各类正压通气。

4. 允许手术者将患者安置在任何体位（俯卧、侧卧、坐位和头低脚高位等），患者不致产生过分的通气障碍。

5. 允许麻醉科医师远离患者继续有效操作麻醉与通气。

二、插管前检查与估计

插管前应常规施行有关检查，并对下列问题做出决定：①选用何种插管途径（经口或经鼻）和麻醉方法（全麻或清醒）；②是否存在插管困难问题，需采取何种插管方法解决。插管前常规检查项目包括以下五个方面：

（一）鼻腔

拟经鼻插管者，需测试每侧鼻道在捏住对侧鼻孔后的通气状况，有无阻塞或不通畅，有无鼻中隔偏歪、鼻息肉或鼻甲肥大等病理改变，过去是否有鼻外伤史、鼻出血史、鼻病变史、鼻呼吸困难史以及鼻咽部手术史。

（二）牙齿

1. 有无松动龋齿，或新近长出的乳齿或恒齿，其齿根均浅，缺乏周围组织的有力支持，易被碰落，乳齿一般于出生后6个月长出；恒齿于6岁时长出，至12岁全换。因此，在6～12岁期间要特别重视保护牙齿。牙周膜炎可致齿槽骨疏松和牙龈萎缩，由此会导致牙齿松动，原则上均应于手术前拔除。

2. 有无固定牙冠或牙桥，注意其部位，多数用瓷釉制作，质地较脆易碎，操作喉镜时要重点保护。

3. 有无活动性牙桥或假牙，术前应摘下留在病房。

4. 有无异常牙齿，如上门齿外突或过长、上下齿列错位、缺牙碎牙或断牙等，注意其部位。异常牙齿易在喉镜操作过程中遭损伤（松动、折断或脱落），应注意避免。

（三）张口度

正常最大张口时，上下门齿间距介于 3.5 ～ 5.6 cm，平均 4.5 cm（相当于 3 指宽）；如果仅约 2.5 ～ 3.0 cm（2 指宽），为Ⅰ度张口困难，但一般尚能置入喉镜接受慢诱导或快速诱导插管；如果为 1.2 ～ 2.0 cm（1 指宽）者，为Ⅱ度张口困难；小于 1 cm 者，为Ⅲ度张口困难。Ⅱ度以上张口困难者，见于颞颌关节病变（炎症、强直）、颌面部瘢痕挛缩（炎症、外伤或烧伤后遗症）、颌面、舌或口内肿瘤以及先天性疾病（如巨舌小颌症小颌伴小口畸形）等。此类患者无法置入喉镜，明视经口插管均属不可能，多数需采用经鼻盲探或其他方法插管。

（四）颈部活动度

正常人颈部能随意前屈后仰、左右旋转或侧弯。从上门齿到枕骨粗隆之间划连线，取其与身体纵轴线相交的夹角，正常前屈为 165°，后仰大于 90 度，如果后仰不足 80°，提示颈部活动受限，插管可能遇到困难，见于颈椎病变（类风湿性关节炎、颈椎半脱位或骨折、颈椎椎板固定术后等）、颈部病变（颈部巨大肿瘤、瘢痕挛缩、颈动脉瘤等）、过度肥胖（颈粗短、颈背脂肪过厚）或先天性疾病（斜颈、颈椎骨性融合等）。此类患者可有正常的张口度，但不能充分显露声门，多采用盲探或其他插管方法，以经口手指探触引导插管较为实用。

（五）咽喉部情况

咽腔炎性肿物（扁桃体肥大、扁桃体周围脓肿、咽后壁脓肿）、喉病变（喉癌、喉狭窄、喉结核、声带息肉、会厌囊肿、喉外伤、喉水肿）及先天性畸形（喉结过高、喉蹼、喉头狭窄、漏斗喉）等患者，可有正常的张口度和颈部活动度，但因插管径路的显露有阻挡，无法经声门作气管插管，需考虑先作气管造口后插管。

插管前对上述五方面问题进行常规检查的目的主要在于掌握插管的难易程度。气管插管困难是指声门不能完全显露或无法完成常规插管的情况。如果因估计不足而遇到困难，不仅会因插管失败而使某些手术无法进行，更有威胁患者生命甚至死亡的潜在危险。有时尽管检查都基本正常的患者，也可能出现意想不到的插管困难。因此，插管前应仔细检查，客观估计插管难易程度具有重要意义。

三、明视经口气管内插管法

明视经口气管内插管法为麻醉科医师必须熟练掌握的一项基本技能，为临床最常用的插管方法，要求做到安全、正确、无损伤。不论在清醒、镇静状态或全麻肌松药作用下，都能迅速完成经口明视气管内插管。清醒插管需要患者合作，可能出现恶心、呕吐反应，但呼吸道反射仍然保存，心血管、呼吸和神经系统抑制最轻为其优点。全麻诱导插管可提供肌肉松弛，呼吸道反射消失的有利插管条件，但可能出现药物副作用，有时可能遇到插管困难。

（一）插管前准备与思考

为显露声门要求全麻达到咬肌完全松弛和咽喉反射消失，即 3 期 3 级麻醉深度，显然对老年、休克、危重、消瘦衰弱患者很不安全。目前绝大多数采用浅全麻并用肌松药施行气管内插管，即快速诱导插管法，但必须具备人工通气装置和技术。

1.导管的选择

（1）成人：①导管内径（ID）的选择。经口腔气管导管在男性成人一般需用内径 8.0 ~ 9.0 mm 的导管；女性成人需用内径 7.0 ~ 8.0 mm 的导管。经鼻腔气管导管的内径则需分别各减少 1 mm；②导管插入长度。自牙槽嵴计算起，在女性导管插入长度为 20 ~ 22 mm 在男性导管插入长度为 22 ~ 24 cm。如系经鼻腔插管，需分别增加 2 ~ 3 cm。

（2）儿童：气管导管内径需根据年龄和发育大小来选择，其中列出较适中的导管内径，据此尚需常规准备比其大一号和小一号的导管各一根，在喉镜下直视声门大小，再最后选定内径最适合的导管用于插管。

（3）6 岁以内小儿：气管导管内径的选择，已如前述，也可利用公式做出初步估计。

导管内径（mmID）= 4.0 +（岁 ÷ 4）

导管内径（mmID）=（16 ~ 18+ 岁）÷ 4

一根 ID 满意的导管允许在 20 ~ 25 cmH_2O 气道压力下不出现漏气现象：如果在气道压力 < 10 cmH_2O 时即出现漏气，提示需要更换为较大的下一号导管（例如 ID 从 4.0 mm 增至 4.5 mm）。

2.导管插入深度的估计

可根据年龄用公式估计从牙槽或鼻孔至导管尖端的插管长度，导管尖端的位置相当于气管的中段位。

经口插管的深度（cm）= 12 +（岁 ÷ 2）

经鼻插管的深度（cm）= 15 +（岁 ÷ 2）

3.套囊充气

选择恰当的导管内径与插入长度具有重要性，特别对小儿更为重要。导管过粗可引起喉、气管损伤，或致插管失败；术后声嘶、喉损伤和气管狭窄等并发症的发生率增高。导管过细，插入操作虽较为容易，但在选用无套囊导管时可出现严重漏气；在选用有套囊导管时，为保证不漏气，套囊需充入大量气体，这样就形成高压套囊，压迫气管壁对毛细血管血流灌注不利；此外，气管导管阻力将显著增加。呼吸做功和气道阻力与导管的内径呈反比。气管导管内径每减小 1 mm，呼吸做功将由 34% 增加至 154%；气道阻力将由 25% 增加至 100%，提示不应选择过细的气管导管。

4.气管导管前端的位置

（1）在成人，安置气管导管前端的正确位置应在气管隆嵴之上约 5 cm 处。但导管的位置容易受头位的活动而影响。颈过伸位时，气管导管前端可向咽喉方向移动平均 1.9 cm：颈过屈位时气管导管前端可向隆突方向移动；颈向侧方旋转时导管前端可向咽喉方向移动 0.7 cm。

（2）在小儿，其气管长度随年龄而变化。新生儿从声带至隆突的距离仅约 4 cm。因此，导管随头位活动而影响的问题具有突出的重要性。判断导管插入深度是否合适的最好方法是：插入气管导管后，随即用听诊法对头处于过伸位或过屈位时的呼吸音进行鉴别，以确定导管的位置是否适宜，或太深（有支气管内插管可能）或不够深（有脱管可能）。

（二）插管前的麻醉

1.气管插管前的麻醉方法分类

（1）诱导插管法，指在全麻达到一定深度后，进行插管操作。

（2）清醒插管法：指在咽喉气管内表面麻醉下，施行气管内插管操作。诱导插管法是目前临床上应用最多的插管前麻醉方法，且多数选用静脉快速诱导插管（或称浅全麻插管）法。

2.注意事项

采用静脉快速诱导插管之前，需注意以下事项：

（1）要求麻醉者具有熟练的插管操作技术，并具备呼吸管理技能，否则不宜贸然采用。

（2）注射硫喷妥钠之前，应先用麻醉机面罩施行高流量纯氧操作 3 min。注射琥珀胆碱之后，一定要施行数次过度通气，以提高机体氧储备，抵消插管无通气期的缺氧和 CO_2 蓄积。为切实做到此点，必须保持麻醉面罩与患者面部紧贴不漏气，事先需认真检查。

（3）从注射硫喷妥钠和琥珀胆碱起至插管操作之前，必须保持呼吸道绝对通畅。于此期间最易发生舌根后坠，可利用头后仰姿势并托起下颌来克服。

（4）琥珀胆碱的有效作用仅 2 ~ 3 min，故应掌握插管操作的时机，一般以琥珀胆碱去极化的肌颤作用消失为最佳时机。插管过早，肌肉尚未完全松弛，声门未开全；插管过晚，肌肉张力开始恢复，声门转为活跃。两者均容易导致插管失败或插管损伤。

（5）遇重危或心肺功能不全患者，应避用硫喷妥钠诱导，或予应用时剂量必须减小，注速应极缓慢，以不使血压下降为原则。为安全计，宜改用咪达唑仑、氯胺酮、羟丁酸钠等对心血管抑制较弱的镇静催眠药施行麻醉诱导，也可吸入氟烷、恩氟烷或异氟烷，待达到 3 期 1 级麻醉，继以静脉注射肌松药后插管。

（6）凡估计插管困难症患者，严禁采用快速诱导插管，因显露声门费时，极易导致严重缺氧、CO_2 蓄积和继发心搏骤停事故。

（三）插管操作方法

1.浅全麻插管

以单次静脉注射 2.5% 硫喷妥钠 4 ~ 16 mL 最为常用，也可改用羟丁酸钠、异丙酚、咪达唑仑或地西泮，待患者入睡后，继以静脉注射琥珀胆碱 0.8 ~ 1 mg/kg 及芬太尼 4 ~ 8 Mg/kg，使患者达到神志消失、肌肉完全松弛、呼吸停止和镇痛良好的状态，然后在几次纯氧过度通气后，应用喉镜明视声门下施行气管内插管。注意事项：①在显露声门过程中，患者的自主呼吸已停止，为防止患者缺氧，在使用喉镜前应强调常规应用面罩施行纯氧吸入去氮操作，以提高体内氧的储备量和肺内氧浓度，纠正潜在的低氧血症，缓冲插管无通气期的缺氧，延长插管期呼吸停止的时限，显然其安全性显著提高；②肌松药最常用琥珀胆碱，注药后即出现全身性肌颤，约持续 40 ~ 50 s 停止，同时自主呼吸也完全消失，故必须予施行过度通气后方可插管。肌松药可换用潘库溴铵（0.1 mg/kg）、维库溴铵（0.1 mg/kg）或阿曲库铵（0.4 ~ 0.6 mg/kg）等，静脉注射 50 ~ 60 s 后即可插管。

2.插管时的头位

插管前安置一定的头位，以使上呼吸道三轴线重叠成一条轴线，具体有两种头位：①经典式喉镜头位（Jackson 式），又称悬挂式喉镜头位。患者取仰卧，肩部齐手术台前端边缘，肩下垫沙袋，由助手支托枕部，达到头顶指向地、枕部低于颈椎水平线的程度，此时三条轴线的改变使舌部和会厌被推向前下，在上提喉镜的配合下，三条轴线较易重叠成一线，本体位的安置较费事、复杂，仅适用于颈项细长的病例，且门齿损伤的机会较多，今已罕用；②修正式喉镜头位。头垫高 10 cm，肩部贴于手术台面，这样可使颈椎呈伸直位，颈部肌肉松弛，门齿与声门之间的距离缩短，咽轴线与喉轴线重叠成一线，有人称此头位为嗅花位或士兵立正敬礼位。在此基础上再使寰枕关节部处于后伸位，利用弯型喉镜将舌根上提，即可使三条轴线重叠成一线而显露声门。本头位的安置较简单，轴线的重叠较理想，喉镜着力点在舌根会厌之间的脂肪组织，无需用门齿作支点，故较为通用。

3.喉镜和插管操作法

直形与弯形喉镜的操作法有所不同，常用的弯形喉镜操作步骤如下：

（1）麻醉者站在患者的头端，升高手术床以使患者的头位相当于麻醉者的剑突水平。

（2）喉镜显露声门与插入气管导管。使用弯形喉镜显露声门，必须掌握循序渐进、逐步深入的原则，以看清楚下列三个解剖标志为准则：第一标志为悬雍垂；第二标志为会厌的游离边缘；第三标志为双侧杓状软骨突的间隙。看到第三标志后，上提喉镜，即可看到声门裂隙；若一时仍看不到第三标志或声门，可请助手在喉结部位向下作适当按压，往往有助于看到第三标志及声门。

（3）弯形喉镜片的着力点：应正确掌握着力点在喉镜片的顶端，并用上提喉镜的力量来达到显露声门的目的。切忌以上门齿作为喉镜片的着力点，用撬的力量去显露声门，否则极易造成门齿脱落损伤，①左手握喉镜，右手轻轻推伸头部以使患者的口腔自动开启。有时为开大患者的口腔，需麻醉者施行一定的手法，将右手拇指深入患者口腔内的下臼齿部位，握住下颌向前推并向上提起下颌，即可使患者的口腔充分开大，同时拨开下唇；②用左手持喉镜沿口角右侧置入口腔，将舌体推向左，使喉镜片移至正中位，此时可见到悬雍垂（为显露声门的第一个标志），慢慢推进喉镜使其顶端抵达舌根，稍上提喉镜，可看到会厌的边缘（为显露声门的第二标志）。

（4）直形喉镜片的着力点：看到会厌边缘后应继续稍推进喉镜，使其顶端越过会厌的喉侧面，然后上提喉镜，以挑起会厌的方式显露声门。此与弯形喉镜片在其顶端抵达舌根与会厌交界处，用上提喉镜以翘起会厌而显露声门的方式完全不同。

（5）右手以握毛笔式手势持气管导管，斜口端对准声门裂，如果患者自主呼吸尚未消失或有所恢复时，在患者吸气末（声门外展最大位）顺势将导管轻柔地插过声门而进入气管，此时应强调在直视下缓缓推入导管。导管插入气管内的长度，成人一般以见不到套囊后再往前推进 1 ~ 2 cm 即可（约 5 cm 长）；小儿插入长度以 2 ~ 3 cm 为准。如果使用导管芯，在导管斜口进入声门 1 cm 时，要及时抽出。

（6）导管插入气管后，要立即塞入牙垫，然后退出喉镜，套充气囊，证实导管确在气管内后，将导管与牙垫一起妥加固定，并立即加深麻醉。如果出现呛咳或屏气，应将牙垫、导管和颏部一并握住，以防脱管。需警惕导管误插入食管，或导管插入过深而误入一侧主支气管；并检查导管是否通畅，有无扭曲，随时吸出气管内分泌物，一次吸痰时间不应超过 20 s，吸痰应严格掌握无菌操作技术。

（四）确诊导管在气管内的方法

导管插入气管后，应立即确诊导管确实在气管内，而不会误插在食管内。通过呼吸囊压入气体，同时做如下观察即可做出确诊：①听诊腋窝和剑突上的肺呼吸音，双侧肺应完全一致；②观察胸廓起伏活动，双侧应均匀一致；③观察呼出气的 CO_2 参数，应为阳性。上述指标都属正常时，即可确定气管导管位置正确，导管误入食管或深入支气管可以排除。气管导管被插入右侧主支气管，正压通气时只有一侧胸廓起伏和呼吸音，需及时拔出导管少许加以调整，直至双侧呼吸音恢复和双侧胸廓同时起伏方称满意。

（五）注意事项

1. 显露声门是气管内插管术的关键，必须根据解剖标志循序推进喉镜片，防止顶端推进过深或太浅。

2. 显露声门的操作要迅速正确，否则麻醉转浅，插管即不易成功。如果麻醉已经转浅，必须重新加深麻醉或追喷表面麻醉药，不应勉强插管，否则易造成插管损伤。

3. 应将喉镜的着力点始终放在喉镜片的顶端，并采用上提喉镜的手法，严禁将上门齿作为支点，利用撬的手法，否则极易碰落门齿。

4. 导管插入声门必须轻柔，最好采用旋转导管作推进的手法，避免使用暴力；如遇阻挡，可能为声门下狭窄（漏斗喉）或导管过粗所致，应更换较细的导管，切忌勉强硬插管。

5. 体肥、颈短或喉结过高的患者，有时喉头虽已显露，但无法看清声门，此时可请助手按压喉结部位，可能有助于看清声门，或利用导管芯将导管变成"L"形，用导管前端挑起会厌，施行盲探插管。

6. 插管完成后，要核对导管的插入深度，并要及时判断是否有误插入食管的可能性。导管外端有温热气流呼出，能听到呼吸气流声，两肺呼吸音左、右、上、下均匀一致，挤压贮气囊两侧胸廓同时均匀抬起，无上腹部膨隆，提示导管位置合适，否则表示导管已经进入一侧总支气管或误入食管，必须立即调整或重插。

四、明视经鼻气管内插管法

（一）适应证

适用于某些场合，如颈椎不稳定、下颌骨折、颈部异常、颞颌关节病变、口咽感染、拟行口腔或颌面手术的患者。本法操作较费事，比经口插管的创伤较大，常会引起鼻出血。

（二）禁忌证

经鼻插管禁用于颅底骨折、出血缺血、正在使用抗凝药、典腔闭锁、鼻骨骨折、菌血症倾向（如心脏置换或瓣膜病）等患者。

（三）操作方法

本法可盲探插管，也可在喉镜或纤支镜明视下插管，基本上与明视经口插管法相同，但有下列几点不同之处：

1. 插管前先滴液状石蜡入鼻腔，导管前端外涂以滑润剂。清醒插管者还需用表面麻醉药（如丁卡因）喷雾鼻腔。

2. 掌握导管沿下鼻道推进的操作要领，即必须将导管与面部作垂直的方向插入鼻孔，沿鼻底部出鼻后孔至咽腔，切忌将导管向头顶方向推进，否则极易引起严重出血。

3. 鼻翼至耳垂的距离相当于鼻孔至咽后腔的距离。当导管推进至上述距离后，用左手持喉镜显露声门。右手继续推进导管入声门，如有困难，可用插管钳夹持导管前端送入声门。

4. 经鼻导管容易在鼻后孔位置出现曲折不通，处理困难。为此，对导管的质地应事先检查，选用坚韧而有弹性、不易折屈和压扁的导管。

五、盲探经鼻气管内插管法

本法适用于张口度小、无法置入喉镜的患者，基本方法与明视经鼻插管法者相同，不同之处在于：①宜在较浅的全麻下插管或采用清醒插管，必须保留较大通气量的自主呼吸；②需依靠导管内的呼吸气流声强弱或有无，来判断导管斜口端与声门之间的位置和距离；导管口越正对声门，气流声音越响；反之，越偏离声门，声音越轻或全无。此时术者一边用左手调整头位，并触诊颈前区的皮肤以了解导管前端的位置；一边用右手调整导管前端的位置，同时用耳倾听气流声响，当调整至声响最强的部位时，缓缓推进导管入声门；③推进导管中如遇阻挡，同时呼吸气流声中断，提示导管前端已触及梨状窝，或误入食管，或进入舌根会厌间隙，有时还可在颈前区皮肤感触到导管端，此时应稍退出导管并调整头位后再试插。总之，必须根据呼吸气流声进行试探插，不应盲目从事。根据实践经验，经左鼻孔插管者，头部宜偏右斜；经右鼻孔插管者偏左斜。

六、盲探经口气管内插管法

本法多采用清醒插管方式，最适用于部分张口障碍、呼吸道部分阻塞、颈项强直、颈椎骨折脱臼、颈前瘢痕挛缩、喉结过高、颈项粗短或下颌退缩的患者，其基本方法有两种。

（一）鱼钩状导管盲探插管法

插管前利用导管芯将气管导管弯成鱼钩状，经口插入，利用呼吸气流声作引导进行插管，方法与经鼻盲探插管者基本相同。本法成功的关键在良好的表面麻醉和恰如其分的导管弯度。

（二）手指探触引导经口插管法

术者运用左手食指插入口腔，通过探触会厌位置以作为插管引导。此法适用于多数插管困难病例。本法要求术者有一定长度的食指，提示需要完善的表面麻醉和患者的合作。具体操作方法如下：①利用导管芯将气管导管弯成鱼钩状；②施行口咽喉头及气管黏膜表面麻醉；③患者取仰卧自然头位，术者站在右侧，面对患者；④嘱患者张口，牵出或伸出舌体，作深慢呼吸，并尽量放松颈部、口底和咬肌肌肉；⑤术者用左手食指沿右口角后臼齿间伸入口腔抵达舌根，探触会厌上缘，并尽可能将会厌拨向舌侧，如果术者食指不够长，则可改作轻柔按压舌根的手法；⑥用右手持导管插入口腔，在左手食指引导下对准声门，于深吸气之末插入声门。

七、清醒气管内插管法

利用 1% 丁卡因喷雾咽喉、气管施行黏膜表面麻醉，在患者神志清醒的状态下进行气管内插管，称清醒气管内插管（清醒插管）。

（一）适应证

对患者在全身麻醉下插管考虑不够安全时，可选用清醒插管，具体适应证为：

1. 估计在全身麻醉诱导期间有误吸胃内容物危险者，如消化道梗阻，幽门梗阻、肠梗阻、饱食（如急诊创伤、临产妇等）。

2. 气道不全梗阻，如痰多、咯血、颈部肿块压迫气管等。

3. 患者的咽、喉、颈或纵隔存在病理情况，估计在全麻诱导或面罩通气时会发生困难者。

4. 口腔或咽腔存在炎症水肿时。

5. 下颌骨或面颊部外伤、缺损、炎症、瘢痕、肿瘤等。

6. 启口障碍、颞颌关节强直、上门齿突出、门齿松动残缺、头颈部烧伤或手术瘢痕挛缩等。

7. 上呼吸道先天性畸形，如小下颌或退缩畸形、喉结过高前突等。

8. 颈项粗短、颈后仰困难、颈部强直者（如颈椎骨折、颈椎畸形、颈椎病理性融合、颈背部脂肪过厚以及极度肥胖等）。

9. 老年、虚弱、休克、垂危等不能接受深麻醉的患者。

（二）禁忌证

小儿（新生儿例外）；清醒紧张或神志不清、估计无能力合作的患者；丁卡因过敏的患者；频发支气管哮喘的患者。

（三）方法

1. 插管前的准备

（1）表面麻醉（topical anesthesia）：清醒插管前要求对上呼吸道必须有完善的黏膜表面麻醉，方法有喷雾和棉片贴敷局麻药：喉镜直视下喷雾咽喉腔黏膜：气管内注入局麻药；上喉神经阻滞（superior laryngeal nerve block）：经环甲膜（cricothyroid mem brane）穿刺气管注射局麻药等。喷雾表面麻醉的先后程序依次是：口咽腔、舌根、会厌、梨状窝（pyrifor mfossa）、声门、喉及气管内。采用经鼻清醒插管，要求有良好的全鼻表面麻醉。对呼吸道施行表面麻醉虽简单易行，但必须警惕局麻药吸收过快造成中毒反应的危险，故应尽量控制使用最小有效剂量局麻药，4% 利多卡因总量不应超过 4 mL，l% 丁卡因总量不超过 6 mL。

（2）镇静（sedation）：施行经口或经鼻清醒插管，要求患者充分镇静，全身肌肉松弛，这样不仅有助于插管的施行，也可基本避免术后不愉快的回忆。

（3）患者的准备：①对患者必须做好适当的解释，重点说明配合的事项，如放松全身肌肉，特别是颈、肩、背部肌肉，不使劲，不乱动：保持深慢呼吸，不屏气，不恶心等，尽量争取患者全面合作；②使用适当的麻醉前用药，如氟哌啶、哌替啶和异丙嗪及阿托品，可使患者镇静，咽喉反射减弱和分泌物减少，以利于施行清醒插管。

2. 气道表面麻醉

全面完善的咽喉气管表面麻醉是保证清醒插管成功的最重要关键，包括以下步骤和方法：

（1）咽喉黏膜表面麻醉：用1%丁卡因或4%利多卡因，掌握循序渐进、分3次喷雾的程序。①先喷舌背后半部及软腭2～3次；②隔1～2 min后，嘱患者张口发"啊"声，作咽后壁及喉部喷雾；③隔1～2 min后，用喉镜片当作压舌板轻巧提起舌根，将喷雾器头对准喉头和声门，在患者深吸气时作喷雾。3次喷雾所用的1%丁卡因或4%利多卡因总量以2～3 mL为限。

（2）气管黏膜表面麻醉有两种方法

①经环甲膜穿刺注药法：在完成咽喉表面麻醉后，患者取头后仰位，在甲状软骨与环状软骨之间，摸出环甲膜，在其正中位作穿刺，用盛有1%丁卡因或4%利多卡因2 mL、带有23号注射针头的注射器，按垂直方向刺过环甲膜进入气管内0.5 cm。经抽吸有气证实针尖位置正确后，嘱患者深呼吸，在呼气末、吸气始之际作快速注入表面麻醉药；或嘱患者暂时屏气，作缓慢注入表面麻醉药。此时患者往往呛咳，为避免刺伤气管黏膜和其后壁，需迅速退针。经环甲膜穿刺有可能刺伤声门下组织或声带，故有人主张将穿刺针下移至环状软骨与第二气管环之间的间隙。本法的表面麻醉效果确实可靠，适用于张口困难，但易激惹患者呛咳和支气管痉挛，为避免此类痛苦，可改用下法。

②经声门注药法：在完成咽喉表面麻醉后，术者用左手持喉镜显露声门，右手持盛有1%丁卡因或4%利多卡因2 mL、前端带有截断成8～10 cm的旧硬膜外导管的注射器，在直视下将导管前端插过声门送入气管上段，然后边旋转注射器、边缓慢注入麻醉药。注毕后嘱患者咳嗽数次，即可获得气管上段、声门腹面及会厌腹面黏膜的表面麻醉。本法的优点在避免环甲膜穿刺注药所引起的剧咳和支气管痉挛等不适的痛苦。

③鼻腔黏膜表面麻醉：用于经鼻清醒插管，最好用4%～5%可卡因，因兼有局部血管收缩作用。先用1 mL滴鼻，再用可卡因棉片填塞典后腔。也可用0.5%～1%丁卡因麻黄碱混合液，按上法施行表面麻醉。也可将表面麻醉药作鼻腔直接喷雾。

3.咽喉气管黏膜表面麻醉

完成后1～2 min，即可按经口明视气管内插管方法施行清醒气管插管。

第二节　支气管内插管技术

支气管内插管有两类：①单腔导管健侧支气管内插管（简称单腔插管）；②双腔导管支气管内插管。自从双腔支气管导管得到普及应用以后，单腔插管已基本废用。

一、单腔导管支气管内插管法

利用较细的特制加长导管插入健侧支气管内，然后进行麻醉与气体交换，称为单腔支气管内插管麻醉。

（一）适应证

单腔插管主要适用于全肺切除手术，尤其对脓、痰、血分泌物众多的患者更为适宜。

（二）禁忌证

单腔插管不宜用于肺叶切除术的麻醉。

（三）麻醉前准备

1. 患者的准备及麻药的准备同气管内插管。

2. 器械的准备：单腔支气管导管的具体规格为长度 32～36 cm，管径为 F 26～30：导管的质量要求有韧性和弹性，且要有一定的弯度。也可利用长的气管导管改制，导管前端的套囊长度不应超过 1～1.5 cm，且必须紧挨导管的斜口。左单腔支气管导管的斜口，与一般气管内导管相同；右单腔支气管导管的斜口顶端应改制成舌状，其目的是预防右肺上叶开口被阻塞。

（四）操作方法

单腔支气管插管的插管途径和操作方法，基本与经口气管内插管法者相同，不同之处如下：

1. 插管前必须用听诊器仔细作双侧肺呼吸音听诊，右侧插管者要重点听两肺锁骨下区的呼吸音，以作为插管后右肺上叶呼吸音的变化。

2. 一般以清醒插管法较为妥当。在气管内注入 1% 地卡因之前，应先将手术床头升高 15°，并向健侧偏斜 20°，然后再缓缓注入地卡因，这样可使健侧支气管的表面麻醉更趋完善。

3. 导管插过声门后，用旋转导管的方式，使其斜口转向健侧，并使患者头部尽量转向患侧，这样导管就比较容易进入健侧总支气管，直至遇到阻力时为止。

4. 插管后用听诊法证实健侧呼吸音与插管前相同，而患侧呼吸音减弱或消失，提示插管成功。如系右侧总支气管插管，若右肺上叶呼吸音减弱或消失，表示导管插入过深，导管套囊已堵塞右肺上叶开口，此时必须向外稍拔出导管，直至右肺上叶呼吸音恢复为止。

5. 摆好手术体位后，应重复上述听诊检查，以确定导管的位置没有改变，否则应重新调整正确，然后再开始麻醉诱导。

6. 麻醉诱导后可利用体位引流方法，使患侧肺内的大量分泌物或脓液沿导管外壁流至咽喉腔而被吸除。这样可保证健肺不受播散。

7. 当肺已切下，支气管残端已缝合完毕，可一面吸引、一面将支气管导管退至气管内，以减轻支气管隆突部的刺激。

（五）并发症

同气管内插管。

（六）注意事项

同气管内插管。

二、双腔导管支气管内插管法

双腔导管（DLT）插管是目前最常用的支气管内插管法。应用专门的支气管双腔导管（即卡伦右侧双腔导管及惠特左侧双腔导管）插入主支气管内，使左右支气管系的通气暂时隔离，这样既可按需通过一侧或双侧管腔吸入麻醉气体，也可随时吸出其中的分泌物；也可仅用健侧管腔施行麻醉和单肺通气，而将患侧管腔敞开于大气中，以利于患侧肺分泌物的自然引流。

（一）适应证

1.肺脏手术

肺化脓症、支气管扩张、肺大泡症、肺结核等病例，每日痰量超过 50 mL 以上者，均应选用本法，有防止呼吸道阻塞、防止感染物质向健侧播散的优点。需左肺通气和右肺萎陷的右全肺切除术，宜选用左侧管 DLT。

2.支气管胸膜瘘手术

不致因氧气和麻醉气体自瘘孔逸出，而造成无法加深麻醉的问题。

3.肺结核、支气管扩张等大量咯血、咳痰患者的急症手术

应保证呼吸道通畅，可利用双腔导管又可鉴别出血来自肺支气管的哪一侧。对这类患者麻醉，应力求诱导平顺，尽可能缩短诱导时间，采用快速诱导法较妥，以期尽早控制呼吸道。

4.其他胸腔内手术

如食管癌根治手术，有人主张采用双腔支气管导管插管，可任选左侧管或右侧管 DLT。选用右侧管者，其支气管套囊裂隙必须对准右上肺叶支气管开口，以保证右上肺通气，插管完成后最好立即用纤维光导支气管镜检查，以明确套囊的裂隙位置。鉴于右上肺叶支气管开口的解剖变异性较大，而右支气管套囊裂隙又较难正确对准右肺上叶开口，因此有人主张选用左侧管 DLT：即使左肺手术也选用左侧型导管，但需在钳夹左总支气管之前先将导管退至总气管内，对手术操作不会产生任何影响。

（二）禁忌证

对气道内存在沿双腔导管通路上有任何病变（如气道狭窄、肿瘤、气管支气管断裂等），或气道外存在压迫（如纵隔肿瘤、主动脉弓动脉瘤）时，均禁忌使用 DLT。相对禁忌证有：①饱胃者；②疑有误吸高度危险者；③正在施行机械通气的危重患者（这类患者不能耐受

因换管操作需要短暂停止机械通气的情况）；④估计不能在直视下完成气管插管的插管困难病例；⑤证明左主支气管呈帐篷式抬高、且与总气管呈 90°以上角度者（这种情况不仅左主支气管插管特别困难，且容易发生左主支气管损伤）。

（三）插管操作

操作支气管内插管必须注意以下的前提事项：①右肺主支气管的直径比左肺主支气管者大，且与总气管的夹角比左侧者小。因此，不仅异物容易进入右主支气管，同样支气管导管也容易因插入过深而误入右主支气管；但在小儿两侧的主支气管差异性较小，异物进入右侧或左侧主支气管的机会相等；②右肺上叶支气管的开口与气管分叉部十分接近，仅 1.5 ~ 2 cm 距离；而左肺上叶支气管的开口与气管分叉部的距离较远，约为 5 cm。因此，当气管导管插入过深而误入右主支气管，或双腔导管（右侧管）插管，在套囊正常充气后，极容易将右肺上叶支气管开口堵塞而引起右上肺叶不张。据此，每当完成气管或支气管插管以及套囊充气后，必须立即听诊两肺呼吸音，以鉴别气管导管是否误插过深、误插入食管，或充气套囊堵塞右肺上叶支气管开口。

1.器械的准备

基本同气管内插管麻醉。需准备 F33、35、37、39 左侧型和右侧型双腔支气管导管。一般成年男人用 F39；成年女人用 F37；体格矮小者可用 F35；儿童不宜应用。由于双腔导管的外径较粗，内径较细，F39 管的内径相当于 F30 单腔导管，F37 管的内径相当于 F28 单腔导管，因此气流阻力都明显增高。为克服导管内径较细的气流阻力，麻醉期间必须施行辅助或控制呼吸。

2.基本方法与步骤

双腔支气管内插管的方法和步骤，与气管内插管或单腔支气管内插管者基本相同。

（1）清醒插管法：采用左侧双腔支气管插管者，在气管内注入 1% 丁卡因之前，应将手术床头端升高 15°，并向左侧偏斜 20°（即右侧在上方），其目的在使丁卡因较多地进入左总支气管。若采用右侧双腔支气管插管者，注药前的体位适相反。

（2）快速诱导插管法：琥珀胆碱的用量宜稍加大（成人 80 ~ 100 mg），以使插管操作有较好的肌松条件。

（3）插管前准备：双腔支气管导管插管一般都在普通喉镜显露声门后在盲探下完成，但最好在纤维光导喉镜直视下进行。①采用普通喉镜盲探插管时，应选用弯形窥视片，因其弯度与导管的弯度相匹配；②一般均需用充分润滑的可塑性探条插入长管腔内，使长管构成到达声门所需的弯度；③双腔导管的前端外壁及舌状小瓣需涂以 1% 丁卡因或 4% 利多卡因油膏润滑。

（4）插管步骤：①插管头部应尽量取后仰位；②术者左手持喉镜显露声门，右手持导管插入口腔，使隆突钩的方向朝地面，即导管左分支管开口指向天花板，在明视下进行导管插过声门的插管操作；③当导管前端刚进入声门后，随即拔除探条，然后继续慢慢推进导管，在推进过程中将导管作逆时针方向旋转180°，其目的是使舌状小瓣通过旋转动作而滑入声门，此时舌状小瓣由原来指向地面的位置转为指向天花板；④当舌状小瓣通过声门后，立即将导管再依顺时针方向旋转90°，其目的是使导管前端分叉部的水平面与支气管的解剖水平面相一致，且导管外端的双管平面与门齿的平面相一致；⑤然后在保持水平位下继续推进导管，直至遇到阻力而不能再推进导管，提示双腔导管的长管已进入支气管腔，隆突钩已骑跨于隆突，插管即告初步成功。

（5）导管前端位置的鉴定：通过下列征象可做出初步确定：①置管过程顺利，推进导管中最后的隆突阻挡感明显；②在测试性几次正压通气下，双侧听诊呼吸音正常，胸廓抬动一致，最为重要的是右肺上叶呼吸音正常；③初步确认导管位置正确后，临时阻断一侧通气以作鉴别：阻断侧应该听不到任何呼吸音和无胸廓抬起动作；而通气侧的胸廓抬起十分明显，且其呼吸音正常；如果阻断侧仍有呼吸音，或通气侧的通气不够顺畅、呼吸音也异常，提示导管前端可能发生折屈，应试稍退出导管以做调整；④听诊呼吸音的部位为双侧肺底部、肺中部和肺尖部，两侧相应部位的呼吸音应基本一致。如果右侧肺尖部听不到呼吸音，表示右肺上叶无通气，首先应放出套囊内气体，并慢慢稍稍退出导管少许，每次约1 cm，然后再充气套囊，并逐次听诊，直至能够明确听到呼吸音为止；⑤仅施行支气管插管侧肺通气，同时将总气管侧导管口敞开于大气，应无任何气体漏出，表示进入主支气管导管的套囊密封良好；⑥如果上述试验仍不能确定导管的正确位置，则必须通过X线放射检查和纤维光导支气管镜检查求确证；⑦摆好手术体位后，同样还需要用听诊器测听两侧肺的呼吸音，以再次证实导管位置的正确性。因体位改变或头位有变动，提示双腔导管前端的位置已发生变动，必须重新鉴别、确定和调整导管的位置，头屈位可使支气管导管前端继续深入，有可能堵塞肺上叶通气；相反，头伸位可引起支气管前端移出主支气管；⑧确认导管位置正确后，方可分别注气充张总气管套囊和主支气管套囊，后者的充气量不应超过3 mL。

（6）术中支气管内吸引：吸痰管应采用细硬的长塑料导管，外表涂以无菌凡士林滑润后，才能较顺利完成支气管内吸引，动作应轻柔，以防发生支气管黏膜擦伤而出血不止。如果痰液量太多，可以暂时仅用单侧健肺麻醉和通气。由于左及右侧主支气管与气管的成角不一致，Kubota等发现在施行支气管吸引时，或处理右侧肺不张时，吸引管很容易进入右侧主支气管（占85%），而进入左侧主支气管者仅约11%；此外，吸引管卷曲在气管内者占4%。为使吸引管进入两侧主支气管具有选择性，Kubota设计一种前端弯向一侧的吸引管，在其近端标有弯曲方向的标记，以明确吸引时导管前端的弯度方向。利用此项吸引管，进入左侧主支气管的概率可增高达89% ~ 97%。根据同样的原理，有专门设计为吸引右肺上叶支气管开口的"J"形吸引管。

（7）病肺切除后：可在充分吸引的前提下将导管退至总气管腔内，以增强通气效果。

（四）存在的问题

1. 双腔支气管导管插管一般都是在盲探下进行，故有一定的置管位置异常发生率。如果患者原先已有肺部疾病，表中所列的呼吸音听诊鉴别法可能已不适用，此时应采用纤维光导支气管镜（纤支镜）检查进行鉴别。

2. 对轻微的双腔导管变位，欲确定其前端的实际位置，往往存在困难。因手术操作、头位移动、体位改变所引起的导管前端位置改变，往往不易被察觉。做好随时施行纤支镜检查的准备，是确定导管移位，避免发生意外并发症的最佳措施。

3. 纤支镜检查的价值尚存在争论。在普通喉镜下施行盲探支气管插管，其失败率和导管前端移位率据国外统计约为 25% ~ 48%。应用纤支镜插管，可做到直视，插管的正确性显著提高。至于是否常规在纤支镜下施行支气管内插管，有人认为无此必要，因纤支镜的价格昂贵、操作费时，且存在一定的失败率和判断迷惑率，但有人认为支气管导管前端的位置容易因手术牵拉、患者体位变更或头部活动等因素而移位，纤支镜检查可及时判断与明确双腔导管前端的实际位置。一般宜选用细号纤支镜，分别插入一侧支气管导管腔，进行直视检查可明确许多重要情况，如导管前端开口的所在位置、与隆突的距离、蓝色套囊的充张情况、套囊与右上肺支气管开口的关系以及是否存在开口堵塞情况、是否存在套囊充气过多而疝入隆突以上等异常情况。有人认为对小儿施行支气管内插管，以尽量选用纤支镜插管较为合适，因纤支镜一旦插过声门后，即可立即一边用纯氧冲气，一边进行仔细的支气管内插管与定位，显然安全性增高。

（五）潜在并发症

1.通气与灌注不匹配

施行 DLT 插管最常见的并发症为低氧血症。动脉血氧饱和度下降可能原因有：①右上肺支气管开口被堵塞引起；②单肺通气继发通气 / 灌流比不匹配，原先双肺通气量进入单侧肺，易致通气过多而相对灌流不足，因而肺分流增加。解决的方法是增加 FiO_2 达 1.0，同时降低潮气量和增加通气频率（借以保持相同的每分通气量）；③可能与应用挥发性麻醉药有关，后者可引起肺血管扩张，同样引起肺分流量增加。解决的方法是停用挥发性麻醉药，改用静脉麻醉药；④如果低氧血症持续存在。在单肺通气中，通气侧肺吸入 $FiO_2=1.0$：非通气侧肺用纯氧冲气，并保持 5 cm CPAP，则持续性低氧血症并不多见。

2.导管位置不正确

最常见的原因是导管选择过长，以致插入主支气管太深，可出现气道阻塞、肺不张、肺膨隆不能萎陷、氧饱和度降低。导管选择过粗则不能插入主支气管，是另一方面原因。解决方法：选择适合的导管，应用纤维光导支气管镜插管。

3.气管、支气管破裂

气管、支气管破裂是一种危险的并发症，与操作者缺乏经验、探条的应用不恰当、反复粗暴试插、存在气管支气管异常、气管导管或支气管导管套囊过度膨胀、手术缝合至拔管困难；手术切断导管前端以及老龄组织脆变等因素有关。对气管支气管破裂的确诊可能存在一定的困难，临床征象多数仅为缓慢进行的出血、紫绀、皮下气肿、气胸或肺顺应性改变，可能难以据此做出明确的诊断。对此项并发症应从预防着手，讲究探条的质量：支气管导管套囊充气不超过 2 ~ 3 mL；移动患者体位或头位时，应先放出套囊气体；在处理和切断支气管前，应先放出套囊气体，仔细稍予退出导管的位置。手术结束拔管应是十分容易，拔管无须用暴力，拔管后应检查支气管导管的完整性等。

4.其他并发症

其他并发症包括损伤性喉头炎、肺动脉流出道阻塞所致的心跳骤停、肺动脉缝线误缝于 DLT 壁等。拔管期可发生轻微出血、黏膜瘀斑、杓状软骨脱白、喉头和声带损伤，偶尔可发生断牙等。

第三节 气管插管困难

气管内插入导管可将气道有效延伸到体外，通过导管套囊充气可有效施行正压通气，不致发生气入胃的危险，或压入肺的气体外泄；同时可简化气道管理，保持气道持续通畅。但有时可遇到插管困难导致气管内插管失败的情况，其后果不仅是不能达到上述插管的目的，同时还可能引起各种并发症，甚至影响患者的安危。

插管困难时，患者的安危取决于麻醉者运用面罩通气技术的水平，以及患者的具体情况。无面罩通气禁忌，且操作者善于面罩通气技术，插管失败仅只引起轻微损伤，经改变麻醉方案或暂停手术即可解决；相反，如果有面罩通气禁忌，或施行面罩通气无效时，患者可迅速面临低氧血症和高碳酸血症危险，严重者可引起麻醉死亡。

一、气管插管困难和失败的原因

气管内插管困难和失败的原因可从三方面去分析：①患者气道先天性解剖异常；②患者气道后天性病理异常；③麻醉者操作技术不恰当或错误，临床上将气道先天性或后天性异常引起的气管插管失败病例，统称为气管插管困难症（困难插管）患者。气管内插管的操作多数是在直视声门下进行，绝大多数插管失败是由于不能见到声门引起。为此，施行气管内插管必须首先建立从口至声门的直视线，即应先将气道的口至咽、咽至喉头、喉头至气管的三条轴线调整为一条轴线，其间由于插管操作不正确，喉镜显露声门不恰当，气管插管操作不能在直视声门下进行，以及在插管困难情况下不能维护有效呼吸交换量等问题，同样是造成插管失败的主要原因。据统计，因气道先天性或后天性异常导致气管插管失败的发生率为 1：2303；因插管技术操作不恰当或错误，导致插管期严重缺氧和 CO_2

蓄积，并继发心室纤颤或心搏骤停脑缺氧死亡者，可占麻醉死亡总例数的30%。

气道先天性或后天性解剖异常，仔细复习病史，从既往史中可发现不能显露声门或干涉声门显露的潜在异常因素。对以往插管困难的具体经过、困难程度、插管技术（包括气道窥视径路、喉镜窥视片尺寸、气管导管尺寸等）进行分析，以及由此而引起的手术暂停，或继发呼吸道并发症等病史进行具体记录，可给下一次麻醉插管提供有用的参考，此基础上可对下颌、口腔、咽腔、气管等解剖情况进行深入一步检查，必要时可邀请熟悉气道解剖的五官科或颌面外科专家共同会诊以求确诊。

造成声门不能显露，或干涉声门显露的潜在气道异常因素很多，包括解剖变异（遗传学疾病）和慢性疾病。

1.解剖变异

解剖变异包括张口度过小；颞颌关节活动度受限；上门齿前耙、过长或突出；牙齿全缺，前门齿松动、脆裂或残缺不全；下颌骨发育不全（下颌退缩）；颈项粗短，颈后伸受限；唇腭裂（高腭弓）；舌体肥大（巨舌症）；会厌扁宽、肥厚、过长或会厌囊肿；喉结过高、前突；漏斗喉等。

2.慢性疾病

慢性疾病包括风湿性关节炎；极度肥胖；甲状腺巨大肿块；肢端肥大症；硬皮症；强直性脊柱炎；放射性纤维组织增生；颈椎融合；颈椎强直；颈部肿块、炎症、动脉瘤；颈项强直；颈椎压缩骨折；颈椎类风湿性关节强直；颞颌关节强直；颈椎损伤；严重颈椎病、椎动脉严重供血不足；扁桃腺、增殖体高度增生肥厚；牙关紧闭症；下颌骨完全性骨折或残缺不全；舌损伤；会厌炎；咽后壁巨大脓肿；口咽部肿瘤、水肿或炎症；鼻出血；出血性扁桃腺炎；口、面、颌、颈部烧伤瘢痕挛缩；面颊部炎症、溃破、瘢痕或软组织缺损不全；气道肿物；气道炎症；气管显著移位；喉头气管感染、肿瘤、化学物品腐蚀、手术、放疗、化疗或外伤后继发喉头气管狭窄；癫痫或抽搐等。

二、插管困难的预测方法

麻醉前访视重点内容之一是检查患者气道的通畅情况，客观评估气管插管的难易程度，预测其困难所在。这是避免插管困难或插管严重意外的最主要方法。预测和估计气道现状的检查方法有以下几类：

（一）一般视诊

根据先天性或后天性气道异常的常见病因，对气道是否异常、是否会引起气管插管操作困难等问题，进行有次序的视诊检查，以便获得初步印象。

（二）张口度

张口度是指患者最大的张口程度，即上下门齿之间的距离。正常距离介于 3.5 ~ 5.6 cm；如果小于 3 cm，提示插管可能遇到困难；小于 1.5 cm，提示无法施行直接喉镜显露声门。

Mallampati 等指出，舌体的大小及其基底部的宽窄可视作为一种简单预测困难插管病例的有用指标。嘱患者伸舌即可观察到舌体积的大小及其基底部的宽窄；再观察两侧襞裂柱和悬雍垂。若看不到两侧襞裂柱和悬雍垂，提示用喉镜窥视往往也无法看到喉头，该患者则极可能是困难插管病例。另一种预测舌与咽部关系的方法是超声扫描检查，对喉和声带毫无创伤。

检查方法：让患者取正坐位姿势，头居正中位，检查者的视线与口处于同一水平位，嘱患者尽量张口并伸舌，并嘱患者发"啊"声，然后直接观察咽部结构及舌体遮住咽部的程度，一般可分为 4 级：

（1）Ⅰ级舌咽关系：清楚看见软腭、腭弓和悬雍垂。

（2）Ⅱ级舌咽关系：可见软腭和腭弓，而悬雍垂被舌根部分遮住。

（3）Ⅲ级舌咽关系：仅能见到软腭，而腭弓和悬雍垂全被舌根遮住。

（4）Ⅳ级舌咽关系：完全看不到软腭等结构。

其中Ⅰ级患者的气道通畅程度为 99% ~ 100%；Ⅱ级患者的气道通畅或部分通畅者占 90%，其中约 10% 患者存在气道异常。一般Ⅰ、Ⅱ级舌咽关系的患者，其气管插管多数无困难。Ⅲ、Ⅳ级患者多数存在气道异常或完全不通畅，插管容易遇到困难，甚至失败。

此项检查方法简单、无创，但可因患者发"啊"声，或拱起舌背，或检查者视线的方向不正确而影响检查结果，故不完全可靠，但至少可预测出 50% 的插管困难病例。

（三）寰枕关节伸展度

检查方法：患者取坐位，头取垂直正位并稍向前，张大口，保持上齿的咬合面与地面平行，然后让患者慢慢尽量仰头，此时寰枕关节的伸展达到最大程度，用量角器测量上齿咬合面与地平面之间的旋转角度，根据所测得的角度分四级：

（1）Ⅰ级伸展度：上齿咬合面与地平面的旋转角在 35° 以上，提示寰枕关节伸展度正常。

（2）Ⅱ级伸展度：旋转角度减小 1/3（呈 20° ~ 25°）。

（3）Ⅲ级伸展度：旋转角度减小 2/3（呈 10° ~ 12°）。

（4）Ⅳ级伸展度：旋转角度仅在 10° 以内。

其中Ⅰ级患者的口、咽和喉三条轴线容易达到一条轴线，舌根不遮住咽部，喉镜上提舌根所需的用力也小，99% 以上患者插管无困难；Ⅱ级患者插管困难者占 5%；Ⅲ级患者插管困难者估计在 20% 以上；Ⅳ级患者插管困难的可能性为 50% ~ 95%。

（四）甲颏间距

检查方法：嘱患者颈部取充分后仰位，测定下颏尖至甲状软骨切迹上缘的距离（称甲颏间距），据此间距可预测插管的难易度。①大于 6.5 cm 者，插管一般无困难；②6 ~ 6.5 cm 者，插管可能遇到困难；③小于 6 cm 者，插管遇到困难的机会大增。

（五）下颌骨水平支长度

测量下颌角至颏尖正中线的距离，长于 9 cm 者插管多无困难；短于 9 cm 者插管困难的发生率增高。

（六）颈部后仰度

患者取坐位，嘱患者尽量后仰头部，测量上门齿前端与身体纵轴线相交的角度。正常值为 90° 以上；小于 80° 者，提示颈部后仰受限，插管可能遇到困难。

（七）喉结过高

喉头位于颈椎 3 ~ 6 椎之间，深处于舌根下的偏前方。有时从颈前部看，喉结的位置特别高且往前突，于颈短粗或极度肥胖患者容易见到。高喉结是困难插管病例，在应用喉镜窥视时，表现口咽轴与喉腔轴呈相对垂直的角度，无法调整为一个轴线水平，因此，显露会厌往往特别困难，甚至根本看不到会厌。遇此情况，需要借助特殊器械（如气管导引器、喉镜片前端弯度能够调节的特殊喉镜或纤维光导喉镜等）来完成气管插管。

三、插管困难患者的插管方法选择

（一）选择原则

1. 对术前估计插管困难，或无插管成功把握的病例，应常规选用清醒插管，即在保留自主呼吸和上呼吸道肌张力不减退的状态下插管，切忌轻易施行静脉快速诱导插管。

2. 如果术前未知存在插管困难，而患者又已接受全麻诱导，处于无自主呼吸状态，则需在面罩通气保持良好通气的前提下，让患者苏醒并自主呼吸恢复以后，再酌情考虑清醒插管。

（二）普通喉镜清醒插管

需要在完善的表面麻醉下进行，适用于多数插管困难患者，要求技术熟练，同时可酌用适量镇静药（如氟芬合剂），以减轻患者痛苦，但用镇静药的前提是必须保留患者意识清醒，无呼吸抑制。

（三）纤维光导气管镜或纤维光导喉镜清醒插管

利用纤维光导气管镜（FOB）或纤维光导喉镜（FOL）清醒插管，允许患者保持自然头位，具有损伤小、费时少、刺激轻等优点，是处理预测插管困难病例的较好方法。具体适应证为：①预测插管困难者；②临时遇到插管困难时；③颈部后仰困难者；④颅底骨折和（或）颈椎不稳定型骨折者；⑤椎动脉严重供血不足者；⑥牙齿残缺不全、松动或脆裂者。本法尤其适用于口咽部干燥无血、非紧急情况的插管。如果口咽腔存在明显出血或分泌物众多，因显露不清楚，插管的成功率同样下降。

（四）纤维光导可塑芯喉镜清醒插管

本喉镜具有一种短、硬、细、冷光源，带目镜的特殊镜干，前端具有弯曲成"L"形的可塑性和变弯曲度特性，特别适用于口咽部肿瘤、喉结过高、会厌宽阔肥厚、颈椎固定或颈椎不稳定病变的插管。先将气管导管套在镜干上，其前端露出镜干前端 0.5 ~ 1.0 cm。在目镜观察到会厌后，调节镜杆前端的弯曲度，利用导管的顶端挑起会厌，并推进导管进入声门。本法的特点是镜杆前端不直接接触会厌。

（五）逆行引导清醒插管

在表面麻醉下穿刺环甲膜,插入细长导引钢丝(可借用前端有弹性的心导管导引钢丝)，逆行经声门引出至口腔（或鼻腔），然后套入气管导管，沿导引丝将气管导管插过声门进入气管。在导引丝牵引过程中可能损伤环甲膜，或引起声音嘶哑、出血、血肿、皮下气肿、纵隔血气肿等并发症。为避免此类并发症，可改经环气管膜穿刺（即环状软骨与第二气管环之间的间隙）。本法适用于颌面创伤、颈椎固定、颞颌关节强直、牙关紧闭等插管困难症，不需要特殊设备，可经口或经鼻插管，但需要有完善的喉头表面麻醉，更需要有轻柔的手法和一定的技巧。

（六）光束引导管插管

光束引导管是一根前端附有光源、整体可弯曲塑形的光束管，使用光束引导管插管前，需保持室内环境黑暗。患者取平仰卧、头轻度后仰，将气管导管套于光束引导管，先将光束管经口往喉头方向推进，同时观察颈部环甲膜部位皮肤上的透亮度，当清楚看到光亮时，提示光束的前端已处于进入气管腔的位置，即可将气管导管顺沿光束管推进入气管。

（七）经鼻（经口）盲探气管插管

上述方法都需要有一定的设备，本法则无须特殊设备，最适用于张口困难施行经鼻盲探插管的患者，具体方法详见前述。

（八）经口盲探气管插管

可在头颈自然位下，术者左手食指经口探触会厌游离缘，以完成引导插管，最适用于颈椎骨折损伤或颈项强直患者。气管导管插入声门的主要依据是倾听呼吸气流声响，如果在气管导管腔内插入呼气末 CO_2 监测探头，则更有助于判断导管插过声门。

（九）气管切开操管

对巨舌症：喉肿瘤、狭窄、移位、脓肿；上呼吸道巨大脓肿；气管食管上段破裂、腐蚀或穿孔等患者，气管切开插管是首选方法。此外，对以上插管方法均告失败的病例，最后都可采用本法插管。

（十）硬质支气管镜明视引导插管

适用于上呼吸道狭窄或气管受压的患者。先将气管导管套在细号硬质支气管镜上，然后利用硬质支气管镜观察气管狭窄的部位，并将气管导管顺气管越过狭窄或受压部位，然后退出支气管镜。

（十一）手术干预插管

主要用于口、颌、颈部烧伤晚期瘢痕挛缩的患者，先在局麻下横断颈部瘢痕，或再将裂口扩大，然后再按常规施行明视气管内插管。

四、插管困难患者的处理

1. 对术前预测插管困难患者的处理常规按清醒插管处理，插管方法根据病情而定。清醒插管既费时、费力，患者也非常痛苦，但仍应坚持采用。

2. 欲做到顺利完成清醒插管，关键在于：①让患者有充分的思想准备，对清醒插管的重要性有足够的认识，以求患者充分安静、合作和全身肌肉松弛；②咽喉气管黏膜表面麻醉必须全面、完善，但又要严防局麻麻药逾量中毒；③喉镜显露及插管操作的手法需尽量轻柔、正确和迅速；④插管全程需常规监测心电图、血压、SpO_2 和 $PetCO_2$；⑤插管成功后，必须及时证实导管确实在气管内，迅速排除误入食管的错误，同时要避免导管插入过深或过浅，妥加固定，以防滑出声门或深入一侧总支气管。

3. 对已经进入静脉快速诱导状态而又遇到插管困难患者的处理：在全麻诱导后因反复试行插管而屡遭失败时，往往缺氧严重，情况危急；又因咽喉软组织创伤，咽腔积留较多血性分泌物使视野模糊不清，喉头出现创伤性水肿使喉头的显露更不清楚。此时，原则上应终止插管，改期手术，并做好善后处理，同时严密监测 ECG、血压、SPO_2 和 $PetCO_2$，随时了解缺氧、CO_2 蓄积情况，做好心肺复苏准备。善后处理包括：①用面罩维持人工通气，保持呼吸道通畅，等待自主呼吸完全恢复正常，监护患者直至完全苏醒。对采用非去极化肌松药者，需酌情使用新斯的明以拮抗残余肌松作用。对胃胀气者，需安置胃管减压；②如果面罩通气无法保证有效通气，缺氧无改善者，心搏骤停的发生率极高，必须果断采取紧急措施：首先插入口咽通气道，或鼻咽通气道，再试用面罩通气！如果仍然无效，可酌情选用。插入喉罩（laryngomask）施行手法或机械通气或经环甲膜穿刺施行气管内喷射通气（详见下文）。因此，对气管插管困难患者，事先均需常规备妥上述相应的急救器械和设备，做到随取即用。

4.对全麻诱导下插管困难，而手术又必须继续进行的患者，可试行下列方案之一。

（1）在面罩有效通气下，选用逆行引导插管，同时设法尽快促使自主呼吸恢复。

（2）在喉罩正常通气下，选用下列措施之一：①等待患者恢复自主呼吸，然后考虑清醒插管；②用喉罩代替气管内插管，施行手法或机械通气全麻下手术；③经喉罩试行盲探气管内插管，先置入 3 号或 4 号喉罩维持通气，再经喉罩插入内径 6.0 mm 的细气管导管，按盲探法将导管插入气管内；④经喉罩将导引探条插入气管，然后顺探条将气管导管引入气管内；⑤经喉罩将纤维光导支气管镜插入气管，将事先套在纤支镜上的内径 6.0 mm 气管导管引入气管内。

用上述③、④或⑤法完成气管内插管后，需将喉罩和气管导管一并妥加固定，然后经气管导管维持机械通气和吸入麻醉直至麻醉结束，先拔出气管导管，继续保留喉罩一段时间以用作通气道，待患者完全清醒以后再拔除喉罩。

（3）经气管穿刺喷射通气：这是一种解除插管困难、纠正严重缺氧的紧急措施，能迅速供氧和提供安全保障。采用大口径静脉外套管穿刺针（如 14 G），取向足 30°角经环甲膜穿刺入气管腔，抽得空气后，将外套管推入气管内，退出针芯，然后将喷射通气机输出管与外套管连接以施行喷射通气。此时应能看到胸廓起伏，同时在声门处能听到有气体逸出，提示通气有效。

如果不具备喷射通气机条件，可利用普通麻醉机快速充氧钮的气流，与置入气管内的外套管连接，通过间断按压快速充氧钮以施行手法喷射通气。

本法容易并发颈部及纵隔皮下气肿，发生率可达 29%，但一般都会自行消除。为防止此类并发症，必须避免穿刺针偏离中线或穿刺过深，否则易因刺伤气管壁而诱发皮下气肿。鉴于本法有此缺点，故只宜短时间使用，一般仅用作紧急措施。

五、插管困难患者的拔管术

对待插管困难者的拔管，必须持十分慎重的态度，因拔管后有可能再度出现呼吸困难，而需要再次插管，将会遇到极度困难和导致生命危险。因此，拔管的原则应是：自主呼吸完全恢复，逐步渐进，随时能做到主动控制气道。

在上述拔管原则的前提下，选用下列处理方案之一进行拔管：

1.首先吸除口、咽、鼻、气管导管和胃管内的分泌物和内容物，吸纯氧 2 ~ 5 min 后，经气管导管先置入喷射导管（或利用有空腔的弹性橡胶导引管代替），然后放出充气套囊内的气体，在保持喷射通气的情况下，拔出气管导管，如果患者出现呼吸困难，可立即利用喷射导管作引导，再次插入气管导管。

2.经气管导管置入纤维光导支气管镜，然后将气管导管退至镜干的近端，利用纤支镜的吸引孔进行吸引、供氧或喷射通气，同时观察气管内情况，必要时可重新置入气管导管。

3.对困难插管病例手术后，必须随访患者 2 ~ 3 d。如有并发症，应继续随访，并会同主管医师一起处理，直至痊愈。

第七章　老年患者麻醉的实施

第一节　老年人有关药理改变

老年人衰老的病理生理改变使药物的吸收、分布、代谢、排泄、生物利用度及清除速度都发生了改变。

一、吸入麻醉药

吸入麻醉药肺泡最低有效浓度（MAC）于 40 岁以后，每增龄 10 岁降低 4%。老年人功能残气量的增加使吸入气向肺泡的转运过程减慢，肺泡麻醉药浓度上升速度相应变慢。老年通气/血流比例失调增大，肺交换面积减少，使麻醉药向血的转运能力下降；老年人心排血量下降，血流从肺带走的麻醉药物相对减少；老年人吸入麻醉药血/气分配系数降低，肺血平衡加快，将减少自肺泡的摄取；而老年人体内脂肪含量增加，肌肉/血、肝/血分配系数增大，则组织对麻醉药的摄取也增加。以上改变将引起吸入麻醉剂诱导起效慢、效果明显而术后恢复延迟。

二、静脉麻醉药及阿片类镇痛药

静脉麻醉药如硫喷妥钠、地西泮、咪达唑仑、依托咪酯或丙泊酚及阿片类药物，如芬太尼等可用于老年人，但敏感性显著增高，中枢神经抑制明显，呼吸抑制出现稍迟，但抑制时间显著延长，且易致呼吸停止，故对老年人静脉麻醉用药应掌握分次小量原则，首次用药量先减少 50%，待观察药效后，再酌情予以追加剂量。

三、肌肉松弛药

1. 老年人血浆胆碱酯酶活力减弱，药物清除率降低，故琥珀胆碱剂量需酌减，重复使用时更应减小。

2. 老年人非去极化肌松药的用量与年轻人相仿，药效也相同，但起效缓慢，作用时间明显延长，用药量需酌减。泮库溴铵于 75 岁消除半衰期为中青年的 2 倍；维库溴铵阻滞恢复时间为 45 min，年轻人仅 17 min，且反复用药可能产生蓄积。阿曲库铵则例外，剂量和效应几乎不受年龄影响。

3. 新斯的明的拮抗效应与年龄明显相关，静脉注射 0.05 mg/kg 的起效时间和最大拮抗肌松作用老年人虽与年轻人基本相仿，但作用时间延长至 42 min，年轻人仅 13 min。

第二节　老年患者的麻醉方法

一、术前评估及麻醉前准备

（一）老年外科的特点

1. 老年人应激反应迟钝

有时病情已十分严重，但自觉症状较轻，且多种疾病症状重叠，难以确诊。

2. 老年人并发症多

约 40% ～ 60% 的老年患者合并有心血管、呼吸或消化系统病变，30% 的老年患者术前已有 3 种或更多的疾病，这些并发症使病情加重，死亡率增高。

3. 老年人急诊、重症较多

易引起并发症（低温、水电解质平衡失调、低血容量和感染）而增加死亡率。

（二）术前评估

充分的术前评估是保证老年人手术安全的重要前提。在评估麻醉和手术的风险程度时，一般均需考虑患者、手术、麻醉三方面的危险因素，主要与老年人原发病的轻重、并发症的多少及其严重程度、手术创伤密切相关。

根据上述老年外科的特点，术前评估包括患者的全身状况及心、肺、肝、肾等重要器官的功能，以及中枢神经系统和内分泌系统的改变。应详细了解患者的现在和过去病史，通过体格检查、实验室和影像检查，必要时增加一些特殊检查，对所获得的资料加以综合分析，采用 ASA 分级标准进行粗略的评估。

手术部位和手术创伤大小也是决定围手术期危险大小的一个重要因素。在老年人，手术部位浅表或创伤小的手术与体腔、颅内或创伤大的手术相比，其死亡的危险相差 10 ～ 20 倍。

（三）麻醉前用药

老年人药物吸收、降解和排泄均减慢，药物耐受量小，因此，麻醉前用药剂量约比年轻人减少 1/3 ～ 1/2。麻醉性镇痛药容易产生呼吸、循环抑制，除非麻醉前患者存在剧烈疼痛，一般情况下应尽量避免使用。老年人对镇静、催眠药的反应性也明显增高，应减量慎重使用，一般宜用咪达唑仑肌内注射，少用巴比妥类药。老年人迷走神经张力明显增强，麻醉前给予阿托品有利于麻醉的实施和调整心率。如患者心率增快、有明显心肌缺血时应避免使用，可以东莨菪碱代之，但东莨菪碱易致老年人兴奋、谵妄，应酌情慎用。如合并青光眼，应禁用颠茄类药。

二、麻醉方法选择的原则

老年患者麻醉方法的选择应考虑以下因素：

1.病情

老年人病情使其对麻醉药物的耐受性和需要量均降低，尤其对中枢性抑制药如吸入麻醉药、镇静催眠药及阿片类镇痛药均很敏感，易使其作用相对加强。

2.手术性质对麻醉的要求

一般来说，对短小、表浅手术选用局麻或区域阻滞；下腹部手术和泌尿系统手术可选用连续硬膜外麻醉，平面控制在 T_8 以下，应用辅助药物时剂量应减小，避免对循环、呼吸的抑制；气管内插管全身麻醉只要掌握得当，对血流动力学干扰轻，且气管内插管便于维持呼吸道通畅和充分给氧，有利于维持和改善重要脏器功能。

3.麻醉医师技术水平与临床经验

由于老年患者解剖、生理的特殊性，更加需要麻醉医师具有丰富的临床经验，熟练掌握操作技术。

三、常用的麻醉方法

（一）局部麻醉

局部浸润麻醉对全身生理功能干扰极少，麻醉后机体功能恢复迅速。但老年人对局麻药的耐量降低,使用时应减小剂量,采用最低有效浓度。常用于体表短小手术和门诊小手术。

（二）神经阻滞

常用神经阻滞有：用于颈部手术的颈丛阻滞；用于上肢手术的臂丛阻滞；用于下肢小手术的腰丛及坐骨神经阻滞。其优点与局部麻醉相似。

（三）椎管内麻醉

椎管内麻醉效果满意，且有一定的肌肉松弛作用，并能提供可靠的术后镇痛，故适用于老年人下腹部、会阴和下肢手术。但椎管内麻醉对循环和呼吸容易产生抑制，而老年人的代偿能力差，因此阻滞平面最好控制在 T_8 以下，以不超过 T_6 为宜。

1.硬膜外阻滞

老年人硬膜外麻醉常因骨质增生和韧带钙化致硬膜外穿刺、置管困难，正中法难以成功时，可改用侧入法穿刺。

老年人硬膜外间隙随着年龄的增长而变窄，容积减少；椎间孔闭缩，局麻药向椎旁间隙扩散减少。因此老年人硬膜外阻滞所需局麻药的量普遍减少。注药前应先开放静脉输液，连接好监测设备，准备好升压药物。注药速度宜缓慢，给药后密切观察，患者常规吸氧，遇有血压下降，应适当加快输液速度，必要时加用升压药物。

老年人施行硬膜外阻滞合用辅助药物时，剂量宜小，约为年轻人的 1/3 ~ 1/2。遇麻醉效果不佳时，切忌盲目增加辅助用药，慎用氯胺酮，以免引起心血管意外。

2.蛛网膜下隙阻滞（脊麻）

脊麻的阻滞效果确切完善，低位脊麻（T_{12} 以下）对循环、呼吸影响较轻，适用于下肢、肛门、会阴部手术。老年人脊麻有以下特点：起效快、阻滞扩散广、作用时间延长，因此用药剂量应酌减。近年来引进的连续脊麻，可小剂量分次注药，提高了脊麻的安全性，扩大了手术范围，降低了腰麻后头痛等并发症。

3.脊麻-硬膜外联合阻滞

此种麻醉方法综合了脊麻和硬膜外麻醉的优点，具有起效快、用药量小、作用完全的特点，在作用时间和阻滞范围上较脊麻或硬膜外阻滞单独应用者优。可用于老年人腹部、会阴联合手术、髋关节及下肢手术。注意事项同硬膜外麻醉及脊麻。

（四）全身麻醉

对老年患者全身情况较差，心肺功能严重受损以及并发症复杂的，宜首选全身麻醉。全身麻醉与硬膜外阻滞联合应用，可减轻心脏负荷，改善冠脉血流，减少全麻用药量，减轻全身麻醉药对机体的不良影响，还能提供良好的术后镇痛。

1.麻醉诱导

应力求平稳，减轻气管插管时的心血管应激反应，同时防止麻醉药用量过大引起的严重循环抑制和缺氧。老年人对常用的麻醉诱导药如芬太尼、阿芬太尼、咪达唑仑、丙泊酚等的敏感性增高，由于个体差异大，静脉用量很难准确掌握，故一般先从小剂量开始，逐渐加大用量。静脉麻醉药对血流动力学影响的程度由高到低依次为：丙泊酚、硫喷妥钠、咪达唑仑、依托咪酯，心血管功能差和血容量不足的以依托咪酯为首选。防止插管时心血管反应的方法很多，完善的咽喉、气管内表面麻醉对减轻插管时心血管反应作用肯定。有高血压病史，特别是术前高血压未得到较好控制的老年患者，全麻诱导时应尽量避免浅麻醉下插管。

2.麻醉维持

麻醉维持要求各生命体征处于或接近生理状态，注意维护重要器官功能，满足手术操作需要，抑制由于手术创伤引起的有害反射，其关键在于麻醉维持早期的平稳。一般而言，老年患者麻醉维持不宜太深，但过浅的麻醉会出现镇痛不全使患者处于高应激状态或术中知晓，应予避免。

在给药方法上要特别注意其可控性。吸入麻醉的控制相对较容易，用于老年人麻醉维持是可取的。静脉麻醉药使用微量泵持续控制给药，较单次推注给药易于控制，也较安全，吸入麻醉与静脉麻醉复合则更为灵活。老年人对肌松药的敏感性改变不大，但作用时间明显延长，故在满足手术需要的前提下，应及早停用肌松药。

呼吸和循环管理在全麻维持中特别重要，老年患者对缺氧耐受力差，但过度通气对老年人也不利，可以引起冠状动脉痉挛、心肌缺血，如不及时纠正可能造成严重后果。老年人心血管和心脏储备功能差，输血输液时应精确计算其需要量，必要时行中心静脉穿刺置管，监测中心静脉压。

3.麻醉恢复

此期发生意外的可能性较高，最常见的是由于呼吸功能恢复不全引起的通气不足、呼吸道梗阻、缺氧等并发症；其次是疼痛等不适引起的血流动力学改变。

老年人对麻醉药物的吸收、代谢速度减慢，术毕苏醒延迟或呼吸恢复不满意者较多见，最好进入麻醉恢复室继续观察和呼吸支持，尤其是并存高血压、冠心病等心血管疾病和肺功能不全者。虽然完全清醒并现代奕用临床麻醉学不是拔管的必要条件，但对老年人来说，待其自然完全苏醒后拔管比较安全。此时拔除气管导管要切实减轻或消除拔管时的心血管反应，以免发生心血管意外。对老年患者，使用肌松药和麻醉性镇痛药的拮抗药时必须慎重。

四、术后管理

老年人的术后管理质量与术后并发症的发生直接相关。呼吸功能不全和低氧血症是老年患者术后早期死亡的重要原因。术毕应待意识恢复、呼吸循环稳定方可拔除气管导管。对术后估计需进行呼吸功能支持的患者，应给予一段时间的机械通气支持，不要急于拔管。拔管后继续注意保持呼吸道通畅，并充分供氧，对拔管后出现严重呼吸抑制者，除给予相应拮抗药物外，应注意及早重新气管内插管（或置入喉罩等）辅助呼吸，切勿丧失抢救时机。对于一般老年手术患者，针对其氧合能力的降低，术后吸氧的时间不应小于24 h。

良好的术后镇痛有助于术后并发症的防治和术后康复，但由于老年人各器官系统储备功能降低和药代动力学的变化，使老年患者的术后疼痛管理十分困难，应注意以下几个方面：

1.联合使用多种镇痛方法，如患者静脉自控镇痛和局部神经阻滞联合使用，可以增加镇痛效果，同时减少麻醉药的毒性。

2.部位特异性的镇痛方法是有益的，如上肢手术使用局部神经阻滞，胸部手术使用肋间神经阻滞。

3. 非留体类抗炎药可使镇痛药的镇痛作用增强，同时减少其用量和炎性介质的释放。术后使用的镇痛药主要为阿片类药物，但要注意减少其用量。其他如感染的预防、合理的营养支持等，都是术后应该注意的。

第三节　老年患者麻醉并发症及处理

认识老年人病理生理特点，再根据患者的具体情况，麻醉前做全面的评估及充分准备，制订合适的麻醉方案，是减少和避免老年患者麻醉并发症重要的一环。

一、老年人生理特点

1. 随着年龄的增长中枢神经、周围神经和自主神经发生退变及功能下降，手术后易发生认知功能障碍。

2. 随着年龄的增长心血管系统疾病亦随之增加，表现为大动脉壁的弹性纤维增厚，血管变厚；心肌纤维化使心室顺应性降低和收缩性降低致心室射血分数降低，同时心率最大反应降低，心肌收缩舒张所需时间延长，导致心脏储备能力降低。

3. 肺实质及胸廓的改变，致肺弹性回缩能力降低，肺总容量降低，功能残气量增加，呼气时间延长，气道阻力增加；呼吸肌张力降低，咳嗽无力，不能有效排痰。

4. 老年人肾脏滤过率降低，重吸收、浓缩、稀释功能以及维持细胞外液容量和对电解质及酸碱平衡能力均明显降低，对药代动力学产生影响。

二、老年人麻醉特点

1. 术前评估及麻醉前准备

（1）全身状况。

（2）精神状态，有无认知障碍。

（3）心血管系统情况。

（4）血糖有无增高。

（5）电解质及血气变化。

（6）凝血状况，有无服用抗凝药。

（7）有无青光眼。

2. 老年人硬膜外麻醉特点

（1）韧带钙化，椎间隙变窄，穿刺困难。

（2）硬膜外间隙静脉丛充血和（或）血管硬化，易致硬膜外腔出血甚至血肿。

（3）椎间孔变窄，硬膜外腔绒毛样组织增生，有效空间变小，致阻滞范围意外扩大。

（4）硬膜外阻滞起效时间和强度随年龄增大而增加，用药随年龄增大而减小。

3.麻醉前用药

（1）麻醉性镇痛药、镇静药用量宜小。

（2）东莨菪碱易致老年人兴奋、谵妄，以改用阿托品为好，对心动过缓的老年人亦可调整心率。

4.麻醉方法的选择

一般下腹部及四肢手术可选择椎管内和神经阻滞麻醉，中、上腹部手术可根据患者全身情况及麻醉医师的业务程度、科室设备选用适当的麻醉方式，亦可选用硬膜外联合气管内全身麻醉。颅脑及胸部手术选用气管内全身麻醉。

三、麻醉并发症及其处理

1.呼吸系统

常见的有呼吸抑制、呼吸道梗阻、支气管痉挛，主要原因是麻醉性镇痛药、肌松药残留作用及舌后坠，气道分泌物阻塞、刺激。处理方法有延迟拔管，充分吸除口腔及气管内分泌物，备口（鼻）咽通气道，吸氧。老年人麻醉后最好送麻醉恢复室观察至生命体征平稳。

2.循环系统

常见的并发症有高血压、低血压、心律失常、心衰。麻醉中应根据老年人的特点调整麻醉用药、麻醉深度及合理补充血容量，一旦发生，对症治疗。

3.中枢神经系统

麻醉后苏醒延迟，认为与麻醉药残留、低氧血症、低体温、高或低血糖有关，分析原因，对症处理。术后谵妄是麻醉术后较常见的现象，其发生率约为8% ~ 78%，与睡眠功能紊乱相关。一般术后应用一些催眠镇痛药如地西泮、氟哌利多和哌替啶来人工制造清醒-睡眠周期。

4.内分泌改变

应注意血糖变化。

第八章　危重疑难患者麻醉

第一节　创伤患者麻醉

一、创伤评估

初期评估应遵循 ABCDE 的步骤，即气道（airway）、呼吸（breathing）、循环（circulation）、功能障碍（disability）和暴露（exposure）。对于严重创伤患者，评估应与复苏同步进行，不能因为评估而延误对患者的复苏。

（一）气道和呼吸评估

因为低氧血症直接威胁创伤患者，麻醉医师应首先注意气道情况，建立和维持气道通畅是气道评估的首要步骤；其次应清除气道中的分泌物、呕吐物和异物。如气道通畅、通气充分，在进行其他复苏措施的同时辅助供氧，并且严密监护。应假定所有多发创伤的患者有颈椎损伤、饱食和低血容量，在气道操作前均应将颈椎初步固定。所有创伤患者的呼吸和气体交换情况应在气管插管后或开始正压通气时进行再评估。

（二）循环评估

可根据面色苍白、心率增快、低血压、血细胞比容或血红蛋白下降、患者烦躁、呼吸增快、发绀、低中心静脉压及尿量来进行评估。除症状和体征外，还可根据创伤的部位和性质判断出血量。如骨盆骨折可失血 1500 ~ 2000 ml；一侧股骨骨折可失血 800 ~ 1200 ml；血胸失血可达 1000 ~ 1500 ml；腹腔内出血可达 1500 ~ 2000 ml，如伴有后腹膜血肿及复合创伤，失血甚至可多达 3000 ml。

（三）神经学评估

应询问简单的病史，向患者、患者家属和急救人员询问事故的经过，可采用 Glasgow 昏迷评分对患者的神经学状态进行评估。由于创伤患者的神经系统病情可快速发生恶化，应动态进行再评估。

二、创伤性休克

（一）病因

休克（shock）为一种临床综合征，是人体有效循环血量减少、组织灌注不足所引起的代谢障碍、细胞受损的病理过程，常是多种因素共同作用的结果。凡是造成全身氧输送、氧摄取和利用受损的任何因素都可导致休克的发生。常见的病因有：失血、张力性气胸、心脏压塞、心脏损伤、脊髓损伤、气道梗阻或肺损伤、脓毒症等。此外，患者的潜在并发症也可能是休克的重要促发因素，导致氧输送下降，机体的低灌注状态，削弱机体正常的代偿机制。

（二）创伤性休克的病理生理

创伤性休克的病理生理主要表现为三方面：微循环障碍、代谢改变、重要脏器继发性损害。

1.微循环障碍

休克发生后微循环血量锐减，血管内压下降，通过应激反应，体内释放出大量的儿茶酚胺，引起周围小血管及微血管，内脏小血管及微血管的平滑肌包括毛细血管前括约肌强烈收缩，临床表现为皮肤苍白、湿冷、尿量减少至 30 ml/h 以下，此期为休克的早期。如循环血量进一步减少时，组织因灌流量不足而发生缺氧，大量血液潴留于毛细血管内，进一步加重已处于关闭状态的毛细血管网扩大开放范围，从而使回心血量进一步减少。临床表现血压下降，一般认为收缩压低于 80 mmHg、舒张压低于 50 mmHg，即休克的失代偿期。如休克状态仍未能得到有效控制，病情进一步发展，微循环内形成大量微血栓，造成所谓的病理性血管内凝血，组织器官由于细胞缺氧损害而发生的自溶导致这些组织血管发生器质性损害，此时已进入休克的晚期即微循环衰竭期（DIC 期）。

2.体液代谢变化

休克时体内儿茶酚胺增多，引起微动静脉吻合支开放，使血流绕过毛细血管加重了组织灌流障碍的程度。此外组胺、激肽、前列腺素、内啡肽、肿瘤坏死因子等体液因子在休克的发展中发挥不同的致病作用。

3.重要脏器受损

休克持续超过 10 小时，即可发生内脏器官的不可逆损害。如有两个以上器官发生功能障碍，称为多脏器功能衰竭，这是造成休克死亡的常见原因。

（三）创伤性休克的诊断

尽快诊断并尽早治疗对改善创伤性休克的临床转归至关重要。首先要了解患者的外伤或出血史，明确创伤的性质；其次，患者的意识状态改变也非常重要。随着病情的进展，患者的意识可发生正常焦虑激动嗜睡—昏迷的渐进性改变；再次，早期的生命体征对诊断也有帮助。休克患者的早期表现有面色苍白、外周湿冷、脉搏细弱和脉压降低等。

动脉血的碱剩余可用于估计休克的严重程度；血乳酸含量是诊断休克的另一敏感指标，是反映休克严重程度和持续时间的可靠指标。

（四）创伤性休克患者的复苏

一旦确定了休克的诊断就应该尽快开始容量复苏治疗，创伤复苏治疗能否取得最终的成功则取决于出血的原因是否得到纠正。但是明确失血原因并控制出血的过程需要花费一定的时间。在这个阶段，复苏的目标在于支持患者的生理功能，而不是一定要使患者的生理功能恢复到正常。

1.复苏液体的选择

日前可供使用的各种静脉补液都存在各自的优缺点，麻醉医师应该根据临床需要权衡利弊后合理选择使用。

（1）晶体液

输注晶体液，如等张 0.9% 生理盐水或乳酸林格液，可补充血管内容量和组织间腺容量。输注大量生理盐水（大于 30 ml/kg）将会导致高氯性酸中毒。晶体液对凝血功能的影响比较复杂，会随着血液稀释的程度而变化。

（2）胶体液

对复苏液体类型的选择取决于液体对凝血功能和代谢率的影响、微循环功能改变、容量分布和器官功能状态。与晶体液相比，胶体液具有更强的血浆容量扩充作用，有助于维持血管内容量，同时减轻重要脏器的组织水肿。

（3）高张溶液

静脉输注高张盐溶液可将细胞内和细胞间的水再分布进入血管内，产生超过本身输注容量的扩容效应。在高张盐溶液中加入胶体液将会进一步增加其扩容效应的程度和持续时间。

2.容量治疗方案的制订

麻醉医师必须对患者可能需要的液体总量有一个合理的预测，据此制订复苏计划，以使患者在复苏结束时能维持合理的血液成分。根据对最初液体治疗的血流动力学反应，可将创伤患者分为两类：①对液体治疗有反应；②对液体治疗有短暂反应；③对液体治疗无反应。

对患者一般无活动性出血，不需要输血。存在进行性、活动性出血的患者将表现为对液体治疗有短暂反应。识别并明确诊断此类患者至关重要，因为有效控制出血的速度与这类患者的临床预后强烈相关；对液体治疗有短暂反应的患者，其出血量不少于一个循环血量，必定需要输血。一旦确诊，一开始就应该尽量控制非血制品的使用，并尽可能维持有效血液成分；对输液无反应的患者，往往是因为活动性出血时间较长，已经耗竭了机体的代偿，或者创伤严重以至于患者在到达急诊室前已存在重度休克。尽管积极诊断和治疗，这类患者的病死率仍相当高，不过也有少量患者能够存活。除了以红细胞和血浆等比例输注并采用上述的容许性低血压复苏策略之外，还必须即刻注重对凝血功能的支持。尽早输注适量的冷沉淀和单采血小板以提供凝血底物。输注碳酸氢钠可暂时逆转代谢性酸中毒，改善心脏功能。

3.血管活性药物的使用

对低血容量休克使用血管活性药物以代替补充血容量是绝对禁忌的。当血压很低甚至测不到，而又不能及时大量快速补充液体时，为了暂时升高血压，心、脑血流灌注，以预防心搏骤停，可以使用少量血管活性药物。

三、麻醉特点及选择

创伤患者的麻醉可根据创伤部位、手术性质和患者情况选用神经阻滞、椎管内阻滞或全麻。麻醉方法的选择决定于：①患者健康状况；②创伤范围和手术方法；③对某些麻醉药物是否存在禁忌；④麻醉医师的经验和理论水平。

椎管内阻滞适用于下肢创伤手术，对有严重低血容量甚至休克患者，应慎用或禁用。全麻适用于各类创伤患者。对一些创伤范围小、失血少、血流动力学平稳的患者，神经阻滞有一定的优点，有利于降低交感张力，减轻应激反应和术后深静脉血栓形成。原则上对循环不稳定有意识障碍、呼吸困难或凝血差的患者，总用神经阻滞。

对于稳定的创伤患者，麻醉诱导与一般择期手术患者无明显区别，而对低血容量的多发伤患者则要警惕。休克患者麻醉处理的关键就是小剂量分次给药。

创伤患者由于循环功能不稳定、对麻醉药的耐受力降低，麻醉维持的过程中有发生术中知晓的可能性，尤其是经过积极复苏，患者的血流动力学状态逐渐改善，患者对麻醉药的耐受性有所恢复时。如果不对麻醉深度做相应调整，就更有可能发生术中知晓，应注意预防。

创伤患者应用基本的无创监测，包括心电监测、无创血压、中心体温、脉搏血氧饱和度、呼气末 CO_2 监测及尿量监测等。呼气末 CO_2 监测结合动脉血气分析对判断循环容量状况很有帮助。对于严重创伤或循环不稳定的患者，宜采取有创监测，包括直接动脉穿刺测压、CVP 及肺动脉楔压等。

第二节　休克患者麻醉处理

一、休克的概述

血容量、心排出量和血管张力是维持有效循环血量的三个主要影响因素，可按以上三个影响因素，将休克分为低血容量性休克、心源性休克、分布性休克和阻塞性休克。

（一）休克的分型

1.低血容量性休克

（1）低血容量性休克在临床上最为常见，主要因创伤、失血或脱水引起急性循环血量不足，引起器官灌注不足，功能受损害。

（2）无明显出血时，血浆丢失过多也可引起与失血症状类似的低血容量性休克，如严重烧伤导致的休克。

（3）体液或电解质丢失过多也可引起低血容量性休克，如呕吐腹泻、肠梗阻及腹膜炎可使有效循环血量减少导致低血容量性休克。

（4）在低血容量性休克早期应迅速恢复有效血容量，患者合并严重创伤时，如不及时纠正，休克加重。

2.心源性休克

（1）心源性休克是因心功能极度减退，心排血量明显下降引起严重的急性周围循环衰竭的一种综合征。

（2）急性心肌梗死是其最常见病因，严重心肌炎心肌病、心脏压塞或严重心律失常均可导致心源性休克，死亡率极高。

（3）心排血功能衰竭，心排血量下降导致血压明显降低，重要脏器严重缺血缺氧，导致全身性微循环功能障碍。

（4）心肌梗死患者术中的顽固性低血压大多对输液治疗无效，可通过心电图动态变化确诊，及时建立有创监测并观察病情变化。

3.阻塞性休克

（1）阻塞性休克主要是由循环血流的机械梗阻所致，其病因包括张力性气胸、腹腔间腺综合征、正压通气、呼气末正压、肺栓塞、空气栓塞、主动脉夹层分离、肺动脉高压、心脏压塞或缩窄型心包炎等。

（2）心脏压塞是阻塞性休克最常见的原因，主要临床表现为血压骤降、心动过速、呼吸困难和发绀。

（3）临床治疗以病因治疗为主，患者一旦发生阻塞性休克，常危及生命，须紧急处理。

4.分布性休克

（1）分布性休克的基本机制为血管收缩舒张功能异常，感染性休克是临床上最常见的分布性休克。

（2）感染性休克可致血液重新分布，以体循环阻力减低为主要表现。

①感染性休克患者多器官均受累，低血压、心动过速和体温变化是其早期临床表现，后期常发展为多器官功能障碍综合征；

②首先积极控制感染，尽早清除感染灶，合理选用有效抗生素，维持有效灌注压，必要时可联合应用血管活性药。

（3）神经节阻断、脊髓休克等神经性损伤或麻醉药物过量等可导致容量血管扩张，循环血量相对不足，体循环阻力可在正常范围。

（二）休克的病理生理机制

1.休克时微循环障碍的基本环节

休克时持续的低灌流状态导致重要器官的功能、代谢紊乱，引起细胞膜功能失常，细胞代谢障碍，最终导致细胞死亡。

（1）灌注不足

组织器官的血液灌流首先取决于灌注压，灌注压受血容量、心排血量和外周血管阻力这三个因素的影响。血容量锐减、心排血量明显下降以及外周血管阻力突然降低导致汇注压降低从而引起休克。

（2）流通不畅

休克直接因素如内毒素、过敏或间接因素如缺氧、酸中毒、儿茶酚胺增多、补体增多等引起的体液因子释放损害微血管，使其舒缩功能紊乱、内皮细胞受损，通透性增加，动一静脉短路开放以及微血流血液流变学异常，使组织微循环流通不畅，回心血量进行性减少而引起休克。

2.休克时微循环变化的分期及其机制

根据休克发展过程中微循环的变化规律，以典型的失血性休克为例，休克时微循环的改变大致可分为如下三个时期：

（1）微循环缺血期

①微循环缺血期是休克发展的早期阶段，主要特征是微循环缺血。表现为小血管持续痉挛，真毛细血管网大量关闭，微循环少灌少流，灌少于流，组织呈缺血缺氧状态；

②临床表现为面色苍白、四肢冰冷、尿量减少、体温下降、呼吸浅促、心率加快、脉搏细速、脉压减小及冷汗淋漓，可伴有烦躁不安；

③组织器官微循环障碍发生在血压明显下降之前，脉压缩小是休克的早期表现；

④该期为休克的可逆期，如能尽早纠正休克，及时补充血容量，则患者较易恢复健康，否则休克将继续加重而进入休克期。

（2）微循环淤血期

如休克病因未能及时纠正，病情进展，交感肾上腺髓质系统长期过度兴奋，组织持续缺血缺氧，休克将发展到微循环淤血期。

①该期主要特征是微循环淤血，表现为微血管大量开放，血液淤滞，微血管通透性升高，微循环处于灌注大于流出的状态；

②该期微循环中血管自律运动现象消失，终末血管床对儿茶酚胺的反应逐渐下降。微动脉和毛细血管前括约肌的收缩功能减退，血液大量涌入真毛细血管网，微循环静脉端血流缓慢，血黏度增加；

③该期的临床表现主要与微循环淤血，有效循环血量显著减少有关。皮肤出现发绀或花斑、既冷，肾脏出现少尿或无尿，心音低钝、脉搏细弱频速，心排血量进行性减少，动脉血压进行性降低；

④临床治疗上应针对该期微循环淤滞的发生机制，及时纠正酸中毒以提高血管对活性药物的反应：充分输液以扩充血容量；使用血管活性药物改善微循环。

（3）微循环衰竭期

休克期持续一段时间后，便进展至微循环衰竭期，该期即使积极补充血容量和抗休克治疗，患者休克状态仍难以纠正。失代偿期时脏器的微循环淤滞更加严重，并且出现组织器官的功能障碍。

该期特征是微循环衰竭，表现为微血管的反应性明显降低，出现弛缓性麻痹扩张，毛细血管内血流停滞，出现不灌不流状态，甚至有微血栓形成。

本期的临床表现主要为循环衰竭，DIC 以及重要器官功能不全或衰竭。

①血压进一步下降，甚至难以测出；

②可出现微血管病性溶血性贫血；

③全身多部位出血，如皮肤出血点。瘀斑、呕血、便血及其他器官出血；

④序贯性出现多系统器官衰竭，病情迅速恶化甚至死亡。

休克发展到 DIC 或生命重要器官功能衰竭对临床治疗带来极大的困难。

二、麻醉前准备与用药

休克患者实施麻醉前，必须充分了解患者的全身情况，在短时间充分完善麻醉前准备，依照患者全身情况，休克类型和程度进行个体化处理。

（1）若为抢救性手术，尽快抢救患者，不应过分强调改善术前情况而贻误手术时机。

①麻醉医师应迅速了解患者基本病情、既往史、各系统的并发症和麻醉相关的其他情况；

②术前开放快速输血通路，充分扩容，严重休克患者应同时开放两条以上输液通路，行中心静脉穿刺置管，测定中心静脉压；

③严重危及生命的紧急情况，如颜面部创伤或上呼吸道烧伤导致的呼吸道梗阻，应立即局麻下行紧急气管切开术；

④上消化道大量出血时，应先安置三腔二囊管压迫止血；

⑤胸部创伤合并严重张力性气胸时，立即安放胸腔闭式引流；

⑥急性心脏压塞时，立即施行心包穿刺减压引流。

（2）非抢救性手术麻醉医师术前应详细了解患者病情及治疗经过和既往史，初步纠正患者休克状态，做好抢救准备后再开始麻醉。

（一）低血容量休克的准备

1.补充血容量

（1）开放 2 ~ 3 条静脉通路，严重者行深静脉穿刺置管，积极抗休克。

（2）同时监测中心静脉压，术前查血型、交叉配血，急查血常规和凝血常规，充分了解红细胞、血红蛋白、白细胞计数和分类、血细胞比容及出凝血时间等，若有条件可行血气分析检查。

（3）估计出血量，备好充足抢救用血量。通过输血补液纠正血容量，使收缩压＞90 mmHg，积极改善休克状态，争取尽早实施手术，解除休克原因。

（4）在纠正病因的同时必须进行液体复苏，可以选择晶体溶液（如生理盐水和等张平衡盐溶液）和胶体溶液（羟乙基淀粉）。为保证组织氧供，血红蛋白降至 70 g/L 时应考虑输血。

（5）对于有活动性出血的患者、老年人以及有心肌梗死风险者，血红蛋白保持在较高水平更为合理，大量失血时应注意补充凝血因子。

（6）未控制出血的失血性休克是低血容量休克的一种特殊状态和类型。对出血未控制的失血性休克患者，应早期采用控制性复苏，收缩压维持在 80 ~ 90 mmHg，以保证重要脏器的基本灌注，并尽快止血。出血控制后再进行积极容量复苏。但对于合并颅脑损伤的多发伤者，老年患者及高血压患者应避免控制性复苏。

2.血管活性药物的应用

（1）对低血容量休克的治疗原则为提升血压，首先采取扩容治疗，低血容量休克患者一般不常规使用血管活性药，血管活性药会进一步加重器官灌注不足和缺氧。

（2）临床上，通常仅对在足够的液体复苏后仍存在低血压或者尚未开始输液的严重低血压患者，才考虑应用血管活性药和正性肌力药。扩容已满意而血压仍不能有效回升时，可静脉滴注小剂量多巴胺 2.5 ~ 10 μg/（kg·min）以提升血压。

（3）若扩容后血压虽已恢复，但四肢仍冰凉、苍白、花斑、尿少及血乳酸增高，提示组织灌注仍然不足，休克尚未解除，可静滴小剂量多巴胺改善微循环和组织灌注。

（4）必须在严密监测心率、血压、中心静脉压、肺动脉楔压、心排量及尿量下应用血管活性药物，合理控制滴速，防止血压骤升骤降。

3.保护脏器功能

（1）开始治疗休克时就应重视保护脏器功能，保证呼吸道通畅，必要时人工呼吸或呼吸机治疗。

（2）留置导尿管，观察尿量，预防急性肾衰，以尽快纠正低血容量。

（3）切忌滥用缩血管药升压加重器官灌注不足和缺氧。

（4）在血容量未补足前，也禁忌使用利尿药，以防血容量进一步减少。

（5）保护心肺功能，用 CVP 或 PCWP 指导补液，防止输注过多、过快。

（6）一旦出现肺水肿或心衰，按心源性休克处理。

（7）纠正缺氧、电解质紊乱、酸碱失衡等预防心律失常。

（二）感染性休克的准备

1.维持循环稳定

补液治疗，注意纠正酸碱失衡；在血容量基本补足后可适量应用正性变力药和血管活性药。

2.控制感染

尽早应用广谱抗生素，必要时手术彻底清除感染病灶。

3.维护呼吸功能

保持呼吸道通畅，吸氧；有急性呼吸窘迫综合征倾向时，尽早开始机械通气施行 IPPV 及 PEEP，以改善氧合。

4.激素治疗

对近期已用过激素，或抗休克综合治疗效果不理想者，可应用大剂量激素治疗，如泼尼松龙 30 mg/（kg·24 h），连用 48 h；或地塞米松 3 mg/kg，每 4 ~ 6 小时一次，连用 48 h。

5.凝血障碍处理

全身感染时易并发凝血酶原时间延长、部分凝血活酶时间延长及血小板减少等凝血功能异常。一般通过控制感染后可自动纠正，但为预防 DIC，尽早输新鲜冷冻血浆及血小板，改善凝血功能。

（三）心源性休克的准备

心源性休克的发病突然、病情危急，应抓紧麻醉前 2 ~ 3 h 的全面准备，力争初步纠正休克。

1.一般处理

绝对卧床休息，有效镇痛，因急性心肌梗死所致者给予吗啡 3 ~ 5 mg 静脉注射，建立有效的静脉通道，必要时深静脉置管；监测尿量、心电、血压和血氧饱和度；持续吸氧，4 ~ 6 L/min，必要时行气管插管或气管切开，人工呼吸机辅助通气。

2.补充血容量

首选低分子右旋糖酐 250 ~ 500 ml 静滴或 0.9% 氯化钠液 500 ml 静滴，尽量在血流动力学监测下补液，外周静脉充盈不良、口渴、尿量 < 30 ml/h、尿比重 > 1.02 或中心静脉压 < 6 mmHg，提示血容量不足。

3.血管活性药物的应用

首选多巴胺或与间羟胺合用，再根据血流动力学选择血管扩张剂。

（1）肺充血而心排血量正常，肺毛细血管嵌顿压 > 18 mmHg 时，应用静脉扩张剂如硝酸甘油，并适当利尿。

（2）心排血量低且周围液注不足，但无肺充血，肺毛细血管嵌顿压 < 18 mmHg，肢端湿冷时，应用动脉扩张剂如酚妥拉明。

（3）心排血量低且有肺充血及外周血管痉挛，肺毛细血管嵌顿压 18 mmHg 而肢端湿冷时，应用硝普钠。应用血管扩张药必须严防血压过低，特别是并存脑血管硬化和冠状动脉硬化的患者。

4.正性肌力药物的应用

（1）洋地黄制剂：在急性心肌梗死后的 24 h 内尽可能避免应用洋地黄制剂，在休克治疗无明显改善的情况下可酌情静脉注射毛花苷丙 0.2 ~ 0.4 mg。

（2）拟交感胺类药物：可选用多巴胺、多巴酚丁胺及多培沙明等。

（3）双异吡啶类药物：米力农 2 ~ 8 mg 或氨力农 0.5 ~ 2 mg/kg 静滴。

5.其他处理

（1）激素应用：休克 4 ~ 6 h 内尽早使用糖皮质激素，如氢化可的松 100 ~ 200 mg 或地塞米松 10 ~ 20 mg，必要时每 4 ~ 6 h 重复 1 次直至病情改善。

（2）纠正酸中毒：应用 5% 碳酸氢钠。

（3）机械性辅助循环：经积极治疗后休克未改善者，可选用左室辅助泵、主动脉内气囊反搏、体外反搏等机械性辅助循环。

（4）心肌保护：磷酸肌酸 2 ~ 4 g/d，必要时使用血管紧张素转换酶抑制剂等。

对充血性心衰、心源性休克患者必须做好围手术期的各种监测准备。麻醉前用药的选择取决于休克程度，一般应酌减剂量。对并存休克者，避免用镇静药，仅用小剂量阿托品。外周循环已衰竭，宜常规静脉注射用药。

三、麻醉药与麻醉方法的选择

在满足手术要求的前提下，尽量选用对患者血流动力学影响小、对循环抑制轻的麻醉方式。麻醉过程保持呼吸道通畅，保证有效的通气量和氧供。注意休克患者对麻药耐受性较差，减少麻醉药的用量，避免加重休克。

（一）局部麻醉和神经阻滞

1.适用于高危休克患者，对全身影响最小，但局麻药的耐受量亦相应减小，需严格控制单位时间用药量。

2.休克患者多存在低蛋白血症，局麻药的耐受量相应减小，易于发生局麻药中毒，需严格控制用药量。

3.上肢手术可选用臂丛神经阻滞，下肢手术可在腰丛和坐骨神经阻滞下完成手术。

（二）椎管内麻醉

1.在休克未得到纠正前，绝对禁忌施行椎管内麻醉。无论硬膜外麻醉还是蛛网膜下腔麻醉均产生交感神经阻滞，引起血管扩张，回心血量减少，心排量下降，外周血管阻力减小。交感神经阻滞范围主要决定于注药部位和药量。处于代偿阶段的休克患者，其动脉血压在很大程度上依赖于血管收缩，椎管内麻醉使阻滞区域血管扩张可导致严重低血压。

2.待血容量得到一定补充，病情转稳定后，方可考虑采用连续硬膜外麻醉，并需遵循下列处理原则：

（1）穿刺置管成功后暂不注药，改为平卧位开始静脉输液扩容后，分次小量试探性注射局麻药，密切观察血压和脉搏的变化。

（2）如血压明显下降，提示血容量仍然不足，停止注药，继续输血补液，情况紧急时先应用适量麻黄碱提升血压。

（3）严格控制麻醉平面在可满足手术需要的最低水平。待循环纠正后再小量分次追加，尽量控制最小而有效的阻滞范围，以确保安全。

（三）全身麻醉

1.吸入麻醉药

（1）注意掌握麻醉深度，严禁任何阶段的深麻醉。几乎所有的吸入麻醉药可通过抑制心肌收缩力、改变外周血管张力和影响自主神经活动抑制循环，影响程度与吸入浓度有关。

（2）低氧血症加重吸入性麻醉药对休克患者的循环抑制。在吸入性麻醉药中氟烷和安氟醚心肌抑制明显，尤其氟烷降低心排量和心肌收缩力，同时抑制颈动脉窦压力感受器反射，易导致低血压。异氟烷、地氟烷和七氟烷降主要是通过外周血管扩张使血压降低。

（3）氧化亚氮心肌抑制作用最轻，但麻醉作用弱，常与其他药物配伍应用。吸入麻醉药造成的低血压可通过降低吸入麻醉药的浓度，加快液体输注速度，正性肌力药物或血管收缩药快速纠正。

（4）休克患者对麻醉药耐受能力降低，低血容量时皮肤和胃肠道血管收缩，心脑肾等重要脏器血流量相对增加，少量的麻醉药即可使患者进入麻醉状态。

（5）由于多数吸入麻醉药有剂量依赖的循环抑制作用，休克患者麻醉时可小量联合应用，如氧化亚氮-氧-肌松药，辅以小量七氟烷或异氟烷，麻醉作用协同而循环抑制减轻。

2.静脉麻醉药

麻醉诱导可用氯胺酮，羟丁酸钠、咪达唑仑、乙托咪酯等，但注意适当减量，缓慢分次注射，随时注意血压和脉搏的变化。

（1）硫喷妥钠极易导致血压剧降，应避免使用。

（2）氯胺酮应用后血压升高，心率加快，这一特点使氯胺酮在休克患者麻醉中占有重要地位。

（3）乙托咪酯对循环影响较小，对心肌收缩力和交感反应无明显抑制作用，适用于低血容量和循环状态不稳定的休克患者。

（4）苯二氮䓬类药物具有抗焦虑和遗忘作用，可与镇痛药联合应用于休克患者麻醉诱导和维持。浅麻醉时小量应用咪达唑仑可避免患者术中知晓。

（5）舒芬太尼和芬太尼对循环影响小，不抑制心肌功能，也无组胺释放作用。

3.肌肉松弛药

休克患者全身低灌注状态差和肝肾功能不全使药物代谢速率降低，肌松药应适当减量。

（1）琥珀胆碱是目前起效最快的肌肉松弛药，1～2 mg/kg 静脉注射，1分钟即可提供满意肌松，是休克患者快速诱导插管的常用药物，但合并大范围软组织损伤、严重烧伤或截瘫患者可因高钾血症导致心搏骤停。

（2）罗库溴铵作用快、维持时间较短，适用于快速诱导插管。

（3）中短效药物维库溴铵循环稳定，无组胺释放作用。

（4）顺阿曲库铵不依赖肝肾代谢，无药物蓄积，几乎无组胺释放作用。

（5）哌库溴铁不阻断交感神经节，无组胺释放作用，均可用于休克患者。

四、休克患者麻醉监测

对休克患者实施监测的原则是：早期先观察患者意识、皮肤颜色、脉搏、呼吸、心电图和尿量等，同时开放静脉完善各项检验和补充血容量，尽早纠正休克。待紧急情况缓解，各项治疗措施开始后，要完善各项特殊监测，综合评估，制定正确处理方案。

（一）血流动力监测

1.中心静脉压（CVP）

能反映静脉回心血量情况，结合动脉压及尿量，对血流动力、血容量及心脏泵功能的现状可做出初步判断。但用于心衰患者，往往不能反映瞬间的血流动力变化，CVP难以及时反映左心功能情况，对整体心功能迅速变化的反应迟缓，敏感程度也低，尤其在休克治疗和麻醉处理患者时常不能及时反馈治疗效果，此时应放置肺动脉导管监测肺动脉楔压。

2.直接动脉压

可连续动态监测。即使血压很低，也能正确测知，同时可很方便地采集动脉血样，了解血气变化。动脉血压是诊断治疗休克的重要指标。动脉血压的高低直接决定重要器官的血液灌注，休克早期血压尚未下降前脉压的变化也有助于临床医生判断病情。

3.肺动脉楔压（PCWP）

肺动脉楔压能反映左房充盈压，可判断左心房功能，对指导输液扩容、正确使用正性变力药和血管扩张药、评估心脏功能等关键问题有重要意义。正常值为 1.60 ~ 2.40 kPa（12 ~ 18 mmHg）。当其值 > 2.67 kPa（20 mmHg）时，提示左心功能轻度减退，应限液治疗；其值 > 3.33 ~ 4.0 kPa（25 ~ 30 mmHg）时，提示左心功能严重不全，有肺水肿发生的可能；其值 < 1.07 kPa（8 mmHg）时，伴心排血量的降低，周围循环障碍，提示血容量不足。

4.心排出量

可反映整个循环系统的功能状况，包括心脏机械做功和血流动力学。心源性休克患者经治疗后，若心排出量增加，提示处理正确有效。在麻醉过程中心排出量常用于危重患者和血流动力学不稳定者的监测以指导患者的治疗和观察病情进展。

5.外周血管阻力（SVR）

主要是小动脉和微动脉处的血流阻力，通过治疗若 SVR 下降，同时心排出量和尿量增多，可提示心脏后负荷减轻，心泵功能改善。

（二）呼吸功能监测

1.通气功能

肺通气功能是衡量空气进入肺泡及废气从肺泡排出过程的动态指标，常用的分析指标有静息通气量、肺泡通气量、最大通气量、时间肺活量及一些流速指标。

2.通气/灌流比值

每分钟肺泡通气量与每分钟肺血流量的比值，正常成人安静状态为 0.84。若增大，表示无效腔量增加；若减小，提示肺内分流加大。

3.肺泡-动脉血氧分压差

肺泡-动脉氧分压差指肺泡氧分压与动脉血氧分压之间存在一个差值，是判断肺换气功能正常与否的一个依据。用于判断肺的换气功能，能较 PaO_2 更为敏感地反映肺部氧摄取状况，有助于了解肺部病变的进展情况。其正常值于吸入空气时，为 0.53 ~ 3.3 kPa；吸入纯氧时为 3.3 ~ 10 kPa。若增大，反应肺泡弥散功能异常或动静脉短路增加；超过 13.3 kPa，提示严重通气异常。

4. PaO_2

动脉血氧分压（PaO_2）的高低主要取决于吸入气体的氧分压和呼吸的功能状态，正常范围：$PaO_2 = (100 - 0.3 \times 年龄 \pm 5)$ mmHg。

5. $PaCO_2$

又称动脉血二氧化碳分压，指物理溶解的二氧化碳所产生的张力，参考值 35 ~ 45 mmHg。衡量肺泡通气情况，反映酸碱平衡中呼吸因素的重要指标。

6.动-静脉血氧分压差

能较敏感地反映组织灌注、摄氧及利用氧的能力。若动静脉血氧分压差增大，说明组织灌流改善，摄氧和氧利用能力增高；若动-静脉血氧分压差缩小，提示组织灌流减少，摄氧及氧利用能力下降。

（三）生化监测

1.酸碱监测

测定 pH、BE、$PaCO_2$、HCO_3，判断酸碱失衡情况，及时纠正。

2.血乳酸

当微循环灌流不足，组织处于无氧代谢时，乳酸值上升；待微循环改善，乳酸值降低。乳酸值持续增高，提示微循环灌流仍不足，存在持续无氧代谢，血乳酸对判断休克预后有实用价值。

3.电解质

监测 K^+、Na^+、CI^-、Mg^{2+} 和 Ca^{2+}，判断电解质失衡情况，一旦发现有失衡，及时纠正。

（四）微循环监测

通过临床观察口唇颜色、皮肤毛细血管充盈时间、血压和脉率，并前后比较，判断微循环灌流情况。

（五）尿量

尿量是反映肾脏灌注的可靠指标，可间接反映全身循环状况。休克患者监测尿量要求计量准确，便于随时准确的了解尿量变化，判断疗效。

（六）体温

体温升高或降低均不利于休克患者。体温监测电极可放置在腋窝、鼻咽腔、食管或直肠。休克患者外周血管收缩，核心温度与皮肤温度相差比较大。食管温度接近心脏温度，经鼻咽腔较为方便，但测量的体温低于食管和直肠的温度。

（七）红细胞计数和血细胞比容

血红蛋白是血液携氧的主要载体，在大量失血和大量快速补液导致血液过度稀释可影响组织氧合。休克患者维持血细胞比容不低于 25% ～ 30%，以保证组织供氧。

（八）凝血功能监测

休克时定时检查凝血酶原时间、血小板、纤维蛋白原、部分凝血活酶时间、凝血酶时间、纤维蛋白降解产物及 D- 二聚体等，监测凝血功能，及时发现 DIC。

五、麻醉管理

（一）维持血压、支持心功能

1. 休克患者在麻醉前行有创监测是非常有必要的，可在诱导过程密切观察患者生命体征变化。

（1）对于循环状态不稳定的患者，先浅麻醉使患者意识消失，辅助肌肉松弛药实施麻醉诱导气管插管，手术过程中根据循环情况调节麻醉深度。

（2）休克患者对镇静、镇痛。肌松和其他麻醉药耐量很差，可采用少量试探性给药法，使用最小有效剂量满足手术的需要，尽量减少药物对休克患者的不利影响。

（3）麻醉过程继续抗休克治疗，维持动脉压接近正常。

2. 多数休克患者的低血压低心排可以通过调节麻醉深度和补液来得到纠正。血管收缩药应用有可能加重休克患者的代谢紊乱，只在有绝对适应证和极紧急情况下应用。

（1）休克持续时间过长，确诊血管舒缩功能明显减退，在扩容和纠正酸中毒的基础上可静脉滴注适量血管收缩药。

（2）感染性休克高排低阻时，可静滴小剂量多巴胺以保护肾功能。

（3）突然大量失血，血压骤降至 6.7 kPa 以下时，可单次注射一次升压药，加快输液输血。

3. 休克患者麻醉期间容易出现心律失常，诱发原因包括血儿茶酚胺升高、低血容量、低氧血症、酸碱和电解质紊乱、心肌缺血和麻醉药物作用。发生心律失常时，应首先明确诱因并予治疗。

（二）加强呼吸管理

1. 全麻患者应用肌松剂控制通气，保证患者充分供氧，减少患者呼吸做功，降低机体氧耗。

（1）通气时吸氧浓度应高于40%，以保证组织氧合。

（2）同时避免长时间吸入高浓度氧导致肺不张、氧中毒，围手术期可根据动脉血气分析调节吸氧浓度和呼吸参数。

（3）严重低氧血症可采用呼气末正压通气来纠正。注意潮气量过大、气道压力过高、呼气末正压过高及吸气相延长均可影响休克患者动脉血压。

2. 非全麻手术面罩吸氧可提供较高的吸入氧浓度。面罩吸氧时氧流量5 L/min以上时，可提供40% ~ 60%的吸氧浓度，带储气囊的吸氧面罩还可进一步提高吸氧浓度。

3. 术前胃肠减压不能完全使胃内容物排空，胃管使食管下段开放，更容易发生反流。

（1）对于饱胃患者全麻诱导，可根据麻醉医生的个人习惯和紧急气道处理能力选择清醒气管内插管或快诱导配合环状软骨加压。

（2）麻醉苏醒期同样有反流误吸风险，患者循环稳定，咳嗽吞咽反射恢复后方可拔除气管导管。

（三）应用血管扩张药的指征

晚期休克时，低血容量可致心衰、心排血量降低、外周血管总阻力以及CVP升高，此时则以应用血管扩张药为适宜，但要同时补充血容量。任何原因引起的休克，如出现肺动脉高压或左心衰竭，在补充血容量的同时，也是用血管扩张药的指征。

（四）纠正酸中毒

微循环得到有效改善和维持正常的肾功能时才能彻底纠正酸中毒。5% $NaHCO_3$ 是临床上最常用碱性药物，纠正其酸中毒时需要依据血清钾下降程度适当补钾。

（五）保持安定

当患者变换体位时，搬动要小心，以免体位改变对血压的影响。平卧位时，下肢应略抬高以利于静脉血回流。如有呼吸困难可将头部和躯干抬高一点，以利于呼吸。

（六）改善微循环

是微动脉和微静脉之间的血液循环，是血液与组织细胞进行物质交换的场所。微循环的基本功能是进行血液和组织液之间的物质交换。正常情况下，微循环的血流量与组织器官的代谢水平相适应，保证各组织器官的血液灌流量并调节回心血量。

如果微循环发生障碍，将会直接影响各器官的生理功能。

1. 肾上腺皮质激素有增强心肌收缩力、稳定细胞膜的通透性、保护溶酶体的作用，并有轻度 α 受体阻滞作用，有利于改善休克状态。

2. 在补足血容量的前提下，应用酚妥拉明等血管扩张药以解除微血管痉挛。

第三节　呼吸系统疾病患者的麻醉

呼吸系统疾病的患者需手术时，其麻醉处理具有特殊要求，需作全面评估。呼吸道慢性病变常导致呼吸功能减退，而麻醉和手术创伤可进一步影响呼吸功能，术中和术后呼吸系统并发症也相应增多。

一、呼吸系统疾病病理生理概述

（一）慢性阻塞性肺疾病

慢性阻塞性肺疾病（chronic obstructive pulmonary disease，COPD）是一种慢性呼吸系统疾病，患病人数多、病死率高。COPD 患者在急性发作期过后，临床症状虽缓解，但其肺功能仍在继续恶化。COPD 患者心肺代偿功能差，对缺氧、失血、输液过量及麻醉药耐受性差。

1.COPD 病程较长，经常并发感染致急性发作。临床表现为气促、咳嗽、咳痰及桶状胸，肺部听诊有干湿性啰音或哮鸣音。

2.急性发作期可见到大量中性粒细胞，严重者为化脓性炎症，黏膜充血、水肿、变性坏死和溃疡形成，基底部肉芽组织和机化纤维组织增生导致气道管腔狭窄。炎症导致气道壁的损伤和修复过程反复循环发生，气道壁的结构重塑，胶原含量增加及瘢痕形成。

3.肺气肿的病理改变可见肺过度膨胀，弹性减退，外观灰白或苍白，表面可见多个大小不一的大泡，细支气管壁有炎症细胞浸润，管壁黏液腺及杯状细胞增生肥大，纤毛上皮破损，纤毛减少。中心气道及周围气道（内径＜2 mm）慢性炎症管壁黏液增多，分泌物增加。

4.在周围气道损伤修复过程中胶原增生，瘢痕形成，管腔狭窄，使周围气道阻力增加。形成阻塞性通气功能障碍，通气量，用力肺活量（FVC）、一秒量（FEV1）、一秒率（FEV1/FVC）和最大呼气峰流速（PEF）明显降低。

5.周围气道阻塞的部位和程度不同，肺泡内气体进出的时间不一致，气流分布不均，而有些肺泡毛细血管纤维化致血流减少，但通气可正常，造成通气 / 血流比例失调，影响换气功能。

6.支气管炎症的反复发作使肺组织纤维化，肺毛细血管腔闭塞，导致肺动脉高压。

（二）限制性通气障碍疾病

限制性通气功能障碍主要的病理生理特点是胸廓或肺组织扩张受限，肺顺应性降低。限制性通气功能障碍按病因可分为内源性及外源性限制性通气功能障碍。

1.内源性限制性通气功能障碍主要是肺间质纤维化、炎性实变，硅沉着病和肺泡蛋白沉积症等疾病导致功能性肺泡及呼吸膜的增厚,引起肺泡的充盈、萎陷及气体交换困难。

2.外源性限制性通气功能障碍主要是因肋骨骨折、胸骨成形术后、脊柱胸廓畸形、神经肌肉疾病及过度肥胖等疾病使胸廓的顺应性降低、外力压迫或膈肌功能减退而导致的有效肺泡容积减小,使气体交换影响。

二、麻醉前准备和麻醉选择与管理

呼吸系统疾病患者往往并存呼吸功能减退,心肺代偿功能较差。麻醉医师术前应充分了解有关病史及治疗情况,评估病情严重程度,做好充分术前准备,合理的选择麻醉方式,减少围手术期的并发症。

(一)麻醉前准备

麻醉前应改善患者呼吸功能,提高心肺代偿能力。对于支气管痉挛、呼吸道感染、心源性肺水肿、胸腔积液和胸壁损伤等可逆病变,手术前要尽可能纠正。对于肺气肿,肺部肿瘤、脊柱侧弯、脊椎损伤和肺间质纤维化等不可逆病变,积极有效的术前准备可预防术中和术后并发症,降低麻醉风险。

1.一般准备

(1)吸烟患者术前应戒烟6～12周。术前禁烟两周以上可以减少气道分泌物和改善通气功能。

(2)胸式呼吸已不能有效增加肺通气量的患者应锻炼腹式呼吸,正确的呼吸锻炼可促进痰液的排出,增加肺活量,预防术后肺部并发症。

(3)大量胸腔积液可影响患者的功能余气量,术前应行胸腔穿刺抽液或放置引流管。

(4)张力性气胸者麻醉前进行胸腔闭式引流。

2.解除气道痉挛

(1)支气管痉挛多发生于支气管哮喘和慢性支气管炎,在痉挛未解除时,应视为择期手术禁忌。

(2)β_2-受体激动剂、激素、抗胆碱能药物以及肥大细胞稳定药物是临床常用的支气管扩张剂。

(3)β_2-受体激动剂或抗胆碱能药物雾化吸入疗效确切,术前患者应坚持用药至术晨。

3.抗感染和祛痰治疗

(1)急性上呼吸道感染是择期手术禁忌证

急性上呼吸道感染患者术后容易导致感染加重、肺不张及低氧血症等并发症。

(2)慢性呼吸道疾病

①抗感染:术前3天常规应用抗生素防止肺部感染。肺部感染合理应用抗生素治疗是关键,在没有致病菌培养结果时可根据经验用药,对于感染较重的患者选用广谱抗生素。

②祛痰：黏液溶解药溴已新在体内的有效代谢产物氨溴索，可促进黏痰的溶解，降低痰液与纤毛的黏着力，促进排痰。雾化吸入湿化气道，体位引流和拍背也有利于排痰。

（二）麻醉前用药

1.阿片类药物和苯二氮卓类药物均抑制呼吸中枢，应该谨慎应用，对于情绪紧张，肺功能损害不严重的患者可以适量应用，严重呼吸功能不全的患者避免应用。

2.抗胆碱能药物可减少气道分泌物，但可增加痰液黏稠度，排痰困难，综合权衡患者具体情况决定是否使用。

3.H_2受体拮抗剂能诱发支气管痉挛不宜应用。

4.使用支气管扩张剂者应持续用药至术晨。

（三）麻醉方法的选择

1.局麻和神经阻滞保留自主呼吸和咳嗽反射，对呼吸功能影响很小，对于呼吸系统疾患的患者应用较为安全。

2.下腹部、下肢手术可选用椎管内阻滞，可提供较好的镇痛和肌松。

（1）蛛网膜下腔麻醉：对血流动力学影响较大，麻醉平面较难控制，平面过高可抑制呼吸，较少选用。

（2）硬膜外麻醉；避免影响呼吸肌功能和阻滞肺交感神经丛诱发哮喘，硬膜外麻醉阻滞平面应控制在 T_6 水平以下。

3.患者呼吸功能储备下降时应实施全身麻醉，插管全麻便于术中管理，保证氧供。

（1）吸入麻醉药具有支气管扩张作用，对支气管痉挛有一定防治。

（2）全麻时吸入干燥气体，不利于排出分泌物，吸入麻醉药减少纤毛运动。

（3）气管导管刺激气道，气管内插管影响肺内气体的分布和交换。

（4）在全麻时尽量避免麻醉装置增加气道阻力和无效腔，选用型号合适的低压高容充气套囊气管导管。

（四）麻醉药物的选择

1.吸入麻醉药

（1）氟烷对呼吸道无刺激、效能强、诱导及苏醒迅速，可扩张支气管平滑肌，并可增加心肌对儿茶酚胺的敏感性，可诱发心律失常。

（2）七氟醚、安氟醚和异氟烷不增加气道分泌物，有扩张支气管的作用，增加肺顺应性。

（3）氧化亚氮麻醉效能较低，不引起呼吸抑制，但须与吸入药物合用。

2.静脉麻醉药

（1）硫喷妥钠明显抑制交感神经，使迷走神经相对占优势，容易出现喉痉挛和支气管痉挛，不用于支气管哮喘患者。

（2）丙泊酚有呼吸抑制作用，可抑制喉反射，很少出现喉痉挛，可用于哮喘患者。

（3）氯胺酮增加交感神经兴奋性，扩张支气管，可用于哮喘患者，但可致分泌物增加。氯胺酮还可增加肺动脉压力，有肺动脉高压者禁用。

3.肌松药

（1）慢性支气管炎和哮喘的患者避免使用组胺释放较强的药物肌松药，如氯琥珀胆碱、简箭毒、阿曲库铵和美维松。

（2）维库溴铵。罗库溴铵及顺阿曲库铵几乎无组胺释放作用，均可应用。

4.麻醉性镇痛药

（1）吗啡、喷他佐辛可释放组胺而引起支气管痉挛，诱发哮喘，支气管痉挛患者应避免使用。

（2）舒芬太尼无组胺释放作用可在围手术期安全应用于慢性支气管炎和哮喘的患者。

（五）麻醉管理

在麻醉期间加强呼吸循环的监测，保持呼吸道通畅，防止缺氧和二氧化碳蓄积；维持循环稳定，避免血压波动，预防心律失常；合理输血输液，及时纠正酸碱平衡失调及电解质紊乱。

1.椎管内麻醉的管理

（1）上胸段硬膜外麻醉可使呼吸储备功能降低，通气不足。肥胖患者硬膜外腔隙缩小，硬膜外阻滞的药量应减少。

（2）硬膜外阻滞时采用低浓度、小剂量局麻药及控制阻滞平面在 T_6 以下时对呼吸功能的影响较小，阻滞平面在 T_6 以上时，应备好麻醉机，做好面罩吸氧辅助呼吸通气的准备。

（3）阿片类药物、巴比妥类和苯二氮䓬类药物均对呼吸有不同程度的抑制作用，应用时要严密监护。

（4）肺心病、阻塞性肺气肿患者呼吸中枢对高二氧化碳的反应性降低，主要通过低氧刺激外周化学感受器维持呼吸功能，术中应低流量吸氧；术中应尽量维持循环平稳，避免加重呼吸功能不全。

2.全麻的管理

麻醉过程中根据患者疾病种类、病情变化及对药物的反应做出判断，选择合适的处理方法。

（1）COPD，呼吸道感染和过敏性鼻炎患者的气道也具有高反应性，围手术期有发生气道痉挛可能。

①该类患者施行全身麻醉诱导时避免交感兴奋和呛咳，达到足够麻醉深度后进行气管插管。静脉注射利多卡因（1～2 mg/kg）可预防支气管痉挛，利多卡因可以减轻气道对刺激物的反射。

②全身麻醉前应用 β_2- 受体激动剂对支气管痉挛有一定的预防作用。麻醉性镇痛药吗啡和喷他佐辛促进组胺释放，应避免使用。

③氯琥珀胆碱、简箭毒、阿曲库铵和美维松可促使组胺释放，阻断 M_2 受体，引起支气管痉挛，可以选用维库溴铵和罗库溴铵。

④肌松剂拮抗剂新斯的明可增加气道分泌物，诱发支气管痉挛，应尽量避免应用。

⑤患者自主呼吸恢复，潮气量充足时，可选择深麻醉下拔管。

⑥如术中发生支气管痉挛，首选消除刺激因素，立即停用可能诱发的药物。加深麻醉，同时予 β_2- 受体激动剂（如沙丁胺醇气雾剂）送至患者呼吸回路，应用茶碱类药物，二羟丙茶碱或糖皮质激素治疗，及时纠正缺氧和二氧化碳蓄积。

（2）严重 COPD 的患者心肺功能差，麻醉过程中维持血流动力学稳定的同时有效地抑制应激反应，必要时加用 PEEP，吸呼比（I∶E）宜为 1∶2.5～3，术中要彻底清除呼吸道分泌物。

（3）对于阻塞性呼吸睡眠暂停综合征患者多主张清醒插管，尤其是保护性反射已严重消退的重症患者。该病患者拔管后诱发呼吸暂停的潜在危险因素仍存在，因此麻醉完全恢复后再拔管。

（4）为避免限制性通气障碍患者术后通气小足，尽量少用抑制呼吸的药物。限制性通气障碍患者的肺顺应性差，术中正压通气的气道压力可能会引起肺部气压伤或气胸。

三、支气管哮喘患者的麻醉

支气管哮喘是一种与气道高反应性相关的由多种细胞和细胞组分参与的气道慢性炎症性疾病，可表现为可逆性气流受限，反复发作的喘息、气促、胸闷和（或）咳嗽等症状，多在夜间和清晨发作，多数患者经治疗后缓解。该病患者术前均已有不同程度肺功能障碍，术后肺部并发症发生率可高于正常人 3 倍，故术前和麻醉过程中应采取积极有效的预防措施。

（一）病情特点

1.病因

（1）哮喘与多基因遗传有关，哮喘患者亲属患病率明显高于群体患病率。

（2）多数哮喘患者属于过敏体质，自身有过敏性鼻炎或特应性皮炎，或者对常见的经空气传播的螨虫、花粉、宠物、霉菌等变应原和坚果、牛奶、花生、海鲜类等食物过敏。

（3）哮喘的发病机制目前还不完全清楚，主要病理改变为广泛性小气道狭窄，黏膜水肿，气管内黏稠痰栓蓄积，气道阻力增加，呼气流速减慢，造成气道阻塞性通气不足。

2.临床毒现

（1）哮喘患者的常见症状是发作性的喘息、气急、胸闷或咳嗽等症状，少数患者还可能以胸痛为主要表现，严重者被迫采取坐位或呈端坐呼吸，干咳或咳大量白色泡沫痰，甚至出现发绀。

（2）哮喘症状可在数分钟内发作，经数小时至数天，用支气管舒张剂或自行缓解，在缓解数小时后可再次发作。

（3）夜间及凌晨发作和加重是哮喘的一个重要特征。

（4）支气管哮喘患者因长期反复发作，最后可能归转为哮喘持续状态，常并发肺炎或肺心病。

3.发作期体征

（1）胸部呈过度充气状态，胸廓膨隆，叩诊呈过清音，肺界下降，心界缩小。

（2）多数有广泛的呼气相为主的哮鸣音，呼气延长，吸气三凹征明显。

（3）严重哮喘发作时常有呼吸费力、大汗淋漓、发绀、胸腹反常运动、心率增快及奇脉等体征，缓解期可无异常体征。

4.实验室检查

（1）部分患者支气管哮喘发作时可有嗜酸性粒细胞增高，但多数不明显，如并发感染可有白细胞数增高。

（2）哮喘严重发作时可有低氧血症，由于过度通气可使 $PaCO_2$ 下降，pH 值上升，表现呼吸性碱中毒。

（3）如病情进展，气道阻塞严重，可有缺氧合并 CO_2 潴留，$PaCO_2$ 上升，表现呼吸性酸中毒。如缺氧明显，可合并代谢性酸中毒。

5.胸部X线检查

哮喘发作时可见两肺透亮度增加，是过度充气状态。如并发呼吸道感染，可见肺纹理增加及炎症性浸润阴影，缓解期哮喘多无明显异常。

6.肺功能有不同程度受损

（1）哮喘发作时呼气流速受限，表现为第一秒用力呼气量（FEV1）、一秒率（FEV1/FVC%）、最大呼气中期流速（MMER）以及呼气峰值流量（PEFR）均减少。

（2）功能残气量（FRC）、残气量（RV）和肺总量（TLC）均增高。

7.临床治疗

目前尚无特效的治疗办法，但坚持长期规范化治疗可良好控制哮喘症状，减少复发。

（1）长期抗感染治疗是基础的治疗，首选吸入激素。应急缓解症状的首选药物是吸入 β_2 激动剂。

（2）规律吸入激素后病情控制不理想者，宜加用吸入长效 β_2 激动剂、茶碱或白三烯调节剂。

（3）重症哮喘患者经过上述治疗仍长期反复发作时，可考虑给予大剂量激素，待症状完全控制，肺功能恢复最佳水平和 PEF 波动率正常后 2 ~ 4 天后，渐减少激素用量。

（二）麻醉前准备

近年来支气管哮喘不良预后的报道很多且死亡率很高，因此围手术期对支气管哮喘患者必须引起重视。

1. 深入了解哮喘的发病机制，对哮喘及气道高反应性患者正确估计和处理，对于保障患者生命安全至关重要。

2. 麻醉前应全面了解哮喘患者的治疗史和对药物的反应，根据病情和手术方式选择合理的麻醉方法和麻醉用药。

3. 围手术期严密监测呼吸功能，术前合理用药积极预防哮喘发作。

4. 对于中、重度持续哮喘患者，术前进行最大气流率或一秒钟用力呼气量（FEV_1）监测有助于评估患者的身体状况。

（三）麻醉前用药

1. 麻醉性镇痛药抑制呼吸，尽量避免使用。

2. 抗胆碱能药物可降低迷走神经张力，使支气管扩张，并减少气道分泌物，可用于急性哮喘发作，但不主张作为第一线药物，其支扩作用弱于 β_2 激动剂。

3. 阿托品一般不作为治疗急性哮喘的药物，术前应用可影响黏液清除。

4. 抗组胺药有镇静作用和抗组胺作用，术前可常规应用。

5. 支气管扩张药如色甘酸钠作为预防用药可一直用至麻醉诱导前。

6. 长期应用激素治疗，应继续应用至术晨，以防出现肾上腺皮质功能减退症。

（四）麻醉选择

1. 局部麻醉

（1）局部浸润、神经阻滞和硬膜外阻滞对患者生理干扰小，较安全。手术过程中可保留自主呼吸，对肺功能影响也小。但对于支气管哮喘患者，一般只适用于手术时间短、患者能耐受手术强制体位、阻滞效果完善及术中血流动力平稳的患者，但禁用于肺功能显著减退患者。

（2）无症状的哮喘患者选用椎管内麻醉，术中呼吸系并发症并未见降低，但对于有症状的哮喘患者选用椎管内麻醉是有益的。同时注意高位硬膜外可阻滞胸交感神经，副交感神经呈相对兴奋，从而可诱发哮喘发作。

2. 全身麻醉

适用于大多数支气管哮喘患者，但应重视麻醉药物的选择和麻醉技巧的合理掌握。

（1）为降低气道反应性，应尽量减少应用气管内插管，采用喉罩可比气管导管更利于降低气道反应性。

（2）是对于哮喘发作频繁或较难控制的患者，于施行头颈部、胸部及上腹部手术时，仍以选用气管内插管全麻最为安全。

（五）麻醉管理

1.麻醉诱导

（1）硫喷妥钠

有组胺释放作用，可引起强烈的支气管痉挛。硫喷妥钠还可通过抑制交感神经使副交感神经相对占优势，可引起支气管痉挛，故哮喘及气道高反应性患者不宜使用。

（2）氯胺酮

通过抑制气道神经反射弧，降低平滑肌细胞钙离子浓度，直接松弛平滑肌。

①氯胺酮有拟交感作用，可增加内源性儿茶酚胺活性，促使支气管扩张，哮喘和气道高反应性患者的麻醉诱导；

②氯胺酮有增加呼吸道分泌物的作用，使用前应常规使用抗胆碱类药物；

③注意氯胺酮有呼吸抑制的副作用。

（3）γ-羟丁酸钠

可抑制交感神经，副交感神经兴奋性相对增强，使气道反应性增加，气道插管或支气管镜检的刺激后可诱发支气管痉挛。

（4）苯二氮䓬类药物及乙托咪酯

用于麻醉诱导，其抑制气道反射的作用较弱，不能保证避免气管插管刺激引起的支气管痉挛。

（5）丙泊酚

可直接松弛离体气道平滑肌。丙泊酚诱导时哮喘发生率明显低于巴比安类及乙托咪脂。

2.气管内插管

麻醉诱导气管插管的刺激强度较大，易诱发支气管痉挛及哮喘发作，通常与麻醉深度过浅有关，未能完全抑制气道反射。因此，临床上可采用措施预防气管插管导致的支气管痉挛。

（1）静吸复合诱导后插管，在静脉麻醉药的基础上通过吸入麻醉剂以适当加深麻醉，气道反应被充分抑制后再插管，能有效预防支气管痉挛的发生。

（2）利多卡因具有抑制应激反应的作用，插管前静脉应用利多卡因 1～2 mg/kg，能减轻插管刺激引起的反射性支气管痉挛。但注意气管内局部应用利多卡因可促使气道高反应性患者发生支气管痉挛。

（3）心功能明显低下的患者静脉滴注利多卡因 1～3 mg/kg，以代替吸入麻醉气体加深麻醉后行气管插管，可适当减轻大剂量应用麻醉剂对循环系统的抑制作用。

3.肌松药的应用

（1）筒箭毒、阿曲库铵和米库氯铵具有组胺释放作用，使支气管平滑肌收缩，引起支气管哮喘急性发作，故禁用。

（2）琥珀胆碱可引起组胺释放，同时可增强气道平滑肌张力，主要通过兴奋副交感神经所致，但琥珀胆碱引起支气管痉挛仅有少数个案报告。

（3）非去极化肌松药中，维库溴铵和伴库溴铵组胺的组胺释放最小，顺阿曲库铵的组胺释放程度较轻微。

（4）新斯的明和其他胆碱酯酶抑制剂拮抗非去极化肌药残余作用时，理论上可诱发支气管痉挛，而当其和阿托品联合应用时，并不改变气道阻力。

（六）麻醉维持

1. 为防止支气管痉挛急性发作，在气管插管前先吸入麻醉药 5 ~ 10 分钟。吸入麻醉药可以直接弥散进入气管壁内，敝可快速作用于气道平滑肌，引起支气管扩张。插管前静脉注射利多卡因及麻醉性镇痛药，可能减轻气道反应性。吸痰及拔除气管导管时，尽量保持一定的麻醉深度，以免剧烈呛咳等诱发哮喘。

2. 七氟醚、安氟醚或异氟烷可扩张支气管，具有保护气道的作用，可适用于哮喘和哮喘持续状态的患者麻醉维持。

3. 鉴别术中气道阻力增高的原因，除可能为支气管哮喘发作外，还有应注意有无分泌物或胃液误吸，气管导管机械性梗阻，麻醉过浅时手术刺激引起气管支气管反射，气管导管过深，肺栓塞或肺水肿，张力性气胸，药物过敏，输血过敏等非哮喘性诱因。

4. 麻醉期间支气管痉挛的处理

（1）首先要快速明确诊断，去除诱因，提高吸入麻醉药的浓度，加深麻醉。

（2）若仍不能缓解，可吸入 β_2- 受体激动剂，同时保证有效氧供以避免缺氧。

（3）对严重支气管痉挛者可静脉快速注射糖皮质激素（氢化可的松），伴低血压时可给予麻黄碱，紧急时应用注射肾上腺素，少量分次静脉注射，每次 0.1 mg，每隔 1 ~ 3 分钟重复 1 次。

（4）麻醉中一般不使用氨茶碱，因其可引起心律失常，尤其是吸入麻醉、缺氧和高碳酸血症时更为明显。应用上述治疗缺氧改善后，仍有较明显的支气管痉挛，可以少量分次缓慢静脉注射（每次 < 50 mg）并严密观察心电图。

四、慢性肺源性心脏病患者的麻醉

（一）麻醉前准备

深入了解慢性肺源性心脏病（肺心病）患者病理生理特点，麻醉前应详细了解患者病史、体格检查、化验室检查、治疗史及对药物的反应，特别注意近期肺部感染情况、每日痰量和痰的性质，正确评估患者心肺代偿功能和麻醉手术的耐受力，根据患者病情和手术方式制订合理的麻醉方案。

1.纠正缺氧和二氧化碳潴留

（1）氧疗

目的在于提高动脉氧分压，扩张肺动脉及肺小动脉，减小肺血管阻力，有助于改善右心功能。①缺氧不伴二氧化碳潴留（Ⅰ型呼衰）的氧疗应给予高流量吸氧（＞35%），使 PaO_2 提高到 8 kPa（60 mmHg）或 SaO_2 达 90% 以上，吸高浓度氧时间不宜过长，以免发生氧中毒；②缺氧伴二氧化碳潴留（Ⅱ型呼衰）的氧疗应予以低流量持续吸氧，氧疗可采用双腔鼻管、鼻导管或面罩进行吸氧，以 1～2 L/min 的氧流量吸入。

（2）呼吸兴奋剂

呼吸兴奋剂包括尼可刹米、洛贝林及多沙普仑等。嗜睡患者可静脉缓慢推注，密切观察患者的睫毛反应、意识状态，呼吸频率和动脉血气的变化，以便调节剂量。

2.积极控制肺部感染

肺部感染是肺心病急性加重常见的原因，减少痰量，可显著减轻肺血管阻力和改善通气功能。在应用抗生素之前做痰培养及药物敏感实验，找到感染病原菌作为选用抗生素的依据。

3.扩张支气管

（1）为改善通气功能，应清除口咽部分泌物，防止胃内容物反流至气管，经常变换体位，鼓励用力咳嗽以利排痰解痉平喘，保持呼吸道通畅。

（2）对心衰患者可应用氨茶碱，但氨茶碱需经肝脏清除，当肝淤血时清除能力减退，故应减少剂量。

（3）久病体弱，无力咳痰者，咳嗽时用手轻拍患者背部协助排痰。同时应用扩张支气管药物改善通气，常用 β-肾上腺素能受体激动药，如特布他林、舒二羟丙茶碱、硫酸沙丁胺醇或异丙东莨菪碱气雾吸入等。

4.心力衰竭

肺心病心力衰竭的治疗与其他类型心力衰竭不同，因为肺心病患者通常在积极控制感染、改善呼吸功能后心力衰竭便能得到改善。但只有在顽固性充血性心力衰竭，经上述综合治疗无显效的情况下，方可酌情使用利尿、正性肌力药。

（1）利尿药

消除水肿，减少血容量和减轻右心负荷，对肺心病具有较好治疗效果，但必须小量、间歇用药。

（2）正性肌力药

用药前纠正缺氧，防治低钾血症，以免发生洋地黄药物毒性反应。

5.脑水肿

肺心病因严重低氧血症和高碳酸血症常合并肺性脑病，临床上出现神经精神症状和颅内高压、脑水肿等表现，应尽快降低颅内压，减轻脑水肿，并控制其神经精神症状。

（1）脱水药

选用 20% 甘露醇快速静脉滴注，1 ~ 2 次 / 天。

（2）皮质激素

必须与有效抗生素及保护胃黏膜药物配合使用，以免发生呼吸道感染恶化和诱发上消化道出血，待肺性脑病症状缓解，脑水肿减轻后，可减量而至停用。

6.麻醉前用药

麻醉性镇痛药抑制呼吸，尽量避免使用。抗胆碱药可抑制呼吸道腺体分泌，不利于分泌物的咳出或清除，故不宜在治疗中使用；作为麻醉前用药可在麻醉诱导前采取静脉注射的方式给药。抗组胺药、支气管扩张药可一直用至麻醉诱导前。长期应用激素治疗，应继续应用至术晨。

（二）麻醉选择

1.局部麻醉

对心肺功能影响小，可适用于手术时间较短的肢体表浅性手术，术中确保阻滞效果完善及血流动力平稳。

2.硬膜外麻醉

仅限于下腹部或下肢手术。麻醉中呼吸和循环的监护和管理，避用呼吸抑制性辅助药。中上腹部或胸壁手术阻滞平面较高，有导致呼吸和循环抑制风险，对于心肺功能不全的肺心病患者应慎用。

3.蛛网膜下腔麻醉

由于对血流动力学影响较大，麻醉平面较难控制，平面过高可抑制呼吸，较少选用。

4.全身麻醉

插管全麻便于术中管理，保证氧供，用于心肺功能不全的肺心病患者，但应重视麻醉药物的选择和麻醉过程中循环和呼吸功能的维持。

（三）麻醉处理

1.麻醉诱导

（1）硫喷妥钠明显抑制交感神经，对心肌有直接抑制作用应避免使用。

（2）氯胺酮增加交感神经兴奋性，有扩张支气管作用，但可致分泌物增加。且氯胺酮可升高肺动脉压，肺心病患者禁用。

（3）舒芬太尼无组胺释放作用可应用于肺心病患者的麻醉诱导。

（4）乙托咪酯具有起效快，催眠强的作用，可使患者安静舒适入睡，对心血管系统无明显抑制并可轻度扩张冠状血管，也适用于肺心病患者的麻醉诱导，剂量为0.1 ～ 0.4 mg/kg。

（5）七氟醚、安氟醚和异氟烷不增加气道分泌物，有扩张支气管的作用，降低肺顺应性。

（6）肌松剂避免使用氯琥珀胆碱、简箭毒、阿曲库铵和美维松组等胺释放较强的药物肌松药。维库溴铵、罗库溴铵及顺阿曲库铵几乎无组胺释放作用，均可应用。

2.麻醉维持和管理

（1）七氟醚、安氟醚和异氟烷不增加气道分泌物，有扩张支气管的作用，提高肺顺应性，可复合无组胺释放的非去极化肌松药麻醉维持。

（2）对于严重心功能不全的患者应限制液体输入量，控制麻醉深度，有效地抑制应激反应，同时避免血流动力学波动过大。

（3）术中调节呼吸参数，避免气道压过高造成气压伤，必要时需加用 PEEP，吸呼比宜为 1：2.5 ～ 3，术中要彻底清除呼吸道分泌物。

（4）麻醉过程中严密监护血压、脉搏、血氧饱和度、心电图和尿量。

①有创动脉压：可持续监测血流动力情况，便于随时采集动脉血气分析，了解肺心病患者术中呼吸功能和电解质酸碱平衡情况。

②中心静脉压：有助于判断右心功能，结合尿量监测指导术中补液。若中心静脉压过低，提示右心充盈压不足，应适当输入适量补液恢复血容量。中心静脉压若突然增高，提示右房压增加，可能是右心功能不全所致，尚需排除低氧血症和低通气使肺血管阻力增高的情况。

第四节 高血压患者的麻醉

一、概述

（一）高血压定义与分级

高血压的定义为在未使用降压药物的情况下，非同日 3 次测量血压，收缩压 ≥ 140 mmHg 和（或）舒张压 ≥ 90 mmHg，90% ～ 95% 为原发性高血压，其余为继发性高血压。

（二）术前高血压的常见诱因

1.原发性高血压

原发性高血压占 90% ~ 95%，主要受遗传易感性和环境因素的影响，另外肥胖、服用特殊药物、睡眠呼吸暂停低通气综合征等也会引起原发性高血压。

2.继发性高血压

继发性高血压占 5% ~ 10%，血压升高仅是某种疾病的临床表现之一。引起继发性高血压的常见疾病包括血管疾病、颅脑疾病、肾脏疾病、内分泌疾病以及妊娠期高血压。

3.精神因素

临床上很多患者对麻醉和手术有恐惧心理，入手术室后测量血压偏高，回病房或适度镇静后血压恢复正常。

4.其他病理生理状态

导致高血压的其他常见原因还包括：①升压药物使用不当；②输液过量；③尿潴留；④肠胀气；⑤寒冷与低温；⑥术后咳嗽、恶心呕吐及术后疼痛等。

二、麻醉前准备与评估

（一）麻醉前准备

对于高血压患者术前访视应重点了解高血压的病程、进展情况和降压药物治疗的情况。争取麻醉前有效控制血压水平，降低围手术期并发症。

（1）择期手术前应系统的降压治疗，通常在血压得到有效控制后行择期手术，同时改善受损器官功能。择期手术控制血压的目标：中青年患者血压 < 130/85 mmHg，老年患者 < 140/90 mmHg，高血压合并糖尿病患者血压 < 130/80 mmHg。高血压合并慢性肾脏患者血压，< 130/80 mmHg，甚至 < 125/75 mmHg，同时避免过度降压导致心肌缺血或脑缺血。

（2）行急诊手术患者在术前准备时适当控制血压。如血压 > 180/110 mmHg 在严密监测下行控制性降压，血压维持至 140/90 mmHg 左右。如患者病情复杂，应请心血管内科医师会诊指导处理。

（二）麻醉危险性的估计

1.病程

麻醉风险主要取决于高血压病程和重要脏器受累情况。另外，恶性高血压麻醉风险很大，虽病程短但早期就可出现心、脑及肾并发症。

2.高血压分级

一般手术并不增加 1.2 级高血压（BP < 180/110 mmHg）患者围手术期心血管并发症

发生的风险。但对于 3 级高血压（BP ≥ 180/110 mmHg）患者在围手术期较容易发生心肌缺血、心力衰竭及脑血管意外。

3.重要脏器功能损害情况

高血压合并重要脏器功能损害者，麻醉风险显著增加。术前应充分了解高血压患者有无心绞痛、心力衰竭、高血压脑病及糖尿病等并发症。

4.手术种类

（1）低危手术：内镜检查，白内障手术，乳腺手术及浅表手术等。

（2）中危手术：头颈部手术，腹腔或胸腔手术，矫形外科手术和前列腺手术等。

（3）高危手术：急诊大手术，尤其是高龄患者，大血管手术，长时间手术（＞4 h）和出血较多手术等。

术前应全面检查明确高血压是原发性还是继发性，要注意是否为嗜铬细胞瘤。对于伴有严重器官损害的患者，术前应完善术前检查，权衡手术与麻醉的耐受性，并积极处理。

（三）麻醉前抗高血压药物的应用

1.利尿剂

传统抗高血压药物，可降低血管平滑肌对缩血管物质的反应性，术中不利于血压的控制，利尿药还可能导致围手术期水电解质紊乱，建议术前 2 ~ 3 天停用利尿药。同时围手术期要严密监测血钾，一旦有低钾血症应及时纠正。

2.血管紧张素转化酶抑制剂（ACEI）和血管紧张素Ⅱ受体阻滞剂（ARB）

高血压患者应用最广泛药物，两类药物可减少蛋白尿和改善慢性心衰转归。ACEI 和 ARB 类药物可能会加重手术引起的体液丢失，术中易引起低血压。ACE Ⅰ类药物作用平缓，手术前可适当调整。ARB 类药物氯沙坦及代谢产物能抑制血管紧张素Ⅱ受体和血管紧张素Ⅰ受体，建议手术当天停用。

3.β受体阻滞剂

临床应用较普遍的术前降压药，β 受体阻滞剂可减少房颤的发生，降低非心脏手术心血管并发症的发生率。术前应服用 β 受体阻滞剂至手术当天，防止术中心率的反跳。

4.钙通道阻滞剂

治疗剂量的钙通道阻滞剂对血流动力学影响不明显，可改善心肌氧供 / 需平衡。钙通道阻滞剂可增强吸入麻醉药、静脉麻醉药、肌松药和镇痛药的作用，应持续服用到术晨。

5.中枢性抗高血压药

若术前突然停用可乐定可增加血浆儿茶酚胺浓度，血压严重反跳，甚至可诱发高血压危象。可乐定还降低术中麻醉药的药量，可持续服用到术晨。

6.其他

利血平可消耗外周交感神经末梢的儿茶酚胺。应用该药的患者对麻醉药的心血管抑制非常明显，术中可能发生难以纠正的低血压和慢性心律失常，术中低血压时，间接作用的拟交感神经药物如麻黄碱和多巴胺则升压不明显，直接作用的拟交感神经药物如肾上腺素、去甲肾上腺素，可引起血压骤升。可应用甲氧明小剂量分次给药缓慢升血压至满意水平。长期服用利血平的患者，最好术前 7 天停药换用其他降压物。

三、麻醉管理

（一）麻醉前用药

高血压患者术前应充分镇静缓解紧张情绪。术前访视时消除患者顾虑，术前保证有良好的睡眠。患者入室开放静脉通路，常规监护后可给予咪达唑仑镇静。术前服用利血平或普萘洛尔的患者，麻醉诱导前给予阿托品，防止麻醉过程中发生心动过缓现象。

（二）麻醉选择

高血压患者应根据病情和手术种类，选择对血流动力学影响最小的麻醉方法和药物，麻醉过程中保证完善的镇静、镇痛效果，降低应激反应。

1.局部麻醉

（1）选用局部浸润麻醉或神经阻滞时局麻药中不宜加用肾上腺素，尽量阻滞充分，必要时予镇静。

（2）重度高血压患者颈丛阻滞时可引起血压升高，不宜选择。

（3）蛛网膜下隙阻滞可引起血压剧烈波动，重度高血压患者一般不宜用。

（4）连续硬膜外阻滞对血流动力学的影响较缓和，但应控制好麻醉平面，避免阻滞范围较广泛导致血压严重下降。

2.全身麻醉

高血压患者目前大多采用静吸复合全麻。

（1）吸入麻醉药降低血压，其中异氟烷扩血管同时有心肌保护的作用。

（2）静脉麻醉药

①氯胺酮可升高血压，增加心率，高血压患者应避免使用。

②丙泊酚具有剂量依赖性的心肌抑制和血管扩张作用，使用时避免血压骤降。

③咪达唑仑可轻度扩张全身血管，降低心排出量，对心率影响较小。

④芬太尼不抑制心肌收缩力，对心血管系统影响较轻。芬太尼和舒芬太尼可降低交感神经活性，有效地抑制气管插管的应激反应。

3.联合麻醉

（1）硬膜外阻滞的优缺点

硬膜外阻滞可阻断手术伤害性刺激，镇痛效果充分，可以提供较完善的术后镇痛。但手术探查时可发生牵拉痛、鼓肠、呃逆、恶心和呕吐等；硬膜外麻醉平面过高时可明显抑制呼吸循环功能。

（2）全身麻醉的优缺点

全身麻醉时患者意识消失，患者舒适更容易接受。术中应用肌松剂，机械通气保证有效通气，同时满足手术要求。但全身麻醉浅时不能有效阻断伤害性刺激，增加全麻药物同时增加其不良反应。

胸、腹及下肢手术可联合应用全身麻醉和硬膜外阻滞，显著减少麻醉药物用量和不良反应，使麻醉更完善。

（三）麻醉管理

全身麻醉诱导置入喉镜，气管插管及拔管时易引起应激反应，导致血压升高。在麻醉深度足够的情况下插管，尽可能减小置入喉镜的刺激；麻醉过程中减轻应激反应的方法有：

（1）吸入强效麻醉药 5 ~ 10 分钟，加深麻醉。

（2）单次应用阿片类药物（阿芬太尼 15 ~ 25 μg/kg；瑞芬太尼 0.5 ~ 1 μg/kg：芬太尼 2.5 ~ 5 μg/kg 及舒芬太尼 0.25 ~ 0.5 μg/kg）。

（3）尼卡地平 10 ~ 20 μg/kg 静脉注射，或艾司洛尔 0.2 ~ 1 mg/kg，或乌拉地尔 0.25 ~ 0.5 mg/kg。

（4）右美托咪定 1 μg/kg 插管前 10 ~ 15 分钟静脉泵注。

（5）利多卡因 1 ~ 1.5 mg/kg 静脉或气管内使用。

（6）硝酸甘油静脉 0.2 ~ 0.4 μg/kg 注射，同时防止心肌缺血。

浅麻醉下拔除气管导管时易引起血压升高，手术结束后患者尚未完全清醒前实施术后镇痛，同时可在一定深度麻醉下拔管。

四、高血压急症

高血压急症是指在某些诱因作用下，原发性或继发性高血压患者，血压突然显著升高（大于 180/120 mmHg），同时伴有进行性心、脑、肾等重要靶器官功能不全的表现。

高血压急症需作紧急处理，否则严重危及患者生命。采取逐步控制性降压，防止血压急骤下降，使重要器官的血液灌注明显降低。初始阶段（数分钟到 1 小时内）平均动脉压的降低幅度不超过治疗前水平的 25%，在之后的 2 ~ 6 小时内将血压降至 160/100 mmHg 左右。若患者可耐受，病情稳定的情况下，在以后 24 ~ 48 小时逐步降压至正常水平。制定具体的降压方案时需充分考虑患者的年龄、病程、血压升高的程度及靶器官损害等。

一旦发生高血压急症时常用控制性降压方法：

（一）血管扩张药

（1）硝酸甘油降压同时可有效预防、治疗心肌缺血。

（2）硝普钠降压起效快、停药后血压容易反跳，大剂量使用时避免代谢性酸中毒和硫氰酸中毒。

（3）心率较快的患者可以选择艾司洛尔，但支气管疾病患者禁用。

（4）尼卡地平降压同时改善脑血流量，适用于颅脑手术，也可应用于支气管疾病患者。

（5）拉贝洛尔降压同时可维持生命器官的血流量，可用于肾衰竭或妊娠高血压急症。

（6）乌拉地尔的降压作用具有自限性，较大剂量使用时不产生过度低血压。

（二）吸入麻醉药

吸入麻醉药物舒张血管平滑肌同时对心肌有较强的抑制作用，使血压下降。异氟烷抑制心肌作用较轻，可以保证组织灌注，适用于术中短时间降压。如需较长时间降压，可与其他降压药联合使用。

第九章 椎管内麻醉

第一节 椎管内解剖与麻醉生理

一、椎管解剖

（一）脊椎的结构

脊椎由 7 节颈椎、12 节胸椎、5 节腰椎、融合成一块的 5 节髓椎及 3 ~ 4 节尾椎组成。成人脊椎有 4 个弯曲，颈曲和腰曲向前，胸曲和骶曲向后仰卧位时，脊椎的最高点位于第 3 腰椎和第 3 颈椎，最低点位于第 5 胸椎和骶部。

脊椎由椎体、椎弓及棘突组成，相邻两个上下椎弓切迹之间构成椎间孔，脊神经根由此通过。颈椎与腰椎的棘突呈水平状排列，胸椎棘突呈叠瓦状排列几个椎体与后方呈半环形的椎弓共同构成椎孔，所有椎孔连通呈管状，称为椎管，椎管上起枕骨大孔，下止于骶裂孔；在骶椎部分的椎管称为髓管。

（二）韧带

相邻两个椎骨的椎弓板由 3 条韧带相互连接，从内向外的顺序为：黄韧带、棘间韧带和棘上韧带。黄韧带位于相邻椎弓板之间，由黄色的弹力纤维构成，坚韧且富有弹性，从上位椎板内面的下缘连至下位椎板外面的上缘，参与构成椎管的后壁和后外侧壁。黄韧带的宽度约为椎管后壁的 1/2，腰部最为坚韧厚实，穿刺时可借助穿刺针触及该韧带有坚韧和阻力感、而再向前进针，一旦阻力消失，便知进入硬脊膜外隙。棘间韧带位于棘突之间，较薄弱；而棘上韧带为连接各棘突尖的纵行韧带，老年人棘上韧带可钙化。

（三）脊髓

脊髓位于椎管内，上端从枕骨大孔开始，在胚胎期充满整个椎管腔，新生儿终止于第 3 或第 4 腰椎，成人则终止于第 1、2 腰椎之间。在成人第 2 腰椎以下、小儿第 3 腰椎以下的蛛网膜下隙只有脊神经根，即马尾神经。所以蛛网膜下隙穿刺时，成人应在第 2 腰椎以下、小儿应在第 3 腰椎以下的间隙穿刺，以免损伤脊髓。

（四）脊膜与腔隙

脊髓有三层被膜，即软脊膜、蛛网膜和硬脊膜软脊膜紧贴于脊髓表面，与蛛网膜之间形成的腔隙为蛛网膜下隙。蛛网膜下隙除有脊髓外，还充满脑脊液。成人脑脊液总量约 120 ~ 150 ml，其中蛛网膜下隙含有 25 ~ 30 ml。正常脑脊液是无色透明，pH 7.35，比重 1.003 ~ 1.009；压力平卧位时约 100 mmH$_2$O，侧卧位时 70 ~ 170 mmH$_2$O，坐位时 200 ~ 300 mmH$_2$O。蛛网膜与硬脊膜之间形成的潜在腔隙为硬脊膜下隙，此间隙在颈部较宽，在行颈部硬脊膜外隙阻滞或颈丛、肌间沟臂丛阻滞时容易误入此间隙。硬脊膜与椎管内壁（即黄韧带）之间构成硬脊膜外隙，其内充满血管、脂肪、淋巴及疏松结缔组织。成人硬脊膜外隙容积约 100 ml，其中椎管约 25 ~ 30 ml。在妊娠晚期，硬脊膜外隙的静脉丛呈怒张状态，老年人由于骨质增生及纤维化使椎管变窄，均可使硬脊膜外隙变小。

硬脊膜、蛛网膜和软脊膜均可沿脊神经根向两侧延伸，并包裹脊神经根，分别称为根硬脊膜、根蛛网膜和根软脊膜。根硬脊膜随着向椎间孔延伸而逐渐变薄根蛛网膜细胞增生可形成绒毛结构，并可突进或穿透根硬脊膜根蛛网膜和根软脊膜之间的腔隙称根蛛网膜下隙，与脊髓部蛛网膜下隙相通，在椎间孔处闭合成套囊。在蛛网膜下隙注入墨汁时，可见墨水颗粒聚积在根蛛网膜下隙处，故又称墨水套囊。蛛网膜绒毛有利于引流脑脊液和清除蛛网膜下隙的颗粒物。

（五）骶管

骶管是硬脊膜外隙的一部分，呈三角形。骶管上自硬脊膜囊，即第 2 骶椎水平，终止于骶裂孔。行骶管穿刺时，切勿超过第 2 骶椎水平，以免误入蛛网膜下隙。

二、椎管内阻滞的生理

1.椎管内麻醉药物作用部位

目前认为，椎管内麻醉药物作用的主要部位是脊神经。蛛网膜下隙阻滞时，局麻药经脑脊液稀释和扩散后直接作用于脊神经根和脊髓表面，但主要是作用于脊神经根。硬膜外阻滞的机制比较复杂，多数意见为：①椎旁阻滞，药液由硬膜外间隙经椎间孔渗出，在椎旁阻滞脊神经根；②通过蛛网膜绒毛进入根蛛网膜下隙，作用于脊神经根；③直接透过硬脊膜和蛛网膜进入蛛网膜下隙，作用于脊神经根和脊髓表面。

2.阻滞顺序

由于传递冲动的神经纤维互不相同，局麻药的阻滞顺序为，自主神经纤维先被阻滞，感觉神经纤维次之，运动神经纤维及有髓鞘的本体感觉纤维最后被阻滞。不同神经纤维被阻滞顺序依次为：血管舒缩→冷感→温感→对不同温度的辨别→慢痛→快痛→触觉→运动→压力感→本体感。消退顺序与阻滞顺序正好相反。

3.阻滞平面差异

交感神经阻滞平面与感觉神经阻滞平面不一致，一般交感神经阻滞平面比感觉消失平面要高 2 ~ 4 个神经节段，感觉消失平面又比运动神经阻滞平面要高 1 ~ 4 个节段。

第二节　蛛网膜下隙阻滞

一、蛛网膜下隙阻滞的临床应用

（一）适应证

1.下腹及盆腔手术如阑尾切除术、疝修补术、膀胱及前列腺手术、子宫及附件手术等。

2.肛门及会阴部手术如痔切除术、肛瘘切除术等，采用鞍区麻醉（saddleanes-thesia）则更合理。

3.下肢手术如下肢的骨折或脱臼复位术、截肢术等，其止痛效果比硬膜外阻滞更完全，并可避免止血带所致的不适。

4.分娩镇痛。

（二）禁忌证或相对禁忌证

1.中枢神经系统疾病脊髓或脊神经根病变，脊髓的慢性或退行性病变，颅内高压患者。

2.全身性严重感染以及穿刺部位有炎症或感染者。

3.休克患者。

4.腹内压明显增高者，如腹腔巨大肿瘤、大量腹水。

5.精神病、严重神经官能症以及小儿等不合作患者。

6.脊柱外伤或有明显腰背痛病史者，以及脊柱严重畸形者。

（三）麻醉前准备和麻醉前用药

1.术前访视

术前访视患者应明确以下问题：

（1）是否适宜进行腰麻，有无腰麻禁忌证。从手术部位和时间考虑，应用腰麻是否安全可靠，阻滞时间是否合适。

（2）确定拟用局麻药的种类、剂量、浓度和配制方法，以及患者体位和穿刺点。

2.麻醉前用药

蛛网膜下隙阻滞的麻醉前用药量不宜过大，应使患者保持清醒状态，以利于调节阻滞平面。

（四）常用局部麻醉药

1.普鲁卡因（procaine）

用于蛛网膜下隙阻滞的普鲁卡因为高纯度的白色晶体成人用量 100 ~ 150 mg。常用浓度为 5%，麻醉起效时间为 1 ~ 5 分钟，麻醉维持时间为 45 ~ 90 分钟，适用于短小手术，常用 5% 普鲁卡因重比重液配制方法为：普鲁卡因 150 mg 溶解于脑脊液 3 ml 中。

2.丁卡因（tetracaine）

成人常用剂量为 8 ~ 15 mg，常用浓度为 0.3% ~ 0.5%。临床上用 1% 丁卡因 1 ml，加 10% 葡萄糖及 3% 麻黄碱各 1 ml，配成丁卡因重比重液的标准配方，即所谓的 1 : 1 : 1 溶液。起效时间为 5 ~ 10 分钟，20 分钟后阻滞平面固定，麻醉维持时间为 2 ~ 3 小时。

3.丁哌卡因（bupivacaine）

为目前蛛网膜下隙阻滞的最常用药物，成人常用剂量为 8 ~ 15 mg。一般用 0.5% ~ 0.75% 丁哌卡因 2 ml，加脑脊液 1 ml，配成重比重溶液，麻醉维持时间为 2 ~ 2.5 小时。丁哌卡因起效时间需 5 ~ 10 分钟，麻醉平面调节不可操之过急，以免平面过高。

4.左丁哌卡因（levobupivacaine）

是丁哌卡因的 S- 对映体，蛛网膜下隙阻滞剂量与丁哌卡因相同，阻滞效果也相当。理论上全身毒性反应较丁哌卡因小。

5.罗哌卡因（ropivacaine）

为新型长效酰胺类局麻药，毒性较小，安全性高，可产生感觉与运动阻滞分离。成人常用剂量为 8 ~ 15 m。一般用 0.5% ~ 0.75% 罗哌卡因 2 ml，加脑脊液 1 血，配成重比重溶液，麻醉维持时间为 2 小时左右。

（五）蛛网膜下隙穿刺术

1.体位

蛛网膜下隙穿刺一般常取侧卧位。采用重比重溶液时，手术侧向下；采用轻比重溶液时，手术侧向上；鞍区麻醉一般取坐位。

2.穿刺方法

穿刺点用 0.5% ~ 1% 普鲁卡因或利多卡因作皮内、皮下和棘间韧带逐层浸润。常用的蛛网膜下隙穿刺术有以下两种：

（1）直入穿刺法：用左手拇、食指固定穿刺点皮肤，将穿刺针在棘突间隙中点与患者背部垂直、针尖稍向头侧缓慢刺入，并仔细体会针尖处的阻力变化。当针尖穿过黄韧带时，有阻力突然消失产生"落空"感觉，继续推进时常有第二个"落空"感觉，提示已穿破硬脊膜与蛛网膜而进入蛛网膜下隙。

（2）侧入穿刺法：于棘突间隙中点旁开 1.5 cm 处作局部浸润，穿刺针与皮肤成 75°角对准棘突间孔刺入，经黄韧带及硬脊膜而达蛛网膜下隙本法可避开棘上及棘间韧带，特别适用于棘上韧带钙化或脊柱畸形的患者。此外，当直入法穿刺未能成功时，也可改用本方法。

针尖进入蛛网膜下隙后，拔出针芯即有脑脊液流出；有时未见脑脊液流出可能系患者脑压过低所致，可试用压迫颈静脉或让患者屏气等措施，以促进脑脊液流出；也可旋转针干 180℃，或用注射器缓慢抽吸经上述处理仍无脑脊液流出时，应重新穿刺。穿刺时如遇骨质，应改变进针方向，避免暴力穿刺，以免造成损伤。

（六）阻滞平面的调节

阻滞平面是指皮肤感觉消失的界限。临床上常以针刺皮肤测痛的方法来判断，同时观察运动神经麻痹的进展情况，也有助于了解其作用范围。如骶神经被阻滞时，足趾即不能活动，腰神经被阻滞则不能屈膝。T_7 神经以下被阻滞时，腹肌松弛，令患者咳嗽，可见腹肌松软膨起，大致判断运动神经纤维被阻滞的平面。

局麻药的剂量大小是决定蛛网膜下隙阻滞平面的主要因素，影响因素包括：穿刺间隙、患者体位、麻醉药容量和比重，注药速度和针尖斜口方向等。①穿刺部位：由于脊柱有四个生理曲度，如果经 L2～3 间隙穿刺注药，当患者转为仰卧后，药液将沿着脊柱的坡度向胸段移动，使麻醉平面偏高。如果在 L3～4 间隙穿刺注药，当患者仰卧后，大部分药液将向骶段方向移动，骶部及下肢麻醉较好，麻醉平面偏低。②患者体位和药液比重：重比重药液向低处扩散，轻比重药液向高处扩散。注药后一般应在 5～10 分钟之内调节患者体位，以获得所需麻醉平面。③注药速度：通常注射的速度愈快，麻醉范围愈广；相反，注射速度愈慢，药物愈集中，麻醉范围愈小。一般以每 5 秒注入 1 ml 药液为适宜。鞍区麻醉时，注射速度可减至每 30 秒 1 ml，以使药物集中于骶部。④穿刺针尖斜口方向：斜口朝向头侧，麻醉平面易升高；反之，麻醉平面不易上升。如果局麻药已经注入，则只能根据药物比重来调节患者的体位，以达到预定的麻醉平面。

（七）麻醉期间的管理

蛛网膜下隙阻滞后，可引起一系列生理扰乱，其程度与阻滞平面密切相关，平面愈高，扰乱愈明显。

1.血压下降和心率缓慢

蛛网膜下隙阻滞平面超过凡后，常出现血压下降，多数于注药后 15～30 分钟发生，同时伴心率缓慢。血压下降主要因交感神经节前纤维被阻滞，使小动脉扩张、周围血管阻力下降，血液淤积于周围血管、回心血量减少、心排出量下降等造成。心率缓慢是因部分交感神经被阻滞，迷走神经相对亢进所致。处理应首先考虑补充血容量，可先快速输液 200～300 ml；如果无效可静注麻黄碱 10～15 mg；对心率缓慢者可静注阿托品

0.25 ～ 0.5 mg 以拮抗迷走神经的影响。

2.呼吸抑制

当胸段脊神经阻滞后可引起肋间肌麻痹，表现为胸式呼吸微弱，腹式呼吸增强；患者潮气量减少，咳嗽无力，不能发声，甚至发绀。遇此情况应迅速吸氧，或行人工辅助呼吸，直至肋间肌张力恢复为止。如果发生"全脊麻"引起呼吸停止，血压骤降，甚至心搏骤停，应立即施行心肺复苏，采取气管内插管、机械通气，胸外心脏按压等抢救措施。

3.恶心、呕吐

诱因包括：①血压骤降，使脑供血骤减，兴奋了呕吐中枢；②迷走神经功能亢进，胃肠蠕动增加；③手术牵拉内脏。一旦出现恶心呕吐症状，应首先检查是否有麻醉平面过高及血压下降，并采取相应的治疗措施。

二、蛛网膜下隙阻滞的并发症

1.腰麻后头痛

头痛是腰麻后最常见的并发症，腰麻后头痛的平均发生率外科手术为 13%，妇产科为 18%。典型头痛可在穿刺后的 6 ～ 12 小时内发生，多数发病于腰麻后 1 ～ 3 天，75% 病例持续 4 天，10% 持续 1 周，个别可迁延 1 ～ 5 个月或更长时间。腰麻后头痛的原因主要系脑脊液经穿刺孔漏出引起颅内压降低和颅内血管扩张所致，故穿刺针粗细与头痛发生率明显相关。采用 25 ～ 26 G 穿刺针可显著降低头痛发生率。麻醉后嘱患者仰卧位以减少脑脊液外流并保证足够睡眠。一旦发生腰麻后头痛，可依头痛程度分别进行治疗：①轻微头痛：经卧床 2 ～ 3 天即自行消失；②中度头痛：患者平卧或采用头低位，每日输液 2000 ～ 3000 ml，并应用小剂量镇静药镇痛药；③严重头痛：除上述措施外，可行硬膜外间隙充填疗法，即先抽取自体血 10 ml，或右旋糖酐 15 ～ 30 ml，在 10 秒内经硬膜外穿刺针注入硬膜外间隙，注后患者平卧 1 小时，疗效较好。

2.尿潴留

由于 S2 ～ 4 的阻滞，可使膀胱张力丧失，此时，膀胱可发生过度充盈，特别是男性患者。如果术后需大量输液者应在手术前留置导尿管。

3.神经并发症

腰麻致神经损害原因包括：局麻药的组织毒性、意外地带入有害物质及穿刺损伤。

（1）脑神经受累：腰麻后脑神经受累的发生率平均为 0.25%。累及第 VI 对脑神经较多见，约占 60%，其次为第 W 对脑神经，约占 30%，其他神经受累仅占 10%。发生原因与腰麻后头痛的机制相似。多发生于术后 2 ～ 21 天，症状为剧烈头痛、畏光眩晕、复视和斜视。治疗除给予适当镇痛药物缓解头痛外，还应适当补充维生素 B_1。

（2）假性脑脊膜炎：也称无菌性或化学性脑脊膜炎，发生率约 1 ：2000，多在腰麻后 3 ～ 4 天发病，临床表现主要是头痛及颈项强直，凯尔尼格征阳性，有时有复视晕眩及呕吐。治疗方法与腰麻后头痛相似。

（3）粘连性蛛网膜炎：急性脑脊膜炎的反应多为渗出性变化，若炎症刺激严重则继发性地出现增生性改变及纤维化，此种增生性改变称为粘连性蛛网膜炎。潜伏期为 1 ～ 2 天，从运动障碍开始，可发展至完全肢体瘫痪。多为药物化学刺激所致，治疗主要是给予促进神经功能恢复的措施。

（4）马尾神经综合征：发生原因与粘连性蛛网膜炎相同，患者于腰麻后下肢感觉及运动功能长时间不能恢复，神经系统检查发现骶尾神经受累，大便失禁及尿道括约肌麻痹，恢复异常缓慢。

第三节　硬膜外阻滞

一、硬膜外阻滞的临床应用

（一）适应证与禁忌证

硬膜外阻滞主要适用于腹部手术，颈部、上肢及胸部手术也可应用，但在管理上比较复杂。此外，凡适于腰麻的下腹部及下肢等部位手术，均可采用硬膜外阻滞。近年来，胸科及腹部手术多主张采用全麻复合硬膜外阻滞，可减少全麻药的应用，使麻醉更加平稳；留置硬膜外导管可用于术后行患者自控硬膜外镇痛（patient-contolled epidural analgesia，PCEA）。此外，还可以与腰麻联合应用于分娩镇痛。硬膜外阻滞对严重贫血、高血压（原发性或特发性高血压）及心脏代偿功能不良者应慎用，严重休克患者应禁用。穿刺部位有炎症或感染病灶者，也视为禁忌。对呼吸困难的患者也不宜选用颈、胸段硬膜外阻滞。

（二）麻醉前访视和麻醉前用药

1. 麻醉前访视

目的在于了解病情和手术要求，决定穿刺部位，选择局麻药浓度和剂量，检查患者循环系统功能能否耐受麻醉，检查脊柱是否有畸形，穿刺部位是否有感染，麻醉史及药物过敏史，凝血功能水和电解质平衡等情况。

2. 麻醉前用药

硬膜外阻滞的局麻药用量较大，为预防局麻药毒性反应，术前 1 ～ 2 小时可给予巴比妥类药或苯二氮卓类药；对阻滞平面高范围大或迷走神经兴奋性高的患者，应同时加用阿托品，以防心率减慢。对术前有剧烈疼痛者应适量使用镇痛药。

（三）应用局麻药的注意事项

1.局麻药浓度的选择

决定硬膜外阻滞范围的最主要因素是局麻药的容量，决定阻滞程度和作用持续时间的主要因素是局麻药的浓度。根据穿刺部位和手术要求不同，对麻醉药浓度应作适当选择。以利多卡因为例，颈胸部手术以 1% ~ 1.3% 为宜，浓度过高可引起膈肌麻痹；用于腹部手术为达到腹肌松弛，需用 1.5% ~ 2% 浓度。此外，浓度选择还与患者一般情况有关，健壮患者所需浓度宜偏高，虚弱或老年患者浓度应降低，婴幼儿应用 1% 以内的浓度即可取得满意的效果。

2.注药方法

一般可按下列顺序给药：①试验剂量：一般为 2% 利多卡因 3 ~ 5 ml，目的在于排除意外进入蛛网膜下隙的可能。如果注药后 5 分钟内出现下肢痛觉和运动消失，以及血压下降等症状，提示局麻药已进入蛛网膜下隙，严重时可发生全脊麻，应立即进行抢救。此外，从试验剂量所出现的阻滞范围及血压波动幅度，可了解患者对药物的耐受性，以指导继续用药的剂量。②追加剂量：注入试验剂量 5 分钟后，如无蛛网膜下隙阻滞征象，方可注入追加剂量。虽然追加剂量的大小因人而异，给药方法也有不同，但阻滞范围应能满足手术的要求。试验剂量和追加剂量之和称初量。③维持量：术中患者由无痛转而出现痛感，肌肉由松弛转为紧张，应考虑局麻药的阻滞作用开始减退，就可追加维持量，一般为初量的 1/3 ~ 1/2。

（五）硬膜外间隙穿刺术

1.体位

分侧卧位及坐位两种，临床上主要采用侧卧位，具体要求与蛛网膜下隙阻滞法相同。

2.穿刺点的选择

穿刺点应根据手术部位选定，一般取支配手术范围中央的脊神经相应棘突间隙。为确定各棘突的位置，可参考下列体表解剖标志：①颈部最大突起的棘突为第 7 颈椎棘突；②两侧肩胛冈连线为第 3 胸椎棘突；③肩胛角连线为第 7 胸椎棘突；④两侧髂嵴最高点的连线为第 4 腰椎棘突或腰 4 ~ 5 棘突间隙。临床上可用第 7 颈椎棘突作为标志向尾侧顺数，或以第 4 腰椎棘突为标志向头侧倒数，即可测得穿刺间隙。

3.穿刺术

包括直入法和侧入法两种。颈椎胸椎上段及腰椎的棘突呈平行排列，多主张用直入法；胸椎中下段的棘突呈叠瓦状，间隙狭窄，穿刺困难时可用侧入法。老年人棘上韧带钙化，脊柱弯曲受限者，一般宜用侧入法。

（1）直入法：在选定的棘突间隙靠近下棘突的上缘处作皮丘，然后再作深层浸润，局麻必须完善，否则疼痛可引起反射性背肌紧张，增加穿刺困难。针的刺入位置必须在脊柱的正中矢状线上。针尖所经的组织层次与腰麻时一样，穿透黄韧带时有阻力骤然消失感，提示进入硬膜外间隙。

（2）侧入法：侧入法是在棘突间隙中轴线的中点旁开 1.5 cm 处进针，避开棘上韧带和棘间韧带，经黄韧带进入硬膜外间隙。操作步骤：在选定的棘突间隙靠近下棘突旁开 1.5 cm 处作皮丘、皮下及肌肉浸润。穿刺针与皮肤成 45° ~ 75° 角对准棘突间孔刺入，经棘突间孔刺破黄韧带进入硬膜外间隙。

4.硬膜外间隙的确定

穿刺针到达黄韧带后，根据阻力突然消失、负压的出现以及无脑脊液流出等现象，即可判断穿刺针已进入硬膜外间隙。

（1）阻力突然消失：当穿刺针抵达黄韧带时，阻力增大，并有韧性感；将针芯取下，接上注射器，推动注射器芯，有回弹感觉，表明针尖已抵达黄韧带；继续缓慢进针，一旦穿破黄韧带，即有阻力顿时消失的"落空感"，同时注入生理盐水无阻力，表示针尖已进入硬膜外间隙。

（2）负压现象：临床上常用负压现象来判断硬膜外间隙。当穿刺针抵达黄韧带时，拔除穿刺针芯，在针蒂上悬挂一滴生理盐水，继续缓慢进针。当针尖穿透黄韧带而进入硬膜外间隙时，可见悬滴被吸入，此即为负压现象的悬滴法。负压现象于颈胸段穿刺时比腰段更清楚。

（六）连续硬膜外阻滞置管方法

确定针尖已进入硬膜外间隙后，即可经针蒂置入硬膜外导管。置管前应根据拟定的置管方向调整好针尖斜面的方向。导管置入长度以 3 ~ 5 cm 为宜。

1.置管操作步骤

①置管时应先测量从穿刺点皮肤到硬膜外间隙的距离，即将穿刺针全长减去针蒂至皮肤的距离即得。②操作者以左手背贴于患者背部，以拇指和食指固定针蒂，右手持导管的头端，经针蒂插入针腔。进至 10 cm 处稍有阻力，表示导管已到达针尖斜口，稍用力推进，导管即可滑入硬膜外间隙，继续缓慢插入 3 ~ 5 cm，至导管的 15 cm 刻度处停止。③拔针时，应一手退针，另一手固定好导管，以防止将导管带出。在拔针过程中不要随意改变针尖的斜口方向，以防斜口割断导管。④调整好导管在硬膜外的长度。如置入过长，可轻轻将导管向外退拉至预定的刻度。⑤导管尾端接上注射器，注入少许生理盐水，无阻力，回吸无血或脑脊液，表示导管通畅，位置正确，即可固定导管。

2.置管注意事项

①导管已越过穿刺针斜口而遇阻力需将导管退出重插时，必须将导管与穿刺针一并拔出，切忌只拔导管，否则会有针尖斜口割断导管的危险。②插管过程中如患者出现肢体异

感或弹跳，提示导管已触及脊神经根；异感严重者，应将穿刺针与导管一并拔出，重新穿刺置管。③导管内流出全血，提示导管已刺破硬膜外间隙静脉丛，可用含少量肾上腺素的生理盐水作冲洗，如仍流血时，应考虑另换间隙作穿刺置管。

（七）硬膜外阻滞平面的调节

影响硬膜外阻滞平面的因素很多，其中最重要的是穿刺部位，如果选择不当，将导致阻滞范围不能满足手术要求。此外，导管的位置和方向、药物容量、注药速度、患者体位以及全身情况等均起到重要作用。

1.导管的位置和方向

向头端置管时，药物易向头侧扩散；向尾端置管时，药液多向尾侧扩散。如果导管偏于一侧，可出现单侧麻醉。如导管误入椎间孔，则只能阻滞单根脊神经。

2.药物容量和注药速度

容量愈大，注药速度愈快，阻滞范围愈广，反之则阻滞范围较窄。

3.体位

一硬膜外间隙注入药物，其扩散很少受体位的影响，故临床可不必调整体位。

4.患者情况

婴幼儿硬膜外间隙窄小，药物易向头侧扩散，所需药物量小。老年人硬膜外间隙缩小，椎间孔狭窄甚至闭锁，药物的外溢减少，阻滞范围容易扩大，用药量须适当减少。临床操作时，可先注射 2 ~ 4 ml 作为试验量，观察阻滞范围大小后再酌情分次减量追加药物。妊娠后期，由于下腔静脉受压，硬膜外间隙静脉充盈，间隙相对变小，药物容易扩散，用药量也应减少。有些病理因素，如全身情况差、脱水、血容量不足腹内压增高等，可加速药物打散，用药量应格外慎重。

（八）硬膜外阻滞术中患者的管理

硬膜外间隙注入局麻药 5 ~ 10 分钟内，在穿刺部位的上下各 2.3 节段的皮肤支配区可出现感觉迟钝，20 分钟内阻滞范围可扩大到所预期的范围，麻醉也趋完全。由此可引起一系列生理扰乱，最常见的是血压下降，呼吸抑制和恶心呕吐。因此，术中应注意麻醉平面，密切观察病情变化，及时进行妥善处理。

1. 血压下降多发生于胸段硬膜外阻滞，由于内脏大小神经麻痹，导致腹内血管扩张，回心血量减少而血压下降，同时副交感神经功能相对亢进，可出现心动过缓。这些变化多于注药后 20 分钟内出现，应先行输液补充血容量，必要时静注麻黄碱 10 ~ 15 mg 或去氧肾上腺素 25 ~ 50 mg，可获得满意效果。

2. 呼吸抑制阻滞平面低于凡对呼吸功能影响很小。颈部及上胸部硬膜外阻滞时，由于肋间肌和膈肌不同程度麻痹，可出现呼吸抑制。此外，颈胸部硬脊膜外隙相对较小，故应采用小剂量、低浓度局麻药，以减少对运动神经的阻滞。术中必须仔细观察患者呼吸，并做好急救准备。

3. 恶心呕吐硬膜外阻滞并不能消除牵拉内脏所引起的牵拉痛或牵拉反射，患者常出现胸闷不适，甚至烦躁、恶心及呕吐，必要时可静注辅助药物加以控制，如芬太尼（50 μg）。

二、硬膜外阻滞的并发症

（一）穿破硬脊膜

1.原因

硬膜外穿刺时穿破硬脊膜的原因有操作因素，也有患者本身的因素。

（1）操作因素：①硬膜外穿刺是一种盲探性操作技术，初学者在穿刺时可能对椎间不同韧带的层次感体会不深；②麻醉科医师在穿刺时进针过快，或遇到骨质而突然滑入；③导管质地过硬，也可增加穿破硬脊膜的可能性，且不容易被发现。

（2）患者因素：①多次接受硬膜外阻滞，由于反复创伤、出血或药物的化学刺激，硬膜外间隙因粘连而变窄，往往在穿刺针穿过黄韧带时即可同时穿破硬脊膜；②脊柱畸形病变、腹内巨大肿块或腹水，脊柱不易弯曲而造成穿刺困难，反复试探性穿刺时有可能穿破硬脊膜；③老年人韧带钙化，常在穿过黄韧带后滑入蛛网膜下隙，故老年人穿破率比年轻人高2倍；④因先天性硬脊膜菲薄，可致穿破率增加；⑤小儿由于其硬膜外间隙较成人更为狭窄，操作更加困难，且必须在全麻或基础麻醉下进行，更易穿破硬脊膜。

2.处理

一旦硬脊膜被穿破，应改换其他麻醉方法，如全麻或神经阻滞。如穿刺点在腰2以下，手术区域在下腹部、下肢或肛门会阴区者，慎用蛛网膜下隙阻滞。

（二）穿刺针或导管误入血管

1. 硬膜外间隙有丰富的血管丛，穿刺针或导管误入血管并不罕见，发生率据文献报道在0.2%～2.8%。尤其是足月妊娠者，因硬膜外间隙静脉怒张，发生率更高。误入血管会因穿刺针或导管内出血而被发现，少数病例因导管开口处被凝血块阻塞而不易被发现，注药时小凝血块被推开，局麻药便直接注入血管内而发生毒性反应。

2. 预防措施①导管宜从正中入路置入；②导管置放后注局麻药前应轻轻抽吸，验证有无血液；③常规通过导管注入试验剂量局麻药；④导管及盛有局麻药的注射器内如有血染，应警惕导管进入血管内的可能。

3. 处理如遇血液由穿刺针或导管流出，可将导管退出1 cm并以生理盐水10 ml冲洗，多可停止或缓解；不能缓解者，或改变间隙重新穿刺，或改为其他麻醉方法。但有凝血障碍者，有发生硬膜外血肿的危险，术后应密切观察，及时发现并处理。如果导管进入血管内而未及时发现，注入局麻药而引起局麻药毒性反应者，应立即按局麻药毒性反应处理。

（三）导管折断

1.原因

①遇导管尖端越过穿刺针斜面后不能继续进入时，若试图仅将导管退出，导管可能被穿刺针的斜面切断；②骨关节炎患者，椎板或棘间韧带将导管夹住，出现拔管困难，若强力拔出会拉断导管；③导管折叠、导管在硬膜外间隙圈绕成结，导管拔出困难。遇此情况，需切开各层组织直至折叠或圈结部位，才能取出。

2.处理

由于导管残端可能在硬膜外间隙，也可能在软组织内，难以定位，采取手术取出的创伤较大，手术也不一定能成功。因此，一般都不主张马上手术取出。残留导管一般不会引起并发症，但事发后应告知患者，消除顾虑，取得理解和配合，同时予以仔细观察和随访。如果术毕即发现导管断端在皮下，可在局麻下作切口取出。

（四）全脊麻

行硬膜外阻滞时，如穿刺针或硬膜外导管误入蛛网膜下隙而未能及时发现，超过腰麻数倍量的局麻药注入蛛网膜下隙，可产生异常广泛的阻滞，产生全脊麻。临床表现为全部脊神经支配的区域均无痛觉，低血压、意识丧失及呼吸停止。全脊麻的症状及体征多在注药后短时间内出现，若处理不及时可能发生心搏骤停。因此，应严格操作规程，不能省略"试验剂量"。

处理原则：①维持患者呼吸和循环功能。如患者神志消失，应行气管插管和机械通气，加速输液，必要时给予血管活性药升高血压；②如出现心搏骤停，应立即行心肺复苏。

（五）脊神经根或脊髓损伤

1.脊神经根损伤

可因穿刺针直接损伤神经根。穿刺过程中如患者主诉有电击痛感，并向一侧肢体传导，应停止进针，避免加重损伤。脊神经根损伤以后根为主，临床表现为受损神经根分布区域烧灼感或疼痛，如损伤胸脊神经根则呈"束带样痛"，四肢呈条形分布，可表现为感觉减退或消失。根痛症状的典型伴发现像是脑脊液冲击征，即咳嗽、喷嚏或用力憋气时疼痛或麻木加重。根痛以损伤后3天之内最剧，然后逐渐减轻，2周内多数患者缓解或消失，遗留片状麻木区也可持续数月以上，可采用对症处理。

2.脊髓损伤

穿刺针或导管也可直接损伤脊髓，当触及脊髓时，患者肢体有电击样异感，轻者数分钟消失，重者异感持续不退，应放弃阻滞麻醉，以免加重神经并发症。若导管插入脊髓或局麻药注入脊髓，可造成严重损伤，甚至横贯性损伤，患者立即感剧痛，偶有一过性意识障碍，完全松弛性截瘫。脊髓横贯性损伤时血压偏低而不稳定。严重损伤所致的截瘫预后不良。

脊髓损伤早期与脊神经根损伤的鉴别：①脊神经根损伤当时有"触电"或痛感，而脊髓损伤时为剧痛，偶伴一过性意识障碍；②脊神经根损伤以感觉障碍为主，有典型"根痛"，很少有运动障碍；③脊神经根损伤后感觉缺失仅限于 1 ~ 2 根脊神经支配的皮区，与穿刺点棘突的平面一致；而脊髓损伤的感觉障碍与穿刺点不在同一平面，颈部低一节段，上胸部低两节段，下胸部低三节段。

（六）硬膜外血肿

硬膜外间隙有丰富的静脉丛，穿刺出血率约为 2% ~ 6%，但形成血肿出现并发症者，发生率仅 0.0013% ~ 0.006%。形成血肿的直接原因是穿刺针和置入导管的损伤，如患者合并凝血功能障碍或服用抗凝药物，则硬膜外血肿发生的概率增加。硬膜外血肿虽然罕见，但在硬膜外阻滞并发截瘫的原因中却占居首位。

临床表现：开始时背痛，短时间后出现肌无力及括约肌障碍，发展至完全截瘫。硬膜外阻滞后若出现麻醉作用持久不退，或消退后再度出现感觉减退肌无力甚至截瘫等，为血肿形成压迫脊髓的征兆；椎管造影，CT 或磁共振对于明确诊断及阻塞部位很有帮助；脑脊液检查仅蛋白含量略高，压颈试验提示椎管阻塞。

预后取决于早期诊断和及时手术，如确诊后尽早（8 小时内）行椎板减压术，清除血肿，症状多可缓解，预后较好。如超过 12 小时再行手术，恢复可能性极小。因此，对有凝血障碍及正在使用抗凝治疗的患者，应避免应用硬膜外阻滞；穿刺操作时应强调避免暴力及反复穿刺。

三、骶管阻滞

骶管阻滞是经骶裂孔穿刺，将局麻药注入骶管腔内以阻滞低脊神经，属硬膜外阻滞。适用于直肠、肛门及会阴部手术，也用于婴幼儿及学龄前儿童的腹部手术等。

1.穿刺点定位方法

从尾骨尖沿中线向头方向 3 ~ 4 cm 处（成人），可触及一有弹性的 V 形凹陷，凹陷两旁可触到蚕豆大骨质隆起的骶角，位于两骶角连线中点的凹陷即为穿刺点—骶裂孔。髂后上棘连线处在第 2 骶椎平面，是硬脊膜囊的终止部位，骶管穿刺针如越过此连线，会有误入蛛网膜下隙发生全脊麻的危险。

2.穿刺与注药

患者取侧卧位或俯卧位。侧卧位时，腰背应尽量向后弓曲，双膝屈向腹部。俯卧位时，髋部需垫厚枕以抬高骨盆，暴露低部。于骶裂孔中心做皮内小丘，但不做皮下浸润，否则将使骨质标志不清，妨碍穿刺点定位。将穿刺针垂直刺进皮肤，当刺破骶尾韧带时可有阻力消失感觉。此时将针干向尾侧倾斜，与皮肤呈 30° ～ 45° 角顺势推进 2 cm 即可到达骶管腔。接上注射器抽吸无脑脊液，注射生理盐水和空气无阻力，也无皮肤隆起，证实针尖确在骶管腔内，即可注入试验剂量。

观察 5 分钟内无蛛网膜下隙阻滞现象，即可分次注入其余药液。

穿刺成功的要点在于掌握好穿刺针的方向。如果针与尾侧皮肤角度过小，即针体过度放平，针尖可在骶管的后壁受阻；若角度过大，针尖常可触及骶管前壁。穿刺时如遇骨质，不宜用暴力，应退针少许，调整针体倾斜度后再进针，以防引起剧痛和损伤骶管静脉丛。当抽吸有较多回血时，应放弃骶管阻滞，改用腰部硬膜外阻滞。

3.常用局麻药

常采用 1% ～ 1.5% 利多卡因、0.5% 丁哌卡因或 0.5% 罗哌卡因，注入局麻药 15 ～ 20 ml 即可满足骶管阻滞的麻醉效果。

4.并发症

骶管腔内有丰富的静脉丛，穿刺时容易出血。对局麻药的吸收也快，易产生局麻药毒性反应。如注药过快，则可能导致眩晕和头痛。因骶裂孔解剖变异较多，故阻滞的失败率较高。由于骶神经阻滞时间较长，术后尿潴留较多。

第四节　蛛网膜下隙－硬膜外联合阻滞

蛛网膜下隙 - 硬膜外联合阻滞（combined spinal-epidural anesthesia，CSEA；简称腰麻 - 硬膜外联合阻滞）近年来已广泛应用于经腹、盆腔手术，并取得满意效果。经腹、盆腔手术要求麻醉应充分镇痛与肌松，因此常需较广泛阻滞，麻醉上界需达 T_6，下界需达 S_4，手术时间长。如采用硬膜外阻滞，需选用双管法连续硬膜外阻滞，此法不仅操作复杂，局麻药用量也多，部分患者仍存在盆腔内脏牵拉反应，常需辅助大量镇痛药方才能完成手术操作。腰麻 - 硬膜外联合阻滞既保留了腰麻起效快、镇痛完善与肌松良好的优点，也便于调节麻醉平面，防止麻醉平面过高。经硬膜外导管追加局麻药可弥补单纯腰麻阻滞平面不足或阻滞时间不够的缺点。

腰麻 - 硬膜外联合阻滞可选用两点穿刺法，也可采用一点穿刺方法。既向蛛网膜下隙注药，同时也经此穿刺针置入硬膜外导管。两点法穿刺时，先根据手术部位选择合适的穿刺间隙行硬膜外穿刺，留置硬膜外导管备用；然后再于 $L_{2～3}$ 或 $L_{3～4}$ 行蛛网膜下隙穿刺，注局麻药行腰麻。一点穿刺法时，应用特制的联合穿刺针选择经 $L_{2～3}$ 间隙穿刺。当硬膜外穿刺成功后，用 25 G 腰麻针经硬膜外穿刺针管腔内行腰麻穿刺；当脑脊液流出后，将所需局麻药注入蛛网膜下隙（腰麻）；然后退出腰麻穿刺针，再经硬膜外穿刺针向头端置入硬膜外导管 3 ~ 5 cm，置管后将硬膜外穿刺针退出，并将硬膜外导管安为固定。

　　腰麻 - 硬膜外联合阻滞时所用的腰麻穿刺针较细，注药时间需 45 ~ 60 秒，但腰麻与硬膜外用药量均较两点穿刺法为少。一点穿刺法对患者的损伤小，由于采用 25 G 腰麻穿刺针，术后头疼的发生率也明显减低。

第十章　机器人手术的麻醉

机器人手术较传统的直视手术而言，具有创伤小、对机体内环境干扰轻、手术并发症发生率和死亡率低、住院时间短和节省医疗费用等优点。麻醉机设备仪器的进步和对患者解剖、病理生理认识的不断更新，麻醉（尤其全身麻醉）的安全性正在不断提高。机器人手术的临床应用日趋增多，应用范围也越来越广泛，除了在机器人辅助下施行的手术种类和适应证范围不断增加，而且机器人手术所涉及的各种（老龄、年幼、体弱等）人群也不断扩大。目前，随着机器人设备的不断改进完善和手术医生操作技术更加熟练和创新，被认为不宜施行机器人手术的人群越来越少，所以机器人手术所涉及的患者病情和全身情况差别也不断增大，对麻醉的要求和挑战也相应增加，有关机器人手术的麻醉研究也越来越多。

第一节　人工气腹对生理功能的影响

一、人工气腹对呼吸的影响

二氧化碳气腹是目前机器人及腹腔镜手术人工气腹的常规方法，其对呼吸的影响较大，包括呼吸动力学改变、肺循环功能影响及二氧化碳吸收导致的呼吸性酸中毒等。

1.通气功能改变

人工气腹造成的腹内高压引起膈肌上移，胸肺顺应性可减小30%～50%，为保证足够的肺泡通气量，必须相应提高通气压，但是，人工气腹建立并稳定后，胸肺顺应性一般不会再受头低位和调节潮气量的影响，所以术中持续监测胸肺顺应性和呼吸压力-容量环的形态，仍可及时发现导致呼吸道压力增高的并发症，如支气管痉挛、气管导管滑入支气管、肌松程度改变和气胸等。人工气腹时膈肌抬高引起的功能残气量减少和气道压力上升引起的通气/血流分布异常也同时发生，但腹内压14 mmHg伴头高或头低位10～20°不会明显影响生理无效腔，对无心血管疾患的患者也不增加肺内血右向左的分流。

2. $PaCO_2$上升

人工气腹引起$PaCO_2$升高，主要有两方面的原因：①胸肺顺应性下降导致的肺泡通气量下降。②二氧化碳通过腹膜的快速吸收，所吸收的二氧化碳约占机体二氧化碳总排出量的 20% ～ 30%。二氧化碳排出量和 $PaCO_2$ 的增加是逐步的，这与体内可以储存大量的二氧化碳有关。二氧化碳吸收与其分压差、弥散性能、腹膜面积和腹膜血流灌注情况等有关，腹内压力的增高仅仅引起二氧化碳分压的轻微上升，而压力升高对腹膜血流灌注影响更甚（包括心排血量下降和血管受压），所以在腹压增高对二氧化碳的吸收起延缓作用，手术结束腹腔降压后，残留的二氧化碳吸收加快，能引起一过性二氧化碳呼出增加，加之组织内储留的二氧化碳逐渐释放进入血液，所以术后短期内 $PaCO_2$ 仍会偏高，此时麻醉、肌松药的残留作用对呼吸仍有抑制，故应注意呼吸监测和支持。

$PaCO_2$ 增高的其他原因包括腹压增高、体位影响、机械通气、心排血量减少等可导致肺泡通气/血流比例失调和生理无效腔量增加，尤其在肥胖和危重患者。麻醉深度不足引起的高代谢、保留自主呼吸时的呼吸抑制也是原因之一。二氧化碳气肿、气胸或气栓等并发症则可导致 $PaCO_2$ 显著升高。

$PaCO_2$ 升高引起酸中毒，对器官功能有一定影响，但目前对 $PaCO_2$ 升高的容许范围已明显大于 20 年前的认识水平。人工气腹引起的 $PaCO_2$ 升高一般通过增加肺泡通气量 10% ～ 25% 即可消除。

3.呼气末二氧化碳（$PetCO_2$）监测

$PetCO_2$ 可间接反映 $PaCO_2$，正常情况下两者之间相差 3 ～ 6 mmHg，BP $PetCO_2$ 小于 $PaCO_2$ 3 ～ 6 mmHg，这主要是由于呼出气中除有肺泡气外，还有部分无效腔气，在呼气末虽然主要是肺泡气，但仍混有小量的无效腔气，尤其是肺泡无效腔增大的患者，无效腔气中不含二氧化碳，所以对呼出气的二氧化碳起到稀释作用，导致 $PetCO_2$ 小于 $PaCO_2$。肺泡弥散功能的障碍一般对肺泡气和动脉二氧化碳分压差影响较小。

二氧化碳气腹后，虽然 $PetCO_2$ 和 $PaCO_2$ 之间的平均差值无显著变化，但不同患者个体间的差异增大，危重患者尤其是术前呼吸功能不全的患者，两者差值增大，例如 ASA2-3 级患者，两者差值明显高于 ASA1 级的患者，可达 10 ～ 15 mmHg，所以有人认为用 $PetCO_2$ 代表 $PaCO_2$ 时应谨慎，怀疑二氧化碳蓄积时需要查动脉血气。

二、腹腔镜手术对循环功能的影响

腹腔镜手术对循环功能造成影响的原因主要原因有气腹的影响、患者体位、高二氧化碳血症、麻醉以及迷走神经张力增高和心律失常等造成的影响。气腹压力超过 10 mmHg 者可影响循环功能，表现为心排血量下降、高血压、体循环和肺循环血管张力升高，其影响程度与压力高低有关。

1.心排血量的变化

虽有心排血量不变或增加的报道，但多数情况下心排血量下降，下降程度为 10% ～ 30%，正常人均可耐受。较简单的监测心排血量是否充足的方法是混合静脉血氧饱和度和血乳酸，若正常说明机体无缺氧现象发生，表明心排血量的大小能够满足机体氧供需平衡的需要。心排血量下降多发生在人工气腹建立时的充气期，心排血量下降程度与充气速度也有关。手术中由于应激等因素的影响，引起心血管系统兴奋，心排血量一般能恢复到正常水平。心排血量减少的原因很多，腔静脉受压导致下肢瘀血，回心血量减少，心室舒张末期容积减小是主要原因之一。但由于胸腔内压增高，心室舒张末期压力并不低，右房压和肺动脉压也不低，所以这些平时能够反映心脏容量负荷的指标在人工气腹状态下意义有限，其数值有时不能正确反应当时真正的循环功能变化。扩容和头低位能帮助并提高回心血量。

2.外周血管阻力的变化

气腹时外周血管阻力增高，一方面是心排血量下降引起交感神经兴奋的结果，另一方面可能还有其他原因的参与，如患者体位，头低位时外周阻力低于头高位。外周阻力升高可用具有扩血管作用的麻醉药如异氟醚或直接血管扩张药，α 受体兴奋药可减轻血流动力学改变和麻醉药用量。外周阻力升高除机械性因素外，神经内分泌因素也参与其中，儿茶酚胺、肾素 - 血管紧张素、加压素等系统在人工气腹时均兴奋，但是仅加压素升高与外周阻力升高在时间上是一致的。

3.对局部血流的影响

下肢静脉血流淤滞并不能随时间延迟而改善，理论上增加了血栓形成的可能性，但研究报道血栓发生率未见升高。腹腔镜胆囊手术时肾血流、肾小球滤过率和尿量在二氧化碳气腹后均降低约 50%，也低于开腹胆囊手术。气腹放气后，尿量明显增加。腹腔内脏血流由于二氧化碳的扩血管作用对抗了压力引起的血流下降，所以总的结果是影响不大。脑血流因二氧化碳的作用而增加，维持二氧化碳正常，气腹和头低位对脑血流的不良影响较小，但颅内压升高。眼内压变化不大。

4.高危心脏病患者的循环变化

轻度心脏病患者在腹腔镜手术中的循环功能变化与健康人差别不大，但术前心排血量低、中心静脉压低、平均动脉压高和外周阻力高的患者血流动力学变化大，所以主张适当扩容，硝酸甘油、尼卡地平和多巴酚丁胺有一定帮助，因外周阻力的不良影响占主要地位，尼卡地平的选择性扩张动脉的作用可降低外周阻力而较少影响回心血量。腹腔镜手术后的心血管功能恢复至少需要 1 h，所以术后早期仍有可能发生充血性心力衰竭。在高危患者用较低的腹腔压力并减慢充气速度是最重要的。

5.心律失常

虽然高二氧化碳可引起心律失常，但腹腔镜手术中心律失常的发生与二氧化碳的关系尚难肯定。快速腹膜膨胀、胆道牵拉等刺激引起迷走神经亢进是心律失常原因之一，可导致心动过缓甚至停搏，服用阻滞药的患者或麻醉过浅者更易发生麻醉亢进。处理包括腹腔放气、阿托品应用、加深麻醉等。心律失常还可继发于血流动力学紊乱，少见原因还包括气栓等。

三、特殊体位的影响

对呼吸的影响主要是头低位加重对膈肌的挤压，使肺容量减少，功能残气量进一步下降，气道压力上升，严重时可干扰到肺内气体交换。对循环功能的影响主要是头高位减少回心血量；头低位增加颅内压和眼内压等；截石位要防止腿部血流不畅和血栓形成。

四、腹腔镜手术的常见并发症

了解术后并发症的发生和发展过程，可帮助及时发现和处理并发症。妇科腹腔镜手术的历史较长，积累的病例和经验也较多，手术后死亡率为十万分之一到万分之一，严重并发症为 0.2% ~ 1%，其中 30% ~ 50% 为腹腔脏器损伤，出血等血管方面的并发症占 30% ~ 50%，烧伤占 10% ~ 20%。腹腔镜胆囊切除术的死亡率是妇科腹腔镜手术的 10 倍左右，约 1% 的腹腔镜胆囊手术患者需改行开腹手术。脏器穿孔发生率 0.2%，胆总管损伤 0.2% ~ 0.6%，出血 0.2% ~ 0.9%。腹腔镜胆囊手术中较轻的手术并发症发生多于开腹手术，但全身并发症（如术后肺部感染等）的发生率低于后者。

1. 二氧化碳皮下气肿

人工气腹时发生二氧化碳皮下气肿是最常见的并发症。多数是由于建立人工气腹时穿刺针没有穿通腹膜进入腹腔，针尖仍停留在腹壁组织中，注入的气体进入腹壁各层之间的空隙，即形成气肿：检查可见腹部局限性隆起，腹部叩诊鼓音不明显，肝浊音界不消失。这类气肿一般不会引起严重的不良后果，亦无须特殊处理，这也是人工气腹常用二氧化碳的原因之一。但皮下气肿严重时，可导致建立人工气腹失败，影响手术的进行。二氧化碳皮下气肿多为建立人工气腹过程中注气失误造成；也有些情况是难以避免的，如疝修补或盆腔淋巴结清扫，必须人为造成软组织间的人工空腔，则皮下气肿必然发生；膈肌裂孔修补术中气体可经过纵隔形成头颈部皮下气肿。发生皮下气肿后，二氧化碳的吸收很快，$PaCO_2$ 显著升高，导致二氧化碳呼出增多，这种情况下依靠调节潮气量往往不能有效地降低 $PaCO_2$，所以术中若出现 $PetCO_2$ 显著升高而增大潮气量仍不能很快使其恢复者，应怀疑二氧化碳皮下气肿的可能。二氧化碳吸收的速度也与压力有关，必要时可适当减低气腹压力，以减少二氧化碳吸收，若发生严重 $PaCO_2$ 升高，一般措施不能纠正时，应暂停手术，停止气腹后 $PaCO_2$ 升高可在短时间内消除。发生二氧化碳皮下气肿者，手术结束后应等待 $PaCO_2$ 恢复正常后再拔除气管导管，但少量的皮下气肿并不是拔管的禁忌证。

2. 纵隔气肿、气胸、心包积气

脐带残存结构可能导致腹腔与胸腔、心包腔相通或其间结构薄弱，膈肌裂孔存在或手术撕裂等均可能导致腹腔二氧化碳进入胸腔、纵隔和心包；或腹膜外气肿延至纵隔。纵隔气肿范围大时后果严重，表现为呼吸气促，心传导障碍及自发气胸，甚至休克或心搏骤停。此时，应该立即停止手术，穿刺排气。

气胸的原因除了腹腔气体经过胸腹腔之间的上述薄弱结果漏入胸腔外，手术中为保证通气量而增大通气压力造成的肺大疱破裂也是气胸原因之一。两种类型的气胸表现和处理有一定差别，二氧化碳漏入胸腔造成的气胸，二氧化碳吸收面积增大，吸收显著加快，$PetCO_2$ 升高明显；而肺大疱破裂的气胸，$PetCO_2$ 不增加，还有可能减低。这是因为从肺泡进入胸腔的气体是肺泡气，其二氧化碳含量较低，所以血液不会从胸腔气中吸收二氧化碳。

因胸膜吸收二氧化碳的速度很快，在停止充气后，漏入胸腔内的二氧化碳在 30 ~ 60 min 内会全部自行吸收，不需要行胸腔引流；而肺大疱破裂的气胸，胸腔内气体为呼吸的气体，不易被吸收，而且因为肺泡破裂口的存在，会有气体持续进入胸腔，所以应行胸腔闭式引流，单次胸腔抽气可能作用不大。

气胸量较小和压力较低时，对循环影响可能不大，低氧血症也不多见，张力性气胸时循环干扰明显。术中气胸诊断以听诊为主，术者经腹腔镜观察两侧膈肌位置和运动情况的差异也有助于诊断，气胸的确诊一般依靠 X 线检查。发现气胸后，应立即停止氧化亚氮麻醉，调整呼吸参数防止缺氧，并经常与术者保持联系，尽可能减低人工气腹压力。非肺大疱破裂引起的气胸可加呼气末正压通气（PEEP），肺大疱引起者禁用 PEEP。

3.气管导管进入支气管

人工气腹导致膈肌上升，气管隆嵴同时上升，气管导管可进入支气管，在盆腔手术采用头低位时可发生，胆囊手术采用头高位时也有报道。主要表现为 SpO_2 下降和气道坪压升高，短时间内可能不会发生缺氧表现，仅仅坪压升高时需要与气腹造成的坪压升高相鉴别，导管进入支气管因同时也存在人工气腹，所以坪压升高更加明显。

4.气栓

气体进入血管内则形成气栓。患者出现呛咳，呼吸循环障碍，大量气栓可致猝死。

气栓发生率低但后果严重，腹腔镜和宫腔镜同时进行时发生率增加。气栓一般发生在人工气腹建立时，多为注气针误入血管所致，可能为误入腹壁血管，也有误穿内脏的可能，尤其在有腹腔手术史的患者。也有报道气栓发生在手术后期。

二氧化碳溶解和弥散性能好，且能被血红蛋白、血液碳酸氢盐结合，小的气栓能很快消失，这也是气腹常用二氧化碳的原因之一。二氧化碳注入血管的致死量约为空气的 5 倍。因多系气体大量注入血管，所以症状凶险，表现为气体存留于腔静脉和右房导致回心血量减少，循环衰竭。气体可能撑开卵圆孔进入左心，尤其体循环栓塞。空气栓塞常见的支气管痉挛和肺顺应性变化在二氧化碳栓塞时较为少见。

气栓的诊断对及时处理是非常关键的，少量气栓（0.5 mL/kg 空气）可引起心脏多普勒声音改变和肺动脉压力升高，大量气栓（2 mL/kg）可发生心动过速、心律失常、低血压、中心静脉压升高、心脏听诊有"磨坊"样音、发绀、右心扩大的心电图改变等，虽然经食道超声或胸前多普勒、肺动脉漂浮导管对诊断有主要价值，但在腹腔镜患者很少作为常规使用。SpO_2 可发现缺氧，$PetCO_2$ 可因肺动脉栓塞、心排血量减少和肺泡无效腔增加而下降，但又可因为 CO_2 的吸收而表现为早期升高。经中心静脉导管抽出气体可诊断气栓，但其比例不高。

气栓的治疗：发现气栓后应立即停止充气、气腹放气；采取头低左侧卧位，使气体和泡沫远离右心室出口，减少气体进入肺动脉；停吸氧化亚氮改用纯氧，以提高氧合并防止气泡扩大；增加通气量以对抗肺泡无效腔增加的影响；循环功能支持；必要时插右心导管或肺动脉导管抽气，已有体外循环用于治疗大量气栓成功的报道，可疑脑栓塞者建议进行高压氧舱治疗。

5.其他并发症

其他并发症包括血管损伤、呕吐、反流误吸等，较为少见。气腹并不增加胃-食道压差，所以反流危险并不增加，且有减少的报道。血管损伤主要见于腹壁血管损伤、腹膜后大血管损伤和脏器血管损伤。如有较大血管损伤常来不及抢救而危及生命。一旦发生大量出血及血肿增大者应立即剖腹手术，少量出血及小血肿应严密观察。

第二节 全身麻醉

一、麻醉前评估

1.机器人辅助下腹腔镜手术患者的术前评估

（1）评估循环系统功能：主要应判断患者对人工气腹的耐受性。人工气腹的相对禁忌证包括：颅内高压、低血容量、脑室腹腔分流术后等，也有钳夹分流导管后行腹腔镜手术的成功报道。心脏病患者应考虑腹内压增高和体位要求对血流动力学的影响，一般对缺血性心脏病的影响程度比对充血性或瓣膜性心脏病轻。虽然手术中的影响机器人手术大于开腹手术，但术后影响以腹腔镜手术为轻，所以应综合性考虑。

腹内压增高对肾血流不利，肾功能不全的患者应加强血流动力学管理，并避免应用有肾毒性的麻醉药物。由于术后影响轻，呼吸功能不全的患者应用腹腔镜手术更具优势，但术中管理困难加大。

（2）评估呼吸系统功能：包括病史、体检、测试运动耐量，常规胸部 X 光摄片及肺功能试验。注意患者咳嗽是否有效，其用力肺活量（FVC）至少为潮气量的三倍。如果比预计值低 50%，则提示术后依赖呼吸机的可能性增加。产生术后肺不张及感染的可能性增加。用支气管扩张药治疗能改善呼气峰流速的患者，术前应给予支气管扩张药。

（3）术前检查：包括血液生化、心电图、血气分析，有条件可进行 CT 或 MRI 检查。遇有下气道有类似单向活瓣的病变，即吸气时气体易于进入，呼气时难以呼出，则全麻忌用氧化亚氮，以免增大含气腔的体积，导致呼吸和循环功能障碍。

（4）术前用药：一般可给予短效苯二氮卓类药，以解除术前忧虑，但要防止术毕苏醒延迟。给抗胆碱能药物以拮抗术中心动过缓和涎液分泌。此外应继续患者心血管及呼吸系统的常规用药，注意控制术前支气管痉挛。对胰岛素依赖型患者静注胰岛素 - 葡萄糖溶液。

2.机器人辅助下胸腔镜手术患者的术前评估

（1）评估循环系统功能：机器人辅助下胸腔镜手术麻醉前应明确患者的全身状况，尤其对剖胸术可能较大的患者，术前应按照不低于剖胸术患者的要求准备。注意患者有无冠心病及其严重程度，是否存在心律失常、左室功能障碍、低氧血症、糖尿病及肾功能不全等内科情况。肺功能不全，不能耐受强体力活动的患者，耐受单肺通气麻醉比想象的情况要好，血流动力学较为稳定，但与肺功能正常的患者仍存在较大差别。

（2）评估呼吸系统功能：与机器人腹腔镜手术基本相似。

二、全身麻醉

1.麻醉的选择

机器人辅助下腹腔镜手术选用气管内插管控制呼吸的全身麻醉最为常用和安全大多数胸腔镜检查采用全麻更为合适，间歇正压通气可减轻纵隔移位与防止反常呼吸，应选用双腔支气管插管以便术侧肺排气，也可在直视下扩张肺，以便于观察有无漏气及胸膜粘连。

2.麻醉的诱导和维持

麻醉的诱导和维持原则与一般手术的全身麻醉相同。对心血管功能较差的患者应避免应用直接抑制心肌的麻醉药，选择扩血管为主的麻醉药（如异氟醚）更为有利。氧化亚氮的应用虽有顾虑，但尚未发现氧化亚氮直接影响预后的证据。异丙酚的快速清醒特点和较少的术后副作用使其应用较多。良好的肌松有助于提供更大的手术空间，但尚无证据表明必须加大肌肉松弛药用量以提供比一般开腹手术更深度肌松。腹膜牵张能增加迷走神经张力，术前应给予阿托品，术中也要做好随时应用阿托品的准备。

3.单肺麻醉

多用左侧双腔支气管导管，因其置入容易，安全性较大。根据临床现象认为双腔管位置是正确的，纤维支气管镜检查仍发现 48% 的患者放置错误。即使位置正确，术中还有 25% 的患者可发生下侧肺通气困难或难以完全隔离两肺。现认为用纤维支气管镜核实导管位置为宜，改为侧卧位后还要再次核实。气囊堵塞式的单腔单肺通气导管用于胸腔镜检查更为方便，定位和调节均较简便。

（1）单肺通气对肺循环的影响：在单肺通气过程中，流经非通气侧肺的血流实际是分流部分，通气侧肺能排出足够的二氧化碳以代偿非通气肺，因正常血氧已近饱和而不能摄入更多的氧，因而低氧血症常见，高二氧化碳血症较轻。在单肺通气过程中，到上侧非通气肺的血流降低，其原因包括重力、手术干扰、已经存在上侧肺的疾病以及缺氧性脑血管收缩，此外，萎陷性肺血管阻力增大，也使血流转向下侧通气肺。

（2）单肺通气的呼吸管理：单肺通气具有低氧血症的危险，因此呼吸管理很重要，一般认为要维持动脉血氧饱和度大于90%，吸入氧浓度应增加至50%以上，单肺通气的潮气量并不一定要减少，既往主张的低潮气量高频率通气，因通气效率差而较少应用，但应用正常潮气量通气时要严密监测气道压。如果通气有问题，应以纤维支气管镜检查双腔管位置是否正确。当低氧血症持续，应该给予分侧肺通气。

（3）并发症：缺氧是胸腔镜手术麻醉单肺通气过程中最常见并发症，原因除分流因素外，气管导管位置不当也是常见原因之一；在长时间手术过程中，下肺易发生肺间质水肿，从而进一步减少气体交换。手术损伤和出血并发症并不多见，但一旦发生出血量较大，因此术前宜有快速输血的准备。双腔支气管套囊过度充气致支气管破裂也可偶见。很多并发症需要剖胸处理，增加剖胸术危险性的因素有吸烟、高龄、冠心病、术前体重降低、肥胖、肺功能不良及麻醉的持续时间。

三、术中监测

由于人工气腹等因素对呼吸和循环有较大影响，术中和术后必须有相应的有效监测，及时发现生理功能的紊乱。术中监测主要包括动脉压、心率、心电图、SpO_2、呼气末二氧化碳，心血管功能不稳定的患者，应监测中心静脉压和肺动脉压，必要时监测血气，因有心脏或肺疾病的患者呼气末二氧化碳和动脉二氧化碳可能存在较大差异。

四、术后处理

机器人手术对循环的干扰可持续至术后，包括外周阻力升高和循环高动力状态，这些变化对心脏病患者有较大影响。手术对呼吸的干扰也可持续到术后，包括高二氧化碳和低氧，所以要常规吸氧。术后另一常见问题是恶心呕吐发生率较高，应加强预防和处理。胸腔镜手术术后疼痛轻，呼吸功能障碍发生率低。然而仍需要防止可能发生的并发症。术后鼓励患者深呼吸，头高位及早期活动，胸背叩击及体位引流以促进分泌物地排出。

1.术后疼痛

开腹手术患者主诉的疼痛主要为腹壁伤口疼痛，而机器人手术后患者疼痛主要为内脏性疼痛，如胆囊切除术后有胆道痉挛性疼痛，输卵管手术后有盆腔痉挛性疼痛，肩部疼痛不适多有膈肌受牵扯有关，术后24 h内80%患者有颈肩部疼痛。二氧化碳气腹所引起的术后疼痛比氧化亚氮气腹重，腹腔残余二氧化碳加重术后疼痛，所以应尽量排气。疼痛治疗方法一般均有效，包括镇痛药、非留类抗炎药、胸部硬膜外阻滞等。于右侧膈下腹腔内注射局麻药（0.5% 利多卡因或 0.125% 丁哌卡因 80 mL，含肾上腺素）可防止腹腔镜下盆腔小手术术后的肩痛，但对腹腔镜胆囊切除术术后的肩部疼痛效果不理想。

2.术后呼吸功能

腹腔镜手术术后对呼吸功能的影响比开腹手术轻，包括术前 COPD、吸烟、肥胖、老年等患者，但这些患者呼吸功能影响仍较正常人严重。腹腔镜妇产科手术的术后肺功能影响比胆囊切除术轻。术后硬膜外镇痛并不能改善腹腔镜胆囊切除患者的术后肺功能。

3.恶心呕吐

腹腔镜手术术后恶心呕吐的发生率较高，可达 40% ~ 70%，术中应用阿片类增加其发生率，而异丙酚能减少其发生。

第三节　控制性降压在麻醉中的应用

机器人手术是在腔镜辅助下实施手术，要求手术出血少，否则视野不清晰，影响手术效果。围术期降低血压的主要目的是：降低血压，减少出血，改善术野的环境，减少输血，使手术期的安全性增加。如嗜铬细胞留切除手术，通过术中降压来控制血压严重升高，也是目的之一。

一、控制性降压的理论基础

维持人体血压的主要因素包括：心输出量（CO）、总外周血管阻力、血液容量及血管壁弹性和血液的黏稠度。机体在相对稳定情况下平均动脉压（MAP）= 心输出量 × 总外周血管阻力（TSVR）即：MAP = CO × TSVR。依照此理论，在将总外周血管阻力降低而保持心输出量不变的情况下可达到将低血压的目的。

组织灌流量主要随血压和血管内径的变化而变化，血压降低，灌流量也降低。

二、控制性降压对机体的影响

1.脑神经系统

控制性降压过程，脑和心肌最易受损，适当的动脉血压对于脑循环尤其重要。对脑血流量影响最重要的是脑的灌注压。

2.循环系统

控制性降压期间，保证心肌代谢所需的氧供充足是非常重要。

3.肾功能

正常肾血流量相当于心输出量的 20% ~ 25%。MAP 不低于 75 mmHg 时，肾小球滤过率保持不变，肾血流灌注仍足够满足肾细胞代谢的需要，尿量可能减少。如 MAP 低于 75 mmHg，肾小球滤过率就会降低，尿量减少甚至无尿。

4.内脏循环

肝动脉血管床的压力 - 血流自身调节功能有限，门静脉循环本身无调节功能。控制性降压期间易发生肝脏血流灌注不足与肝细胞缺氧。

5.眼

眼压包含眼内血液和房水的联合压力。当动脉血压降低则眼内压亦降低。

三、控制性降压的适应证和禁忌证

1.适应证

（1）有功能的嗜铬细胞瘤切除手术，术中出现血压升高波动。

（2）血供丰富区域的手术，如盆腔手术。

（3）血管手术，如主动脉瘤、动脉导管未闭。

（4）创面较大且出血可能难以控制的手术，如癌症根治等。

（5）大量输血有困难或有输血禁忌证的患者。

（6）因宗教信仰而拒绝输血的患者。

2.禁忌证

（1）重要脏器实质性病变者。

（2）血管病变者。

（3）低血容量或严重贫血。

（4）麻醉医师对该技术不熟悉时应视为绝对禁忌。

（5）对有明显机体、器官、组织氧运输降低的患者，应仔细衡量术中控制性低血压的利弊后再酌情使用。

四、并发症

（1）脑栓塞与脑缺氧。

（2）冠状动脉供血不足，心肌梗死，心力衰竭甚至心搏骤停。

（3）肾功能不全，无尿、少尿。

（4）血管栓塞，可见于各部位血管栓塞。

（5）降压后反应性出血，手术部位出血。

（6）持续性低血压，休克。

（7）嗜睡、苏醒延迟等。

五、常用控制性降压方法

1.吸入麻醉药物降压

2.静脉麻醉药物降压

以丙泊酚复合瑞芬太尼为代表的全凭静脉麻醉目前发展迅速，成为全身麻醉的主流方法之一。

3.血管扩张药降压

静脉泵注硝普钠、硝酸甘油；静脉注射钙通道阻滞剂、α 肾上腺素能受体阻滞药、三磷酸腺苷。

六、控制性降压的监测与管理

1.麻醉要求

做到麻醉平稳，全身麻醉必须达到一定的深度。

2.失血量

在控制性降压中出现低血容量将导致组织灌注不足。

3.降压幅度

不能单纯以血压下降的数值或手术野不出血作为控制性降压的标准，必须按照患者的具体情况、结合手术的要求，并参考心电图、脉压、动脉血氧饱和度和中心静脉压等指标做全面的衡量。

4.手术体位

在控制性降压中，改变体位将促使血液潴留于下垂部位，导致有效循环血量相对减少。因此，在控制性降压中可充分利用体位来调节降压的幅度和速度。

5.通气与氧合

供氧必须充分，确保潮气量和每分通气量略大于正常，保持 $PaCO_2$ 在正常范围内。

6.监测

为保障安全，在控制性降压过程中必须进行全面监测。无论控制性降压时间长短，必须行直接动脉测压进行连续监测。此外，还应监测心电图、动脉血氧饱和度、中心静脉压、失血量、尿量，并根据情况定期作动脉血气分析和血红蛋白及细胞比容的测定。

7.停止降压

手术重要步骤结束后，即应逐渐停止降压，待血压回升至接近原水平后，应仔细观察手术野，进行彻底止血。同时防止反跳性高血压的发生。

8.术后护理

严密观察尿量，护理患者直至患者完全清醒，反应活跃，通气良好，肤色红润。

第四节 低温麻醉

随着机器人手术在心脏外科手术的应用，采用体外循环方法也常应用于机器人手术，术前应根据病情、手术方式选择相应的体外循环相对应的低温麻醉方法。

一、常用麻醉方法

1.常温体外循环

用于心内操作简单、时间短的心内手术。体外循环中温度接近正常或者自然降温。循环中血细胞比容（HCT）维持在 30% 左右，要求氧合器性能好，能满足高流量灌注需要。成人流量大于 2.4 L/（m² · min）为高流量，儿童的高流量与年龄和体重有关，体重 < 10 kg 的患儿为 150 mL/（kg · min）或 3.2 L/（m² · min），体重 < 5 kg 则为 200 mL/（kg · min）或 3.2 L/（m² · min）以上。监测灌注流量是否充分可参照混合静脉血氧饱和度、尿量、BE 值。

2.浅低温体外循环

采用体外循环血流变温，实用于大部分心脏体外循环手术。鼻咽温维持在 32℃ ~ 34℃，HCT 维持在 25% ~ 29%，维持全流量灌注，成人 2.0 ~ 2.4 L/（m² · min），儿童通常为 2.8 ~ 3.2 L/（m² · min）。左右心内操作即将结束时开始复温，心脏复苏时血温维持在 35℃ ~ 37℃。

3.中低温体外循环

体外循环中鼻咽温维持在 25℃ ~ 30℃，HCT 维持在 21% ~ 25%，术中根据温度调整灌注流量，成人最低为 1.6 L/（m² · min），儿童最低为 2.4 ~ 2.8 L/（m² · min）。对高血压和侧支循环丰富的患者，灌注流量需适当增加，以保证组织灌注充分。

4.深低温体外循

环深低温可降低机体代谢率、增加机体对缺血缺氧的耐受性，深低温主要适用于需要在停循环或者低流量下才能完成的心血管手术。

5.深低温停循

要求鼻咽温 15℃ ~ 18℃，肛温 20℃。体外循环中使用甲泼尼龙是有效的药物脑保护措施，使用剂量为 30 mg/kg，可以在转流前和复温时各使用一半；地塞米松虽然药效强，但大剂量使用可明显缩短 ACT 时间，因此不作为使用常规。降温过程中低温会引起心脏室颤，应该阻断升主动脉灌注心脏停搏液。停循环前头低位 30℃，并头部放置冰帽。停循环结束时缓慢动脉回血后开放静脉引流，逐渐恢复体外循环。

6.其他

如上下半身分别灌注、并行循环（包括左心转流）、部分转流等。

二、后并行与停止体外循环

后并行循环指从心脏复苏成功开始，直到停止体外循环，也称为辅助循环期，包括辅助循环和停止循环两部分，此期间主要的任务是：

1.手术后的心脏逐渐恢复功能，从体外循环过渡到自身循环。

2.调整电解质和血气。

3.继续进行体表和血液复温。

4.调整体内血容量，在心脏功能允许的情况下尽量补充体内血容量。

5.调整血红蛋白浓度，如血细胞比容过低，可使用超滤器和利尿剂。

6.治疗心律失常，必要时安装临时起搏器。

外科手术主要操作完成，应当做好开放主动脉的准备。包括温度＞30℃，灌注压维持在 60 ~ 80 mmHg，提前 5 ~ 10 min 做好以下工作：

1.心脏方面的准备。

2.肺的准备。

3.血气、电解质等实验室检查。

4.准备好有助于心脏复苏的强心和血管活性药物。

5.除颤器、起搏器等的准备。开放后应防止心脏膨胀，防止灌注压过低或过高。

停机是体外循环心脏手术的关键部分。随着心肌收缩力的恢复和温度的回升，达到以下条件就可以考虑逐步停止体外循环转流：

1.心率、心律调整到满意程度，心电图基本正常或者无明显地变化。

2.平均动脉压力常为 60 ~ 80 mmHg，脉压 30 mmHg。

3.心肌收缩有力，并能维持有效循环，心脏充盈适度。

4.中心静脉压基本接近转流前水平维持，无心房膨胀，左房压维持在 0 ~ 18 mmHg。

5.血红蛋白浓度成人达到 80 g/L，儿童达到 90 g/L，婴幼儿 100 g/L。

6.鼻咽温 36℃ ~ 37℃，直肠温 35℃ ~ 36℃。

7.患者自身肺气体交换正常。

8.血气电解质在正常范围，停机时腔静脉要缓夹，动脉流量要缓降，平稳协调地将人工循环过渡到身体循环。

9.外周组织灌注充分，混合静脉血氧饱和度＞65%。

三、低温体外循环麻醉的监测

合理良好的体外循环灌注，需要准确及时地监测心血管功能、人体重要脏器功能、血液生化指标及人工心肺机系统等一系列参数的变化，灌注时随时根据监测结果进行调控，尽可能使体外循环灌注符合或接近生理需要：

1. 生命体征的监测

主要包括 ECG、动脉血压、中心静脉压、血氧饱和度；尤其强调温度监测，常规监测鼻咽温度代表脑部温度，小儿先天心脏病手术时应同时监测直肠温，以协助诊断合并的大动脉畸形；尿量及其性状监测可以判断体外循环灌注是否充分。

2. 血气及生化指标监测

体外循环中监测血气、电解质、血糖、乳酸、HCT 和血红蛋白水平、渗透压，以维持体液酸碱平衡，维持机体内环境稳定，给组织提供良好的氧供。HCT 是反应血液稀释度的指标。SvO_2 及静脉血氧分压（PvO_2）及乳酸是作为组织灌注是否充分的重要指标之一。

3. 抗凝及凝血状况监测

通常通过间断测定激活全血凝固时间（ACT）来监测肝素抗凝和鱼精蛋白拮抗，血栓弹力图可以应用于体外循环后凝血功能的评估。

4. 体外循环灌注系统监测

如动脉供血压力、动脉流量、吸引泵流量、氧合器血平面监测、气泡监测、氧气和二氧化碳流量、周围组织循环状况等。

四、低温体外循环麻醉常见并发症

1. 低心排综合征

通常指机体容量、阻力都正常或做了较大的代偿情况下，心脏做功仍然不能满足机体循环需要的状况。患者可表现为低血压、周围血管阻力升高、组织灌注不足等。

2. 肺并发症

包括肺不张、肺水肿、灌注肺等，是手术后较常见的并发症。长时间肺萎陷，肺表面活性物质的破坏，肺循环中栓子的阻塞和炎性反应是导致各种肺并发症的主要原因。

3. 脑部并发症

脑部并发症发病率为 1% ~ 5%，由于神经损伤的部位和程度不同，临床表现也不相同，包括术后谵妄、认知功能改变、抑郁症等神经心理改变和脑卒中，轻者可有苏醒延迟，重者出现偏瘫、失语、痴呆、昏迷。

4.出血

体外循环心脏直视手术后发生非外科因素的出血是术后常见并发症。主要原因为止血不彻底、肝素化后凝血机制的变化、转流中血小板的消耗和功能的降低、凝血因子稀释及破坏、大量库血的使用等。

5.急性肾功能不全

心脏手术后并发需要透析治疗的急性肾功能不全（ARF）较少，大多数患者表现为短暂的轻度肾功能不全。

第五节　麻醉后苏醒管理

手术结束后，除意识障碍患者需要带气管插管回病房外，一般应待患者意识恢复、拔除导管后送回病房。此部分工作可在手术室或在麻醉恢复室完成，某些危重患者则应直接送入 ICU。大多数患者麻醉苏醒平稳，但术后突发的且危及生命的并发症随时可能发生，须密切观察。复苏期患者的观察和护理，包括记录患者在麻醉全过程的病理变化。负责复苏期护理的护士，应有一定麻醉学基础，对麻药及麻醉出现的问题能及时发现，并有一定的处理能力，熟悉呼吸机、心电图及监测仪的使用和观察。复苏期的观察和处理质量，直接影响到患者的安危。复苏期患者的观察与护理，一般由麻醉医生或麻醉科护士负责。

一、复苏室患者入室标准

1. 为了加快手术的周转，全麻患者手术后入复苏室全程监测并完全苏醒。

2. 椎管内麻醉、神经阻滞麻醉辅助静脉用药及各种神经阻滞麻醉术中发生意外者应送入复苏室观察，确保患者安全。

3. 排外活动性传染病、各种循环呼吸严重障碍须直接入 ICU 的患者。

二、复苏室患者出室标准

1.Steward苏醒评分

评分达到 4 分以上方可转出麻醉复苏室（特殊患者除外）。

2.一般患者转出标准

（1）神经系统：神志清楚、定向能力恢复、平卧时抬头＞5 s，能完成指令性动作，肌张力恢复正常。

（2）呼吸系统：已拔除气管插管；呼吸道通畅，保护性吞咽、咳嗽反射恢复；不需要口咽或鼻咽通气道，通气功能正常；呼吸频率在 12 ～ 30/min；能自行咳嗽排除呼吸道分泌物，脱氧观察 20 minSpO_2 不低于 95%。

（3）循环系统：血压、心率与术前比较波动小于 ±20%，未发生严重心律失常。

（4）无急性麻醉或手术并发症等。

（5）凡术后在复苏室用过镇静、镇痛药的患者，用药后至少观察 30 min，方可转出复苏室。

3.特殊患者

如病情严重或出现呼吸并发症仍需要呼吸支持或严密监测治疗者，应在呼吸支持或监测的条件下转至 ICU。

四、麻醉复苏室的工作

1.观察和评价生命体征

（1）呼吸系统

①观察呼吸次数及胸腹部呼吸动度。以判断吸呼比、呼吸深浅是否合适，有无"三凹征"表现；

②肺部听诊，判断气管导管的位置是否合适，有无肺不张、肺气肿、分泌物；

③脉搏、血氧饱和度是否正常；

④气管内插管时呼吸监护仪的 CO_2 曲线的判断，必要时作血气分析。

（2）循环系统

①根据血压、中心静脉压、肺动脉压判断循环血量、心功能；

②脉搏、心率强弱及有无受呼吸的影响；

③心电图监护，鉴别心律失常和诊断心肌缺血；

④末梢循环：压甲床→苍白→放松→再灌注红润，1 s 内为正常，延长则表示末梢循环不良；

⑤尿量；

⑥中枢神经系统，包括意识、瞳孔大小、对光反射、疼痛的感知和体温。

2.苏醒过程与患者转送

苏醒过程的管理和患者的转送体位变化对循环影响很大，尤其在血容量不足时，故在转运前应补足容量，轻柔、缓慢地搬动患者。转送过程中确保静脉、动脉、气管中各种管道的妥善固定，防止脱出。有呕吐可能者应将其头侧倾。

五、复苏期常见并发症及处理

（一）常见并发症

1.舌后坠

患者出现鼻翼翕动、胸骨切迹下陷、肋间肌内陷、胸廓活动受限、异常呼吸或无通气等上呼吸道梗阻症状。处理：头后仰，托起下颌，放置口咽通气道或侧卧位。

2.喉痉挛

多发生在拔除气管导管、吸引分泌物或放置口咽通气道时，患者出现咳嗽、呼吸困难。处理：立即用麻醉面罩加压给氧，严重时按医嘱静脉注射琥珀胆碱 0.15 ~ 0.3 mg/kg，同时尽快建立人工气道行人工呼吸。

3.高碳酸血症

高碳酸血症患者会出现血压升高、心跳加快、出汗和面赤等症状。中枢神经系统会被削弱致疲劳，头晕和视力模糊，并且颅骨内压力也会升高。此外，患者还会表现出呼吸困难和其他相关症状。处理：行人工通气提供给患者更多氧气，并服用应对肺功能下降的药物。

4.管箭毒化或迁延性无呼吸

为使用肌松药引起的残余作用，须立即通知麻醉医生行气管插管，并进行人工呼吸，明确诊断后予拮抗治疗。

5.肺不张、支气管痉挛、吸入性肺炎

胸内和腹上区手术麻醉后肺部并发症，应注意观察，及时遵医嘱处理。

6.低氧血症

由于麻药、手术部位疼痛等因素对肺功能的影响，易致低氧血症，麻醉恢复期需给氧，中等以上手术后可吸氧 3 h 或至低氧血症改善。

7.心律失常

疼痛、输液过量、低血容量、缺氧以及心率增快药物的残余作用等可引起窦性心率过快；高平面椎管内麻醉、使用胆碱酯酶抑制药以及因颅内压增高、膀胱胀满等引起心动过缓，要及时发现，给予相应处理。

8.谵妄和躁动

药物的影响、基础疾病、低氧血症、二氧化碳潴留、管道的刺激或疼痛等因素均可能造成术后谵妄或躁动，处理：密切观察病情；加强安全护理，患者入室即刻做好预防性约束；适时拔除气管导管，避免过度刺激；充分镇静镇痛；减轻尿管不适。

9.急性肺水肿

术中处理低血压时常补液过量，当麻醉作用消退，血管张力恢复时，回心血量增加，有可能出现急性肺水肿，此外，血管活性物质的释放引起的毛细血管通透性的改变是急性肺水肿发生的诱因之一。急性肺水肿患者可出现粉红色泡沫痰、肺部啰音，应密切观察，及时遵医嘱处理。

10.恶心、呕吐

及时清理呕吐物，必要时使用止吐药，保持口腔清洁，防止呕吐物引起误吸。

（二）严密观察，预防意外发生

1.根据患者术中出血量、尿量及体液丢失量、输血量、输液量，给予输液纠正，使之达到平衡。

2.注意观察患者的生命体征，观察出血量及出血体征，如面色苍白，皮肤湿冷，脉搏细弱、快，血压下降等；观察对输血输液、升压药的反应；发现问题及时向麻醉医师报告。

3.当患者出现烦躁不安时，首先要考虑患者有无缺氧、膀胱胀满，某些麻醉药（如氯胺酮）在苏醒期引起的幻觉也可导致烦躁，须加固定带束缚，以防坠床。

4.注意观察患肢的皮肤温度、颜色和局部循环情况，因绷带包扎过紧、石膏夹板或管型石膏的压迫，或手术区血管的栓塞，都可引起肢体的缺血和坏死，及时发现、及时处理是非常重要的。

5.对患者进行评估，可达到麻醉复苏指标后方可离开。

六、麻醉复苏室相关制度

（一）麻醉复苏室护士长职责

1.在护理部、科护士长的领导及科主任的业务指导下，负责麻醉复苏室行政、业务管理及履行麻醉科护士长职责。

2.负责麻醉复苏室护理工作计划和质量控制方案的制定、实施、检查和总结。

3.督促护理人员严格执行各项规章制度和技术操作规程，严格无菌技术操作、查对制度和交接班制度，严防差错事故发生。

4.根据麻醉复苏室任务和护理人员的情况，进行科学分工，弹性排班，密切配合麻醉医师完成患者苏醒期各项工作，保证患者舒适与安全。积极参加并指导护理人员做好危重患者护理与抢救工作。

5.负责督促护理人员认真做好麻醉科各种剧毒、麻醉药品，高值耗材发放保管工作。

6.负责督促护理人员做好手术间各种麻醉物品、药品的补充及卫生整理工作。

7.负责复苏室各类仪器、设备、物品、药品的调配、保养及维修等工作。

8.组织护士业务学习和技术培训，定期进行考核。

9. 负责做好护理进修生、实习生的带教工作,组织科室开展新业务、新技术和科研工作。

10. 督促复苏室各类人员及麻醉科各级麻醉医师做好消毒隔离、手卫生等院内感染各项工作。

11. 密切与各科室、各部门的联系,加强沟通、协调和配合。

(二)麻醉复苏室护士职责

1. 在科主任和护士长领导下进行工作。

2. 严格执行麻醉复苏规范,及时和麻醉医生沟通,使患者安全度过麻醉恢复期,严防差错事故发生。

3. 协助麻醉医生认真完成复苏室患者的转入,观察,用药,拔管,镇痛衔接,转出过程及各项治疗和操作,并做好记录。

4. 准备好各种抢救物品和药品,积极参与危重患者的抢救工作。

5. 熟练掌握复苏室各种仪器、设备的操作方法、使用性能和保养。

6. 做好复苏室消毒隔离和院内感染各项工作。

7. 做好进修、规培和实习护士的带教工作,指导护理员完成各项工作。

8. 积极参加业务学习,按要求做好各级人员继续教育及科研工作。

(三)麻醉复苏室护理工作制度

1. 工作人员应坚守岗位,认真履行工作职责,确保手术患者麻醉苏醒期的安全。

2. 护士应掌握患者的情况,包括手术名称、麻醉方法、术中用药、术中出入量(出血量、尿量、补液量、输血量)、术中病情变化等。

3. 观察患者的呼吸、循环、意识、肌力、皮肤颜色、出入量,认真做好镇痛衔接,及时处理麻醉复苏期并发症。

4. 熟悉各种抢救药品、麻醉常用药品的作用、剂量、用法,配合医生做好抢救及麻醉苏醒期各项工作。有情况及时向麻醉医生汇报,并及时执行医嘱。

5. 遵医嘱护送患者返回病房,填写转运单,与病房护士做好交接并签名。

6. 仪器设备、药品、物品专人管理,定期检查、维护保养,完好备用。

7. 做好院内感染的各项工作。

(四)麻醉复苏室安全管理制度

1. 在科主任领导下,护士长负责管理,复苏室麻醉医生具备中级以上职称,复苏室配备专职护士。

2. 工作人员应坚守岗位,认真履行工作职责,树立安全服务意识,确保手术患者麻醉苏醒期的安全。

3. 保持室内整洁、安静、安全,工作人员做到走路轻、说话轻、操作轻。

4. 仪器设备、药品、物品专人管理,放置规范,完好备用。

5. 工作中认真执行操作规程，严格执行交接班制度及查对制度，严格遵循无菌操作原则。

6. 认真落实医院感染管理制度，严格执行《手卫生规范》，防止交叉感染。

7. 实行患者入室首接负责制，认真核对手腕带、病历等患者信息。

8. 加强医护人员风险评估意识，防意外拔管、防坠床等安全措施到位，尤其重视小儿、老人、躁动、特殊手术患者的护理。

9. 严格执行《口头医嘱管理制度》。

10. 严密观察病情，掌握拔管指征，遵循操作流程拔管，确保患者安全。

11. 患者符合出室标准，Steward 评分达到 4 分以上，复苏室麻醉医生同意签字后，方可转出（特殊患者除外）。

12. 外出转运患者必须携带简易呼吸器、面罩、口咽通气道等急救用物，确保转运安全。

13. 定期检查科室安全管理工作，进行安全问题分析，持续改进，落实安全管理。

（五）麻醉复苏室（PACU）仪器管理制度

1. PACU 所有仪器设备由护士长及麻醉科设备管理员共同管理。

2. 科室由专人负责每日清点、检查并登记，做到定点放置，保证仪器设备完好备用。

3. 医护人员掌握各类仪器设备的性能、使用方法和基本维护。

4. 各类仪器设备做到有计划、按需请领，减少积压和浪费。

5. 仪器设备每日使用后擦拭消毒，抢救设备（转运呼吸机、转运监护仪、除颤仪）保证完好使用率 100%，定期充电，并在《仪器保养登记本》上做好记录。

6. 仪器设备定期检测保养；仪器使用故障应向管理员或护士长汇报，联络工程师及时维修，并填写《仪器维修登记本》。

7. 各种仪器设备报损由麻醉科设备管理员负责，按规定办理报损手续。

8. 任何人不得将医院的任何仪器设备私自带出院外。

9. 科室之间的借用需征得科主任和护士长同意，并履行借用手续。

（六）呼吸机遭遇意外停电应急预案演练

认真贯彻"安全第一，预防为主"的方针，着力构建平安环境，强化麻醉复苏室全体医护人员急救意识和提高对呼吸机突发停电的反应能力，增强全麻术后苏醒期病情观察及判断知识，优化、规范转运流程，保障患者的生命安全，经科室质控小组研究，决定实施PACU 内呼吸机故障急救演练。

第十一章　妇产科麻醉

第一节　妇科手术的麻醉

妇科手术以盆腔内器官为其对象，而以经腹腔行手术为其主要径路。由于器官深藏于小盆腔以内，如非优良的肌肉松弛，器官的显露自难满意，手术的困难亦因而增加。椎管内麻醉特别是脊椎麻醉的肌肉松弛最为完善，目前，妇科手术皆完全局限于下腹部至会阴部，并不要求过高的麻醉平面，因而影响呼吸循环相对较小，术后并发症少，恢复顺利，故椎管内麻醉方法是妇科手术最常采用的麻醉方法。患者精神紧张，拒绝椎管内麻醉者可选用全麻，全麻只要处理恰当，也可取得较好效果。较小的手术也可在神经安定药的辅助下采用局麻完成手术。椎管内麻醉在麻醉平面确定之后在辅以神经安定药，可以增进效果。

蛛网膜下隙阻滞虽然肌肉松弛良好、操作简易，有利于盆腔内脏器的显露，目前还有作用时间较长的局部麻醉药（如布比卡因）可以用于妇科中等大小的手术。但对于手术时间较长或手术时间有意外的延长时，单次阻滞即难以满足要求。连续蛛网膜下面阻滞术后头痛及其他神经并发症堪虑，其应用日见减少。连续硬脊膜外阻滞可无这些缺点，是较常采用的方法。连续硬膜外阻滞时，腰部注入的麻醉药较难向骶管内扩散或是扩散需时稍久。因此，如能与骶管阻滞相配合或采用双管硬膜外阻滞则效果更为满意。双管阻滞即由 $L_{3\sim5}$ 及 $T_{10\sim11}$ 隙分别各置入一导管，且使腰部的导管向骶端置入，麻醉药分别经两管注入，不仅骶神经的阻滞可以无虑，而且可控性也可为之增强。附件切除或较瘦弱妇女的子宫全摘术也可采用单管（$T_{12}\sim L_1$）硬膜外阻滞完成。

妇科手术绝大多数皆采用头低仰卧位，此种位置使腹内脏器皆压向膈肌，手术时为了求得良好的显露，通常又用大棉垫使胃肠向膈肌排挤，这些措施虽系手术所需，但都不利于患者的呼吸。椎管内麻醉平面过高或患者一般情况不良而胸式呼吸代偿不足时，如横膈活动再受阻碍，易引起通气不足、低氧血症。常规给以氧吸入在一定程度上可以减少低氧血症的发生。即便如此，麻醉后还应鼓励患者行深呼吸及勤做翻身活动，否则麻醉后肺部并发症并不因是下腹部手术而减少。头低仰卧位并利用上肢静脉输液输血时，患者上肢需外展，臂神经丛存在喙突与肩垫之间受压之虑。除应重视肩垫的衬垫之外，上臂外展不能超过直角的原则必须严格遵守。

手术困难时，麻醉的配合亦往往困难，但手术简单时麻醉的配合却未必容易，妇科麻醉中亦不难遇到此种情形。例如因心脏病或其他原因而不能生育的患者施行输卵管结扎术时，手术的操作自属简单，但麻醉的要求则如何处理心脏病（或其他疾患）的问题，其麻醉困难却未必较一般妇科大手术时更为简单。

妇科患者由于女性生理的特殊性，其对麻醉药及镇静药的耐力一般比男性差。由于妇科手术的患者多数为中年以上妇女，故除妇科疾病以外，同时易合并有高血压、心脏病、动脉硬化、冠心病、贫血，甚或有胸水、腹水等疾患，必须考虑麻醉对这些并发症所可能造成的后果。对于术前长期服用降压药、利尿药以及低盐饮食者，应重视其血容量是否不足。电解质紊乱者，应于术前予以纠正。

失血常为妇科疾患主诉之一，检查妇科病历时，几乎绝大多数患者皆有贫血存在，只不过程度上的不同而已。慢性失血性贫血虽然程度较显著（例如血红蛋白在 8～10 g），由于细胞外液的代偿，血浆容量代偿性增加，血容量未必减少，麻醉中循环系统的反应往往较为平稳。较急性的失血虽然血红蛋白的减少不显著，其血压亦可由于血管收缩而不致低落，此类患者于麻醉中未必顺利，麻醉时血管扩张可使血压"意外"下降。对于粘连很多且手术广泛的妇科肿瘤手术，为了减少失血和渗血，于手术关键部分可采用控制性降压，但降压时间不宜持续过久，妇科手术的体位对控制性降压是有利条件，但当恢复平卧后应严密观察血压的变化，防止降压过程中血容量调整不当而致术后低血压。

随着手术技术和麻醉质量的不断提高，一般附件切除、子宫全摘除等手术出血都很少，术中需输血者为数不多。子宫癌根治术是失血较多的手术。

输卵管妊娠破裂或流产是易于发生失血性休克的病例。接诊时血压已不能测知、面色苍白、皮肤冰凉，但神志仍然清楚者并不少见。此类病例腹腔内出血往往已逾 2 000 mL。对此类病情危急的患者应立即在局部浸润麻醉下开腹止血，不应拖延。一旦出血点被控制后即可快速输血输液，必要时可配合以适量的血管活性药，使血压尽快恢复达 15 kPa（100 mmHg）左右再做从容的调整，腹膜腔内的积血在腔内都不易自凝，宜于吸出后供自身输血之用（可用持续自体血回输器）。术前已行后穹隆穿刺的患者，腹腔内积血即不宜再行回输，以免感染的介入。患者休克情况改善以后可能不耐局麻，可以改行全麻。

巨大卵巢囊肿或实质性的恶性肿瘤的病例，一般情况多已极度消耗衰竭，且可压迫下腔静脉使回心血减少，心输出量下降，故不宜选用椎管内麻醉，以浅的全身麻醉合并少量肌肉松弛药即可满足手术的需要。输血输液宜于上肢进行，因为下肢静脉可能运行不畅以致输入的液体不能及时进入有效循环，估计体液的调节有困难的，宜置入中心静脉压，必要时进行动脉直接测压。麻醉的处理必须根据具体病例的反应而定，必须避免过深的麻醉。即便于同一患者，病情较好时的浅麻醉于病情恶化时即可能变为深麻醉，因此必须灵活调整。

人工流产术一般都在门诊进行，为了防止扩宫时的心血管反应（心率减慢、血压下降、出冷汗等）术前宜给以适量的阿托品。一般只用适量的镇静或镇痛药即能满足手术，但必要时也可采用短效全麻（例如异丙酚）进行。骶管或硬膜外阻滞虽可用于人工流产手术，但因麻醉操作本身过于复杂，麻醉作用于术后残留过久，并非良好的选择。

晚期宫颈癌的病例，其疼痛常成为难以解决的问题。虽然某些神经外科手术亦常用以解决此类病例的疼痛，然仍未能适应于多数病例。其他药物治疗的有效期非常短促，继之迅速成瘾，反而使问题更加复杂。麻醉方法中也有对此病情有益之处，值得重视。然而，对此类病例的处理必须戒除局部观点，否则难以保证疗效。此类疼痛的发生由于局部癌症浸润压迫的结果，然而疼痛的剧烈程度则往往足以扰乱整个高级神经系统的反应，则中枢及局部相互影响，实际形成"疼痛综合征"，而非单纯的局部疼痛，所以此类病情的处理，必须做较全面的考虑。理想的方式则应于疼痛的早期即能有效地使疼痛制止，其以后的发展速率即显然缓和，其他更晚期的积极治疗亦较易发生作用。然而临床所见的多数病例不仅早期未获妥善处理，而且其病情的发展已达精神变态、麻醉药成瘾以及局部疼痛范围极广的程度，对于此类病例，局部疼痛的解除虽亦为最主要措施，然而其精神状态如未获改善或其麻醉药瘾未获戒除，局部治疗仍难收效。所以处理此类病例时，必须重视宣教工作，以解除其情绪负担，亦需尽量改善其生活环境及习惯以使其情绪安定。已成瘾者则必须设法戒除，戒除期中亦可利用神经阻滞或其他有效方式减轻局部疼痛，使戒除工作能顺利进行。戒除工作完成后，则可利用长作用的神经阻滞方法，以达长期镇痛作用，疗效显著时，确保此类病例重新享受生活。

第二节　产科麻醉的特点及要求

产科麻醉与其他病种的麻醉有区别，主要有以下特点：①妊娠妇女生理上已有一系列变化，机体各系统器官功能也发生相应改变，必须针对这些变化考虑麻醉处理，既要保证母子安全，又要满足手术要求；②妊娠妇女较易合并发心脏病、糖尿病等其他疾病或已并发病理妊娠，如子痫等，分娩过程中这些合并病症易趋恶化而威胁母子安全，同时常给麻醉管理带来困难；③必须全面考虑麻醉前用药和麻醉药对母子的影响，要正确选择和应用，麻醉方法力求安全、简捷，适应手术需要；④对急症手术麻醉医师应了解病理产程的经过，全面估计母子情况。呕吐、误吸是产妇死亡的原因之一，应强调做好麻醉前准备和各种急救措施。因胎儿窘迫、早产、双胎等需施行剖宫产者，应尽可能避免使用抑制性药物。对宫内死胎、内倒转或毁胎术等，麻醉时必须尽全力保护产妇安全。

第三节　麻醉药对母体、胎儿及新生儿的影响

一、胎盘的运输功能

根据物质的性质与胎儿的需要，有不同的运输方式，可概括为以下 4 种：

（一）单纯弥散

这是胎盘物质交换中最重要的方式之一。物质分子从高浓度区域移向低浓度区域，直至平衡。通过单纯弥散从母体进入胎体的物质有两类：一类是维持体内生化平衡的物质，如水、电解质、氧、二氧化碳等，其运输速度以 mg/s 计算；另一类大部分为外来物质，除抗代谢药物外，均以单纯弥散方式由母体进入胎体。

单纯弥散受多种因素的影响，例如弥散的速度与胎盘膜两侧的物质浓度差大小及交换面积大小呈正比，与膜厚度呈反比。有的药物在一般剂量下转运率极低，但用药量过大而形成浓度差加大时，有可能大量通过胎盘进入胎体，产生意外的药物效应，给胎儿造成危害。物质分子量小于 600（即葡萄糖分子量 3 倍以内）的物质，容易通过胎盘，相对分子质量大于 1 000 的物质较难通过；脂溶性高低，油水分配系数也影响通过胎盘的难易。

目前认为，胎盘膜犹如血脑屏障一样为脂质屏障，由磷脂构成，具蛋白质性质。凡脂溶性高、电离度小的物质均易透过胎盘，有许多麻醉药及镇痛药即属此类，如易溶于脂肪的硫喷妥钠，能很快透过胎盘，2 min 后母胎浓度即相等；吸入麻醉药，由于分子量小，脂溶性高，也能够迅速进入胎体。难溶于脂肪、电离度强的物质如 THAM、琥珀胆碱、筒箭毒碱、三碘季铵酚等则较难透过胎盘。

（二）易化弥散

有些物质的运输率如以分子量计算超过单纯弥散所能达到的速度，目前认为有另一种运载系统，对某些重要物质起加速弥散作用，如天然糖、氨基酸、大多数水溶性维生素等。运输速度以 mg/min 计算。

（三）主动传递

由于胎体内的某些物质浓度较母体高，故不能用弥散规律解释，目前认为由主动传递运输，后者需消耗一定的能量，通过胎盘膜细胞线粒体内有高度活力的 ATP 酶进行，如抗代谢药、无机铁、氨基酸等都属此类。速度以 mg/h 计算。

二、胎儿及新生儿药物代谢的特点

从胎盘经脐静脉进入胎体的药物，约有 50% 进入肝脏被逐渐代谢，其余部分则从静脉导管经下腔静脉进入体循环，待到达脑循环时药物已经稀释，因此，脑组织中麻醉药浓度已相当低。但胎儿与新生儿血脑屏障的通透性高，药物较易通过，尤其在呼吸抑制出现 CO_2 蓄积和低氧血症时，膜通透性更增大。

胎儿与新生儿的肾滤过率差，对药物排泄能力比成人低，并相对缓慢。肾小球滤过率为成人的 30% ~ 40%，肾小管排泄量比成人低 20% ~ 30%，尤其对巴比妥类药排泄缓慢。胎儿肝的重量为体重的 4%（成人为 2%）。近年来发现胎儿肝内的细胞色素 -P450 与 NADPH- 细胞色素 C 还原酶、葡萄糖醛酸转移酶的活性等与成人无显著差异，因此肝脏对药物的解毒功能无明显差别。

三、麻醉药对母体与胎儿的作用

麻醉药和麻醉性镇痛药都有程度不同的中枢抑制作用，且均有一定数量通过胎盘进入胎儿血循环。因此，在用药时必须慎重考虑用药方式、剂量、用药时间以及胎儿和母体的全身情况。如果胎儿在药物抑制高峰时刻娩出，则有可能发生新生儿窒息，特别对早产儿更应慎重。

（一）麻醉性镇痛药

如吗啡、哌替啶、芬太尼等，都极易透过胎盘，且对胎儿产生一定的抑制。

1.哌替啶

母体静脉注射 50 mg 后，2 min 内胎儿血即可检出，6 min 后母血与胎血内的哌替啶浓度可达平衡；改用肌内注射，脐静脉的哌替啶出现较延迟，浓度也较低。于分娩前 1 h 肌内注射 50 ~ 100 mg，娩出的新生儿与未用药者无明显差异。但如果在娩出前 2 h 肌内注射，新生儿呼吸抑制率明显增高，4 h 内娩出者，呼吸性酸中毒的程度增加。近年证实哌替啶抑制新生儿的呼吸中枢是通过其分解产物去甲哌替啶、哌替啶酸及去甲哌替啶醇醛所产生，此类产物在胎儿肝内形成。哌替啶生物降解需 2 ~ 3 h，因此可以解释在胎儿娩出前 1 h 用药，娩出的新生儿情况正常，于娩出前 2 ~ 3 h 用同样剂量，则新生儿都有呼吸抑制现象。这说明哌替啶以在娩出前 1 h 内或 4 h 以上使用为宜。由于临床对胎儿娩出的时间不易准确估计，所以用药以越接近娩出越好。哌替啶有促进宫缩作用，但子宫肌张力不降，宫缩频率及强度增加，故可使第一产程缩短，可能与其镇痛以及加强皮质对自主神经调整功能等作用有关。新生儿一旦出现呼吸抑制，可用丙烯吗啡 0.1 ~ 0.25 mg 经脐静脉注入以对抗。

2.吗啡

该药透过早产儿血脑屏障的浓度大于哌替啶，故禁用于早产。又因对母体易引起恶心、呕吐、头晕等不良反应，故目前在产科已基本弃用，而被哌替啶所替代。

3.镇痛剂

作用时间约 2 ~ 4 h，肌内注射 30 mg/h 内，或静脉注射 15 ~ 20 mg 后 15 min 内，可发挥最强镇痛作用。较大量静脉注射可使血压轻度上升、心率增快。该药 0.2 mg/kg，产生的呼吸抑制与哌替啶 0.7 mg/kg 相等。该药可加强宫缩，缩短第二产程。胎儿对该药的摄取能力较对哌替啶者强。芬太尼可在分娩第二期经硬膜外间隙注入 0.1 mg 而获得良好镇痛，并使宫缩加强，有作用出现快、维持时间短的特点。

（二）非巴比妥类镇痛药

1.安定

安定容易通过胎盘，静脉注射 10 mg 在 30 ~ 60 s 内，或肌内注射 10 ~ 20 mg 在 3 ~ 5 min 内即可进入胎儿。母体肌内注射 10 mg，26 ~ 40 min 后，脐静脉血平均浓度为 70 ng/mL，而母体血浆浓度仅 38 ng/mL，40 min 后母胎血内的浓度方达平衡，其后胎血浓度又复增加，与胎儿血浆蛋白对安定有较强亲和力有关。安定在新生儿的半衰期为 30 ± 2.2 h，但 4 ~ 8 d 后仍可检出其代谢产物（去甲安定）。安定可引起新生儿血内游离胆红素浓度增高，易诱发核黄疸。有报告用于产钳和臀位分娩，安定比吸入麻醉引起的并发症少，故适用于产科。其他安定药（如氟哌啶、利眠宁）可与芬太尼、哌替啶合用，以消除产妇紧张、疼痛而无呼吸循环不良反应。咪达唑仑通透胎盘较安定少，胎儿脐血与母体静脉血药浓度平均值在用药后 20 s、190 s、200 s 分别为 0.76、0.62、0.3，该药对胎儿影响尚不清楚。

2.咪哒唑仑

高度亲脂性，微溶于水，商品为盐酸盐，在体内释出亲脂性碱基，可迅速透过胎盘，但透过量少于安定，对胎儿的影响尚不清楚。抗焦虑、催眠及抗惊厥的效力为安定的 1.5 ~ 2 倍。本身无镇痛作用，但可降低吸入全麻药的 MAC，与麻醉性镇痛药有协同作用，有一定的呼吸抑制，对血流动力也有影响。在产科麻醉方面只宜用作不适用硫喷妥钠患者的全麻诱导用药。

3.氯丙嗪

其主要用于先兆子痫和子痫患者，以达到解痉、镇静、镇吐及降压作用。肌内注射 12.5 ~ 25 mg 后 1.5 ~ 2 min 可通过胎盘，对子宫无明显影响，过量引起中枢抑制，少数敏感者可出现一过性黄疸，患有严重肝损害者慎用。有人认为氯丙嗪的抗应激作用可提高新生儿复苏率。临床多与哌替啶、异丙嗪合用。

4.异丙嗪

母体静脉注射 1.5 min 后即可在静脉血中检出，对子宫肌张力无影响，个别产妇用药后出现躁动。近年来神经安定药如氟哌啶已被逐渐采用，异丙嗪及氯丙嗪已罕用。

（三）巴比妥类药

该类药物都可迅速透过胎盘。药物在胎盘移行中受 pKa 的影响比脂溶性因素更大。如戊巴比妥的 pKa 为 8.02，异戊巴比妥的 pKa 为 7.78，两者脂溶性相同，但前者的胎盘移行速度比后者为快。硫喷妥钠静脉注射用于剖宫产时很少出现初生儿睡眠，这是因为硫喷妥钠静脉注射后，移行到脑内的硫喷妥钠浓度低，故不引起初生儿睡眠。戊巴比妥钠 0.1 g 肌内注射或口服，5 ~ 20 min 内透过胎盘，但治疗量无明显呼吸抑制作用，对子宫也无明显影响。

（四）全身麻醉药

1.氯胺酮

20 世纪末用于产科，具有催产、消除阵痛、增强子宫肌张力和收缩力的作用，对新生儿无抑制，偶可引起新生儿肌张力增强和激动不安（有的报道占 2%）。氯胺酮静脉注射 1.5 mg/kg，可作为全麻诱导，或在胎头娩出时静脉注射 0.25 mg/kg，或在会阴侧切时静脉注射 0.6 ~ 0.7 mg/kg。氯胺酮禁用于有精神病史、妊娠中毒症或先兆子宫破裂的孕妇。

2.异丙酚

其为水溶性乳剂，乃新型的静脉催眠药，催眠效能较硫喷妥钠强 1.8 倍。该药起效快、维持时间短、苏醒迅速。该药可透过胎盘，大剂量使用（用量超过 2.5 mg/kg）可抑制新生儿呼吸。该药说明书强调：妊娠期异丙酚除用作终止妊娠外，不宜用于产科麻醉。也有人报道，异丙酚用于剖宫产有许多优点，患者迅速苏醒，未引起新生儿长时间抑制。但异丙酚无论用于全麻诱导或维持，很多产妇发生低血压，故应慎重。哺乳期母亲用后对新生儿安全尚有顾虑。

3.γ–羟丁酸钠

用于难产和胎儿窒息，具有增加宫缩频率和速度，强化催产药作用和促进宫缩的作用。可透过胎盘预防胎儿缺氧性脑并发症。一次静脉注射 60 mg/kg，使脑血流量减少，改善脑代谢的抑制，氧耗量降低，葡萄糖消耗量减少，乳酸盐和丙酮酸盐产量下降。剖宫产时，当胎儿出现代谢性酸中毒而需快诱导时，可先注入 γ-OH 40 ~ 60 mg/kg，然后注入 2.5% 硫喷妥钠 3 mg/kg 与琥珀胆碱 1 mg/kg，进行诱导插管，并以氧化亚氮及肌肉松弛药维持，可改善非机械性原因引起的胎儿心率变化。本药禁用于严重妊娠高血压综合征、先兆子痫或低钾血症产妇。

4.硫喷妥钠

迄今仍用于分娩第二期，不影响子宫收缩，可迅速通过胎盘，但胎儿的摄取量与母体所用剂量不呈正比关系。本药用于妊娠期的半衰期比非妊娠期者长 2 ~ 3 倍。健康新生儿的 Apgar 评分与所用剂量及脐静脉血中的药物浓度无直接相关。大剂量硫喷妥钠可能抑制新生儿呼吸，故应限制剂量不超过 7 mg/kg。因胎儿窒息而需作急症剖宫产时由于巴比妥类药对脑似有保护作用，故仍可考虑用本药作麻醉诱导。

5.安泰酮和普尔安

可在胎儿娩出时作短时间使用。本药可透过胎盘，对呼吸循环产生不同程度的影响，但不影响宫缩，对妊娠高血压综合征、癫痫、心脏病或低血容量患者，以及过敏体质者禁用。

6.氧化亚氮

可迅速透过胎盘，母胎间的血浓度差约为 55% ~ 91%，且随吸入时间延长而成比例增加。氧化亚氮对母体的呼吸、循环、子宫收缩力有增强作用，使宫缩力与频率增加。用于产科多取半紧闭法作间歇吸入，可在分娩第一期末宫缩前 20 ~ 30 s 吸入。氧化亚氮用 3 L/min，O_2 用 3 L/min，氧化亚氮浓度最高不超过 70%。

7.恩氟烷与异氟烷

其镇痛作用比氟烷稍强，低浓度吸入对子宫收缩的抑制较轻，麻醉诱导则较氟烷慢。异氟烷与前述强效麻醉药一样，引起与剂量相关的子宫收缩抑制，浅麻醉时对子宫抑制不明显，对胎儿也无明显影响；深麻醉对子宫有较强的抑制，容易引起分娩子宫出血，同时对胎儿不利。

8.七氟烷与脱氟烷

就七氟烷理化性质而言，该药较氟烷更易通透胎盘，对子宫收缩的抑制强于氟烷，脱氟醚对血流动力学影响弱于异氟烷，肌肉松弛效应在相同 MAC 条件下强于异氟烷和氟烷，故对子宫肌的抑制强于异氟烷，脱氟醚可迅速通透胎盘。

（五）肌肉松弛药

1.琥珀胆碱

其脂溶性低，且可被胆碱酯酶迅速分解，故在常用剂量时，极少向胎儿移行，新生儿体内亦无此药。但用量在 300 mg 以上或一次大量使用，仍会移行至胎儿，3.5 min 时可与母血浓度相平衡。动物实验已证明琥珀胆碱可向胎儿移行，如果孕妇胆碱酯酶活性异常，使用琥珀胆碱后，偶可引起母子呼吸抑制。

2.筒箭毒碱

过去认为其胎盘通透率很小，但近年在剖宫产麻醉中的研究表明，静脉注入后 2 min 脐血中即可出现，6 ~ 10 min 后，脐血浓度为母血浓度的 10%。临床反复大量使用筒箭毒碱可引起母子均无呼吸，但可用抗胆碱酯酶药拮抗。

3.加拉碘铵

其分子量小，通过胎盘较筒箭毒碱快。静脉注射 80 mg 后 3 min 即可透过胎盘，抑制胎儿呼吸，故不适用于剖宫产手术。

4.潘库溴铵

分子量较大，临床研究表明也可透过胎盘，但临床上未见有异常情况。

近年来新的非去极化肌肉松弛药逐年增加，其中以阿曲库铵和维库溴铵或可作为"标准"药。哌库溴铵和杜什氯铵为较新的肌肉松弛药。此后开发的以短效见长的美维松和中效的罗库溴铵，使临床用药有更多的选择。上述药物都是高度水溶性药，故不易（并非完全不能）通过脂质膜屏障，如胎盘屏障。产科使用的理想肌肉松弛药应具有：起效快、持续时间短、很少通过胎盘屏障、新生儿除该药迅速等特点。阿曲库铵的理化特点接近上述条件，它是大分子量的季胺离子，脂溶性低，50% 与蛋白结合，所以通透胎盘屏障受限。有的医者观察，给剖宫产的产妇使用阿曲库铵 0.3 mg/kg，肌肉松弛满意，作用持续时间短，仅微量通过胎盘，胎 - 母间比值为 12%，娩出新生儿 Apgar 评分正常，只有出生后 15 分 NACS 评分（神经学和适应能力计分）55% 正常，45% 较差，说明使用阿曲库铵后的新生儿自主肌肉张力较差，表现为颈部屈肌和伸肌主动收缩力较差，生后 15 min 时仍有残存肌肉松弛现象，这对不足月的早产儿应以注意。

（六）局部麻醉药

局麻药注入硬膜外间隙，母体静脉血局麻药浓度可在 20 ~ 30 min 时达最高值，脐静脉血中浓度在 30 min 时达最高值。不同的局麻药进入胎盘的移行速度也不同，影响因素有以下几个方面：

1.局麻药的蛋白结合度与母体血浆蛋白的结合度。丁吡卡因为 88% ~ 95%，利多卡因为 45% ~ 55%：与胎儿血浆蛋白的结合度，布吡卡因为 51% ~ 66%，利多卡因为 14% ~ 24%。局麻药与血浆蛋白结合度高者，通过胎盘量少，进入胎儿血的量也小。

2.局麻药的分子量。分子量在 350 ~ 450 以下的物质容易通过胎盘，常用的局麻药的分子量都在 400 以下，故均较易通过胎盘。

3.局麻药的脂质溶解度。局麻药中，脂质溶解度较高者，均较易于进入胎盘，后者决定于局麻药的 pH 值和油 / 水溶解系数，如利多卡因 pH 值为 7.20，溶解度为 30.2，较易通过胎盘。

4.局麻药在胎盘中的分解代谢。酰胺类局麻药如利多卡因、卡波卡因、布吡卡因，大部分在肝脏经酶的作用而失活，不被胎盘分解；其代谢过程也远较酯类局麻药缓慢。因此大量用酰胺类局麻药的不良反应较酯类者多，但由于前者作用可靠，渗透性强，作用时间较长，不良反应尚不多，故仍被普遍用于产科。

酯类局麻药如普鲁卡因、氯普鲁卡因、丁卡因等，大多经血浆或肝内假性胆碱酯酶水解，也在胎盘内水解，因此移行至胎体的量少，故较安全。

局部浸润普鲁卡因时，3 ~ 5 min 即可通过胎盘，但对胎儿呼吸及子宫收缩均无影响。利多卡因注入硬膜外间隙 3 min 后，胎儿血内的浓度约为母血浓度的 1/2，加用肾上腺素可降低母胎血内浓度，但不能延缓透过胎盘的速率。

丙胺卡因：有仅用丙胺卡因 290 mg 而引起新生儿血红蛋白血症的报道，故应控制其使用剂量。因其肌肉松弛作用较差，虽可用于产科麻醉，但并不理想。

布吡卡因：化学结构和药理作用与丙胺卡因类似，作用维持时间长，胎儿娩出时脐血内浓度约相当于母血的 30% ~ 40%。

卡波卡因：较利多卡因更易透过胎盘，胎儿娩出时脐血内浓度约为母血浓度的 65%。随母体用药次数增加，可产生蓄积，毒性作用的持续也较长，故不是产科理想的局麻药。

罗哌卡因：该药作用强度大于布比卡因，对运动神经阻滞弱于布比卡因，蛋白结合率 95%，毒性作用特别是心脏毒性作用小，0.125% 以下的浓度可产生感觉阻滞而不产生运动神经阻滞，是产科镇痛较理想的局部麻醉药。

总之，产科常用局麻药除在胎儿窘迫、宫内窒息或酸中毒情况外，只要子宫、胎盘和脐带血流正常，pH 维持在生理范围，氧合良好，在麻醉和镇痛时，并未见到临床应用剂量的局麻药对新生儿有何危害。

第四节　产科手术的麻醉

现代产科最显著的进展是在分娩前运用新技术进行监测，建立各种"产前检查正常值图表"，预先了解和估计胎儿情况。观察胎儿心率和胎动情况，可掌握有无胎儿宫内窘迫。产前通过超声波检查、X 线检查、胎儿心电图及各种激素测定（如尿雌三醇、血雌三醇与胎盘泌乳素、甲胎蛋白和羊水分析等），可对胎盘功能和胎儿情况做出全面估计，制定分娩计划，为紧急产科处理创造条件，在分娩过程中，使用胎心—宫缩监护仪，测定胎儿头及血酸碱值和血气分析等，可做到尽早了解和处理产程及麻醉中的异常情况。这样不仅降低围产期新生儿死亡率，且可对各种麻醉方法在产科中的地位做出科学的评价。

近年来我国剖宫产率显著增高，一般为 30% 以上，而宫内操作手术如内倒转术、产钳、毁胎术、脐带脱垂复位术等则已相对减少。提高手术效果，保证母儿安全，减少手术创伤和术后并发症是产科麻醉应重点掌握的原则。

一、术前准备及注意事项

大多数产科手术属急症性质，麻醉医师首先应详细了解产程经过，对母胎情况做出全面估计：了解既往病史，药物过敏史及术前进食、进饮情况。产妇一旦呕吐而发生误吸，将给母胎造成致命后果，故必须重视预防。呕吐误吸最好发的阶段在：全麻诱导期；镇痛药或镇静药过量或椎管内麻醉阻滞范围过广。麻醉前严格进食至少 6 h 有一定预防功效。因此，产妇入院后，对估计有手术可能者尽早开始禁食禁饮，并以葡萄糖液静脉滴注维持能量。临产前给予胃酸中和药。对饱胃者，应设法排空胃内容物。如有困难，应避免采用全麻：必须施行者，应首先施行清醒气管内插管，充气导管套囊以防止呕吐误吸。对妊娠中毒症、先兆子痫、子痫及引产期产妇或有大出血可能的产妇，麻醉前应总结术前用药情况，包括药物种类、剂量和给药时间，以避免重复用药的错误，并做好新生儿急救及异常出血处理的准备。

麻醉方法的选择应依据母胎情况、设备条件以及麻醉者技术掌握情况而定。为保证安全，麻醉前麻醉医师必须亲自检查麻醉机、氧气、吸引器、急救设备和药物，以便随手取用。麻醉前要常规静脉补液，做好输血准备。麻醉时必须充分供氧，并尽力维持循环稳定，注意并纠正仰卧位低血压综合征。应用升压药时要注意升压药与麦角碱之间的相互协同的升压作用。

二、剖宫产术的麻醉选择

（一）局部浸润麻醉

该法在我国常用，特别适用于饱胃产妇，但不能完全无痛，宫缩仍存在，肌肉不够松弛，使手术操作不便。

（二）脊麻与硬膜外联合阻滞

近年来该法已较普遍的应用于剖宫产手术的麻醉。该法发挥了脊麻用药量小、潜伏期短、效果确切的优点，又可发挥连续硬膜外的灵活性，具有可用于术后镇痛的优点。由于腰麻穿刺针细（26 G），前端为笔尖式，对硬脊膜损伤少，故脊麻后头痛的发生率大大减少。产妇脊麻用药量为非孕妇的 1/2 ~ 2/3，即可达到满意的神经阻滞平面（T_8 ~ S）。有关脊麻后一过性血压下降，可采用脊麻超前扩容的方法，先输入平衡液或代血浆 500 mL，必要时给予麻黄碱。

（三）硬膜外阻滞

为近年来国内外施行剖宫产术的首选麻醉方法。止痛效果可靠，麻醉平面和血压的控制较容易，控制麻醉平面不超过 T_8，宫缩痛可获解除，宫缩无明显抑制，腹壁肌肉松弛，对胎儿呼吸循环无抑制。

硬膜外阻滞用于剖宫产术，穿刺点多选用 L2 ~ 3 或 L1 ~ 2 间隙，向头或向尾侧置管 3 cm。麻醉药可选用 1.5% ~ 2% 利多卡因或卡波卡因；0.5% 布比卡因，均加用 1:1 000。肾上腺素 2 ~ 3 滴。用药剂量可比非孕妇减少 1/3。

为预防仰卧位低血压综合征，产妇最好采用左侧倾斜 30° 体位，或垫高产妇右髋部，使之左侧倾斜 20° ~ 30°，这样可减轻巨大子宫对腹后壁大血管的压迫，并常规开放上肢静脉，给予预防性输液。通过放射学检查发现，在平卧位时约有 90% 临产妇的下腔静脉被子宫所压，甚至完全阻塞，下肢静脉血将通过椎管内和椎旁静脉丛及奇静脉等回流至上腔静脉。因此，可引起椎管内静脉丛怒张，硬膜外间隙变窄和蛛网膜下隙压力增加，平卧位时腹主动脉也可受压，从而影响肾和子宫胎盘血流灌注，妨碍胎盘的气体交换，甚至减损胎盘功能。有报道约 50% 产妇于临产期取平卧位时出现"仰卧位低血压综合征"，表现为低血压、心动过速、虚脱和晕厥。

（四）全身麻醉

全麻可消除产妇紧张恐惧心理，麻醉诱导迅速，低血压发生率低，能保持良好的通气，适用于精神高度紧张的产妇或合并精神病、腰椎疾病或感染的产妇。其最大缺点为容易呕吐或反流而致误吸，甚至死亡。此外，全麻的操作管理较为复杂，要求麻醉者有较全面的技术水平和设备条件，麻醉用药不当或维持过深有造成新生儿呼吸循环抑制的危险，难以保证母儿安全，苏醒则更须有专人护理，麻醉后并发症也较硬膜外阻滞多。因此，全麻一般只在硬膜外阻滞或局部浸润麻醉有禁忌时方采用。

三、高危妊娠产科麻醉

妊娠期有某些病理因素，可能危害孕产妇、胎儿、新生儿或导致难产者，称为高危妊娠。高危妊娠几乎包括了所有的病理产科。而与麻醉关系密切的高危妊娠，主要为各种妊娠并发症和并存症。为了早期识别和预防高危因素的发生和发展，目前，产期保健多以 Nesbitt 改良评分法，对各种危险因素进行评分，可供麻醉医师参考。对高危妊娠妇女产科医师多已针对各种不同病因进行了相应的治疗。继续妊娠将严重威胁母体安全或影响胎儿生存时，需适时终止妊娠，终止妊娠的方法不外引产或剖宫产。妊娠继发疾患，如妊娠晚期出血、妊娠高血压综合征和子痫，多为急诊手术麻醉；而妊娠并存疾患，如妊娠合并高血压病、心脏病、糖尿病以及特殊的多胎妊娠等，多为择期手术麻醉。

（一）前置胎盘与胎盘早剥的麻醉

妊娠晚期出血，又称产前出血，见于前置胎盘、胎盘早剥、前置血管和轮廓状胎盘等。对母体和胎儿的影响主要为产前和产后出血及继发病理生理性损害，植入性胎盘产后大出血及产褥期感染。产妇失血过多可致胎儿宫内缺氧，甚至死亡。若大量出血或保守疗法效果不佳，必须紧急终止妊娠。

1. 麻醉前准备

妊娠晚期出血发生出血性休克；孕 37 周后反复出血或一次性出血量大于 200 mL；临产后出血较多，均需立即终止妊娠，大部分需行剖宫产。该类患者麻醉前应注意评估循环功能状态和贫血程度。除检查血、尿常规、生物化学检查外，应重视血小板计数、纤维蛋白原定量、凝血酶原时间和凝血酶原激活时间检查，并做 DIC 过筛试验。警惕 DIC 和急性肾衰竭的发生，并予以防治。

胎盘早剥是妊娠期发生凝血障碍最常见的原因，尤其是胎死宫内后，很可能发生 DIC 与凝血功能障碍。DIC 可在发病后几小时内，甚至几分钟内发生，应密切注意监测。

2. 麻醉选择的原则

妊娠晚期出血多属急诊麻醉，准备时间有限，病情轻重不一，禁食禁饮时间不定。胎盘早剥的症状与体征变异很大，有的外出血量很大，胎盘剥离面积不大；有的毫无外出血，胎盘几乎已完全剥离直接导致胎儿死亡。

麻醉选择应依病情轻重、胎心情况等综合考虑。凡母体有活动性出血、低血容量休克、明确的凝血功能异常或 DIC，全身麻醉是唯一安全的选择，如母体和胎儿的安全要求在 5 ~ 10 min 内进行剖宫产，全麻亦是最佳选择。母体情况尚好而胎儿宫内窘迫时，应将产妇迅速送入手术室，经吸纯氧行胎儿监护，如胎心恢复稳定，可选用椎管内阻滞；如胎心更加恶化应选择全身麻醉。

（二）麻醉操作和管理

美国有一项调查研究报道，80% 的麻醉死亡发生于产科急诊术中，52% 发生在全麻中而其中 73% 与气道有关。母亲死亡的发生率，全身麻醉是局部麻醉的 16.7 倍，几乎所有与麻醉有关的死亡都存在通气和气管插管问题。产科困难气管插管率远高于非妊娠妇女，有学者报告，在 5 804 例剖宫产全麻中有 23 例气管插管失败，气管插管失败率有逐年增加趋势，而与此发生率升高相一致的是剖宫产的全麻率由 83% 下降至 33%。这样使从事麻醉的医师对产妇的插管机会减少，操作熟练程度下降，另外择期剖宫产全麻比例比急诊剖宫产更少，插管失败的风险更高。我国的妇产专科医院中全麻剖宫产的比例更低，插管的熟练程度更差。麻醉处理注意事项有以下几个方面。

1. 全麻诱导注意事项。产妇气管插管困难或失败的原因为对气管插管困难程度的估计不足，对产妇气道解剖改变如短颈、下颌短等缺乏处理经验，以及产妇体位不当等。临床上应采取必要的措施，如有效的器械准备，包括口咽通气道、不同型的喉镜片、纤维支气管镜，以及用枕垫高产妇头和肩部，使不易插管的气道变为易插管气道，避免头部过度后仰位，保持气道通畅。调整好压迫环状软骨的力度，使导管易于通过。遇有困难应请有经验的医师帮助。盲探插管可做一次尝试，但不可多次试用，注意插管误入食管。预防反流误吸，急诊剖宫产均应按饱胃患者处理，胃液反流误吸引起的化学性肺炎后果严重。

2. 做好凝血异常和大出血的准备。高危剖宫产应开放两条静脉或行深静脉穿刺置入单腔或双腔导管，监测中心静脉压。

3. 预防急性肾衰竭。记录尿量，如每小时少于 30 mL，应补充血容量，如少于 17 mL/h 应考虑有肾衰的可能。除给予呋塞米外，应即时检查尿素氮和肌酐，以便于相应处理。

4. 防治 DIC。胎盘早剥时剥离处的坏死组织、胎盘绒毛和蜕膜组织可大量释放组织凝血活酶进入母体循环，激活凝血系统导致 DIC。麻醉前、中、后应严密监测，积极预防处理。

5. 其他。由于麻醉前产妇出血较少，无休克表现，胎儿心率正常可选择椎管内麻醉或脊麻—硬膜外联合阻滞。麻醉管理应预防一过性低血压和下腔静脉压迫综合征。麻醉前产妇无休克，但胎儿有宫内窒息可选用局麻或脊麻。麻醉管理应充分吸氧，预防子宫血流量下降及胎儿氧供需平衡失调。

（三）妊娠高血压综合征的麻醉

妊娠高血压综合征是妊娠期特有的疾病，发生于妊娠20周以后，发病率约为10.32%。由于病因不明，无有效的预防方法，尤其是重度妊高征对母婴危害极大，是孕产妇和围生儿死亡的主要原因之一。先兆子痫引起孕产妇死亡的原因包括脑血管意外、肺水肿和肝脏坏死。

妊高征的基本病理生理改变为全身小动脉痉挛，特别是直径200以下的小动脉易发生痉挛。血管内皮素、血管紧张素均可直接作用于血管使其收缩，导致血管内物质如血小板、纤维蛋白等通过损伤的血管内皮而沉积，进一步使小动脉管腔狭小，外周血管阻力增加。另外，钠离子可促使钙离子向血管平滑肌细胞内渗透，故钙离子增多，亦为血管阻力增加的重要因素。小动脉痉挛必导致心、脑、肾、肝重要脏器相应变化和凝血活性的改变。妊高征常有血液浓缩、血容量不足、全血及血浆黏度增高及高脂血症，可明显影响微循环灌流，促使血管内凝血的发生。妊高征可导致胎盘早剥、胎死宫内、脑溢血、肝损害和HELLP综合征等，麻醉医师应充分了解，并作为治疗依据。

1.妊高征并发心力衰竭的麻醉

重度妊高征多伴有贫血，心脏处于低排高阻状态，当有严重高血压或上呼吸道感染时，极易发生心力衰竭。麻醉前应积极治疗急性左心力衰竭与肺水肿，快速洋地黄化，脱水利尿，酌情使用吗啡和降压，使心力衰竭控制24～48 h，待机选择剖宫产。

（1）麻醉选择。硬膜外阻滞为首选，因为该麻醉可降低外围血管阻力和心脏后负荷，改善心功能。全身麻醉应选用对心脏无明显抑制作用的药物，麻醉诱导平稳，预防强烈的应激反应，同时，选用药物应避免对胎儿抑制作用。

（2）麻醉管理。麻醉前根据心力衰竭控制程度，给予毛花苷C 0.2～0.4 mg的维持量，呋塞米20～40 mg静脉注射以减轻心脏负荷。同时常规吸氧，维护呼吸和循环功能平稳。注意检查肾功能，预防感染，促使病情好转。

2.重度妊高征的麻醉

重度妊高征一经诊断均应住院，给予解痉、镇静、降压，以及适度扩容和利尿等综合治疗。先兆子痫经积极治疗48～72 h不见好转者或妊娠已达36周经治疗好转者；子痫已控制12 h者，才考虑剖宫产终止妊娠。

（1）麻醉前准备。①详细了解治疗用药：包括药物种类和剂量，最后一次应用镇痛药和降压药的时间，以掌握药物对母胎的作用和不良反应，便于麻醉方法的选择和对可能发生不良反应的处理。②硫酸镁治疗：硫酸镁是重度妊高征的首选药，应常规观察用药后的尿量，有无呼吸抑制，检查膝反射、心率和心电图，有无房室传导阻滞，如有异常应查血镁离子浓度。一旦有中毒表现应给予钙剂拮抗治疗。③术前停用降压药：应用 α、β 受体拮抗药：血管紧张素转换酶抑制剂，应在麻醉前 24 ~ 48 h 停药。该类药与麻醉药多有协同作用，易导致术中低血压。④了解麻醉前患者 24 h 的出血量，便于调控麻醉手术期间的液体平衡。

（2）麻醉选择。终止妊娠是治疗重症妊高征的极重要的措施。凡病情严重，特别是 MAP 高于 18.7 kPa（140 mmHg）：短期内不能经阴道分娩，或引产失败，胎盘功能明显低下，胎儿缺氧严重者，子痫抽搐经治疗控制后 2 ~ 4 h 或不能控制者均为终止妊娠的适应证。妊高征心力衰竭和肺水肿治疗好转，麻醉医师均应积极准备，抓住麻醉手术时机尽力配合终止妊娠。临床麻醉经常遇到重度妊高征并发心力衰竭、脑出血、胎盘早剥、凝血异常，以及溶血、肝酶升高、血小板减少，称为 HELLP 综合征和急性肾衰竭等。麻醉选择的原则应按相关脏器损害的情况而定，依妊高征的病理生理改变及母婴安全的考虑，对无凝血异常、无 DIC、无休克和昏迷的产妇应首选连续硬膜外阻滞。硬膜外阻滞禁忌者，以保障母体安全为主，胎儿安全为次的情况下，考虑选择全身麻醉，有利于受损脏器功能保护，积极治疗原发病，尽快去除病因，使患者转危为安。

（3）麻醉管理。①麻醉力求平稳：减轻应激反应，全麻插管前应用小剂量芬太尼，以减少插管引起的血压波动，而避免使用氯胺酮，麻醉期间发生高血压可采用吸入麻醉药。对呼吸、循环功能尽力调控在生理安全范围。血压不应降至过低，控制在（18.6 ~ 20.0）/12.0 kPa 对母婴最有利。预防发生仰卧位低血压综合征，如监测有高血压者，也可应用神经节阻滞药和硝酸甘油降压。②维护心、肾、肺功能：适度扩容，以血红蛋白、血细胞比容、中心静脉压、尿量、血气分析、电解质检查为依据，调整血容量，维持电解质和酸碱平衡。③积极处理并发症：凡并发心力衰竭、肺水肿、脑出血、DIC、肾衰竭、HELLP 综合征时，应按相关疾病的治疗原则积极处理。④麻醉的基本监护：包括 ECG、SpO_2、NIBP、CVP、尿量、血气分析，保证及时发现和处理问题。⑤做好新生儿窒息的抢救准备。⑥麻醉手术后送入 ICU 病房，继续予以监护、治疗，直至患者脱离危险期。⑦病情允许条件下应给予术后镇痛。

（四）多胎妊娠的麻醉

多胎妊娠是人类妊娠的一种特殊现象，双胎多见，三胎以上少见。实际上三胎、四胎的发生率各为 1 :（10 000 ~ 80 000）及 1 :（50 000 ~ 70 000）。目前，双胎妊娠剖宫产率有上升趋势，由原 35% 上升为 50%；三胎妊娠择期剖宫产率为 63.4%；四胎以上达 74.1%。由于多胎妊娠的并发症明显高于单胎。从麻醉管理方面主要问题是腹围增大，腹内压增高，腹主动脉和下腔静脉受压，膈肌抬高，导致限制性通气困难，此外，胎儿肺成熟度也应高度重视。产后出血的发生率明显高于单胎妊娠，应做好相关准备。

（1）麻醉选择。该类剖宫产术多选用下腹横切口，故连续硬膜外阻滞仍为首选。麻醉对母婴生理功能影响小，止痛完善，麻醉和术中充分供氧，右髋部抬高20°，预防和处理好仰卧位低血压综合征。

（2）麻醉管理。①麻醉前首先开放静脉，用胶体液适度扩容。监测血压、心率、心电图、脉率—血氧饱和度。②面罩吸纯氧，维护循环功能稳定，麻醉穿刺成功后右髋部垫高20°，再给硬膜外用药，麻醉平面控制在 T_8 ~ S_5 范围，即可满足手术要求。③做好新生儿复苏准备。观察术中出失血、尿量、子宫肌肉收缩力，警惕产后出血并做好有关准备。④随妊娠胎数增加，新生儿死亡率相应增加。据文献报道，新生儿呼吸窘迫综合征的发生率，双胎为11.9%，三胎为31.4%，四胎以上约占47.8%，故对围生儿的监护、治疗、喂养均是重要的防治措施。

（五）妊娠并发心血管疾病的麻醉

1.妊娠、分娩期对心脏病的影响

妊娠期循环血量增加30% ~ 40%，32 ~ 34周时达高峰。心排血量亦相应增加，心率增快较非孕期平均每分钟10次。妊娠期水钠潴留，胎盘循环建立，体重增加，随子宫增大、膈肌上升，心脏呈横位，因而，妊娠期心脏负荷加重。已有心脏病的妇女对上述变化可导致心力衰竭。分娩期由于强而规律的宫缩，增加了氧和能量的消耗；宫缩时外周阻力增加，回心血量增加，心排血量也增加，使心脏前、后负荷进一步加重；产程时间长进一步加重患者的风险。胎儿娩出子宫，血窦关闭，胎盘血液循环停止，子宫内血液进入循环，腹压骤降回心血流增加，而后负荷骤减，对心功能影响较大。产褥期体内蓄积的液体经体循环排出，加重心脏负担，是发生心力衰竭和肺水肿最危险的时期，产后1 ~ 2 d仍是发生心力衰竭的危险期，死亡病例多发生在产褥期。

2.心脏病对妊娠的影响

因母体妊娠期活动受限与遗传基因的影响；长期低氧，故早产、宫内生长迟缓、先天畸形、胎死宫内、胎儿窘迫、新生儿窒息等的发生率均高于正常孕妇。

3.妊娠与先天性心脏病的相互影响

妊娠期母体循环发生明显变化，主要包括血容量、心排血量和心率增加、不同程度的水钠潴留、周围静脉压升高、新陈代谢和氧耗增加。在孕32 ~ 34周血容量平均增加50%左右，子宫增大、膈肌抬高、心脏移位、大血管扭曲等，进一步加重先天性心脏病的心脏负担。分娩第一产程子宫收缩均有500 mL血挤入体循环，每次子宫收缩心排血量约增加20%，动脉压升高1.3 ~ 2.6 kPa（10 ~ 20 mmHg）。第二产程子宫收缩，腹内压增加，内脏血液涌向心脏，产妇屏气使外周阻力和肺循环阻力增加。胎盘娩出后，胎盘循环中断，子宫收缩大量血液突然进入循环，对心功能造成极大危险，故先天性心脏病心功能良好者在严密监护下可行无痛分娩或剖宫产，而心功能Ⅲ、Ⅳ级；有肺动脉高压、发绀和细菌性心内膜炎者，病死率极高，应禁忌妊娠。

4.妊娠并发心律失常

大多数生育年龄者无心血管疾病，故多数为短暂的心律失常，且程度较轻，对产妇不构成危害，多无须特殊治疗。妊娠可诱发和加重心律失常。妊娠合并心律失常多见于原有心脏疾病，可发生严重心律失常，发作时间较长，并可造成胎儿宫内缺血、缺氧，应积极和及时防治。分娩时应采用镇痛，达到无痛分娩，避免各种诱发因素。

5.围生期心肌病

确切的发病率不明，但近年来检出率有增加。临床虽不常见，但可直接影响母婴生命安全，成为目前产科危象中备受关注的问题之一。临床表现特殊，最常发生在产褥期（产后3个月内占80%，3个月后占10%，妊娠末期占10%）。起病突然，主要表现为左心室心力衰竭，多有心悸、呼吸困难和端坐呼吸，1/3患者有咯血、胸痛和腹痛症状。有时伴心律失常，25%～40%的患者出现相应器官栓塞，如肺动脉栓塞可突发胸痛、呼吸困难、咯血、剧咳和缺氧等。大面积肺栓塞可引起急性右心力衰竭、休克或猝死。脑栓塞引起偏瘫、昏迷。心脏普遍扩大，相对二尖瓣和三尖瓣关闭不全，出现反流性杂音，双肺有湿啰音、颈静脉怒张、肝大、下肢水肿。麻醉风险大，麻醉手术前应及时控制心力衰竭，及时行剖宫产术。麻醉选择多宜选硬膜外阻滞。应注意控制麻醉阻滞范围，能满足切口要求即可。麻醉过程中应密切观察监测心电图、血压、心率、呼吸、SpO_2等，严密调控心脏前后负荷，尽力维持循环功能，做好新生儿急救复苏准备，术后送入ICU病房继续治疗。

（六）心脏病术后剖宫产麻醉

随着医学科学的发展，绝大多数先天性心脏病均在幼年或出生后进行了手术。诸多后天性心脏病凡需手术治疗者亦多在学龄前进行了手术或介入治疗，故现今临床遇有严重畸形的先天性心脏病孕妇或严重风湿性心脏病的孕妇，已日益减少。而心脏病术后的孕产妇却相对多见或比往年增加。现就麻醉前准备与麻醉有关问题讨论如下。

1.先天性心脏病术后

室间隔缺损、房间隔缺损、动脉导管未闭、肺动脉瓣狭窄和主动脉瓣狭窄等，在幼年成功地进行了手术，术后生活和体力劳动正常都可安全地妊娠、分娩，均可耐受麻醉。法洛四联症术后已无右向左分流，体力活动时无气急、无发绀，对麻醉的耐受性取决于心脏做功与储备能力，故麻醉前应做全面的心功能检查，评价其代偿功能状态，请心内科医师会诊或共同处理该产妇的麻醉。如妊娠后有气急和发绀症状，麻醉风险极大，病死率甚高。

2.后天性心脏病术后

其多为风湿性心脏病换瓣术后的孕妇。剖宫产麻醉与手术的危险性，取决于以下因素：①心功能改善程度：换瓣术后心功能如为Ⅰ～Ⅱ级，其心脏储备能力可耐受分娩麻醉。术后心功能仍为Ⅲ～Ⅳ级者，随时都可发生心力衰竭或血栓栓塞。据文献报道，该类孕产妇的病死率为5%～6%，其中包括麻醉期死亡。②术后有无并发症：换瓣术后并发症如血栓栓塞、感染性心内膜炎和心功能不全等，其妊娠分娩和麻醉风险较大。③换瓣时年龄与妊娠至换瓣的时间尚无定论。主要取决于术后心功能代偿程度、心脏大小，心胸比在 0.65以上，且术后并无缩小者，一般认为分娩、麻醉较佳时机为换生物瓣术后 2 年左右；换机械瓣在术后 3 ~ 4 年。

3.心脏移植术后

国内尚无报道，国外有自然分娩和剖宫产、分娩镇痛与麻醉的报道。问题在于去神经心脏虽然有正常的心肌收缩力和储备力，但在体力活动时变时反应能力异常。另外，长期服用免疫抑制剂头孢素可使血流动力学发生改变，如血压升高等。妊娠后血容量增加，心率增快，血管阻力改变，易使移植心脏的心室功能受损。因此，从医学和伦理学的观点上，该类孕龄妇女是否应妊娠存在分歧。

四、羊水栓塞及其急救处理

羊水栓塞是指在分娩过程中，羊水进入母体血液循环后引起的肺栓塞、休克、DIC、肾衰竭或呼吸循环骤停等一系列严重临床表现的综合征；为严重的分娩并发症，是孕产妇死亡的主因之一。羊水栓塞发生率报道不一，美国的报道为 1 ：（40 000 ~ 60 000）；日本有的报道约为 1 ：30 000 000；中国报道约为 1 ：14 000；北京报道约为 1 ：4 800 000。死亡率可高达 70%。

（一）病因

羊水中的内容物有胎儿角化上皮细胞、毳毛、胎脂、胎粪、黏液等颗粒物，进入母体循环后，引起肺动脉栓塞。羊水中富有促凝物质（有凝血活酶作用），进入母体后可引起 DIC。上述有些物质对母体是一种致敏原，可导致母体过敏性休克。

羊水进入母体血循环的机制尚不十分清楚，临床观察与以下因素有关。

1. 胎膜破裂或人工破膜后：羊水栓塞多在胎膜破裂后，偶见未破膜者之后，羊水进入子宫脱膜或子宫颈破损的小血管而发生。

2. 宫缩过强或强直性收缩：包括催产素应用不当，羊膜腔内压力过高。羊膜腔内基础压力为 < 2.0 kPa，第一产程子宫收缩，腔内压上升至 5.3 ~ 9.3 kPa；第二产程时可达 13.33 ~ 23.33 kPa；而宫腔静脉压为 2.67 kPa 左右。羊膜腔内压超过静脉压，羊水易被挤入已破损的小静脉。羊水进入母血循环量与子宫收缩强度呈正相关。

3. 子宫体与子宫颈部有异常开放的血窦：多胎经产妇宫颈及宫体弹力纤维损伤及发育不良，分娩时易引起裂伤。高龄初产妇，宫颈坚硬不易扩张的，如宫缩过强，胎头压迫宫颈易引起宫颈裂伤；胎盘早剥，胎盘边缘血窦破裂，前置胎盘，均有利于羊水通过损伤血管和胎盘后血窦进入母血循环，增加羊水栓塞的机会。

4. 过期妊娠：易发生难产、滞产、产程长，胎儿易发生宫内窒息，羊水混浊刺激性强，易发生羊水栓塞。

5.死胎可使胎膜强度减弱，渗透性增加与羊水栓塞亦有一定关系。上述五种临床情况是发生羊水栓塞的高危因素，临床应提高警惕。

（二）羊水栓塞的病理生理

可概括为三方面：羊水进入母血循环引起 I 型变态反应性休克；肺栓塞肺动脉高压，全心力衰竭血压下降；DIC 出血不凝、休克。

（三）临床表现

羊水栓塞 70% 发生在分娩过程中，尤其在胎儿娩出前后，极少发生在临产前和产后32 h 后。剖宫产在手术过程中发生羊水栓塞占 19%，有 11% 发生在自然分娩胎儿刚娩出时。

典型症状为发病急剧而凶险，多为突发心、肺功能衰弱或骤停，脑缺氧症状及凝血障碍。症状轻重与羊水进入母血循环的速度和量的多少，以及羊水有形成分有关。

病程可分为 3 个阶段。

1.第一阶段：产程中尤其在破膜后，胎儿娩出前后短时间内，产妇突发寒战、咳嗽、气急、烦躁不安、呕吐等前驱症状，继之发生呼吸困难、发绀、抽搐、昏迷、心动过速、血压下降乃至迅速休克。有的突发肺水肿，口吐粉红色泡沫样痰。发病严重者可惊呼一声即心搏骤停，死亡；另 1/3 可于数小时内死于心肺功能衰竭；其他 1/3 经抢救幸存者出现 DIC。

2.第二阶段：主要为凝血障碍。临床表现为产后出血、血液不凝、全身出血、休克与出血量不符。故遇有产后原因不明的休克伴出血、血不凝，应考虑羊水栓塞的诊断。

3.第三阶段：主要为肾衰竭。多发生于急性心肺功能衰竭、DIC、休克、肾微血管栓塞、肾缺血，而出现少尿、无尿、尿毒症。

以上 3 个阶段基本上可按顺序出现，但并非每例都全部出现。胎儿娩出前发生的羊水栓塞，以肺栓塞、肺动脉高压、心肺衰竭、中枢神经缺氧为主。胎儿娩出后发生的，以出血、凝血障碍为主，极少有心肺衰竭为主要表现。

（四）抢救与治疗

羊水栓塞发病急剧，必须立即、迅速组织有力的抢救。

1.纠正呼吸、循环衰竭

心搏骤停者立即进行心肺脑复苏。

（1）纠正缺氧：遇有呼吸困难与发绀者，立即加压给氧。昏迷者立即气管插管行人工呼吸治疗。

（2）纠正肺动脉高压：可用以下几种药物。①盐酸罂粟碱：可直接作用于平滑肌，解除肺血管痉挛，与阿托品同时应用可阻断迷走神经反射，扩张肺小动脉。首次用量30～90 mg，加入 5% 葡萄糖液 250 mL 内静脉滴注。②山莨菪碱或阿托品：解除肺血管痉挛，松弛支气管平滑肌。③α - 肾上腺素能阻断剂，酚妥拉明（酚胺唑啉）1 次 5 ～ 10 mg。

（3）防治心力衰竭：使用强心利尿剂。

2.抗过敏治疗

如使用地塞米松、氢化可的松、钙剂等。

3.综合治疗休克

补足有效血容量：使用血管活性药；维持酸碱与电解质平衡。

4.DIC与继发纤溶的治疗

（1）DIC 高凝期尽早使用肝素，症状发生后 10 min 内使用效果最好。用量为 0.5 ～ 1 mg/kg（1 mg=125 U），每 4 h 静脉注射 1 次。凝血时间在 15 ～ 30 min 之内，一旦出血停止，病情好转可逐步停药。禁用于继发纤溶期。

（2）输新鲜血、新鲜冰冻血浆：适用于消耗性低凝期。输纤维蛋白原 2 g 可提高血纤维蛋白原 1 g/L，一般输用 6 g。如输注凝血酶原复合物以不少于 400 U 为宜。

（3）输血小板：当血小板降至 5 万，应输血小板。

（4）冷沉淀物：含 Ⅰ、Ⅴ、Ⅷ因子，每单位可增加纤维蛋白原 100 mg/L，可提高第Ⅷ因子水平。

（5）抗纤溶期的治疗：可用抑肽酶；止血环酸；6- 氨基乙酸等。

5.肾衰竭的防治

少尿期未发生尿毒症前应使用利尿剂如速尿、甘露醇，补充有效的循环血量。肾衰竭时如病情允许可采用透析治疗。

第十二章　儿科手术的麻醉

第一节　小儿生理特点与麻醉

小儿（尤其新生儿及婴儿）身体尚未发育完善，在解剖学和生理学方面，甚至较年长儿童也有明显不同。因此，从事小儿麻醉者必须熟悉各年龄段与麻醉相关的解剖及生理特点，结合不同疾病的病理生理及全身状况做出稳妥而正确的麻醉选择与处理。

一、解剖学特点

临床上小儿呼吸系统解剖与麻醉关系非常密切。

（一）头颈

与成人相比，婴儿头颅及舌体相对大，颈部短且柔软。在正中仰卧位时，故颈部容易屈曲。头颅容易歪向一侧，术中容易引起上呼吸道梗阻，或被分泌物及咽腔水肿组织阻塞。此外，喉镜显露声门较成人有一定难度。

（二）鼻腔

新生儿、婴儿鼻道狭窄，鼻黏膜菲薄柔嫩，血管丰富，如果分泌物过多或黏膜水肿，极易造成阻塞，引起鼻腔通气受限，甚至呼吸困难。

（三）咽腔

分为鼻咽、口咽及喉咽。幼儿及儿童扁桃体、腺样体时常肥大，前者阻塞口咽，后者则阻塞鼻咽，从而导致大部咽腔狭窄，尤其应用镇静药与麻醉药后，更容易引起上呼吸道严重梗阻。

（四）喉部

婴儿喉部呈漏斗型，会厌常为倒 U 字形，且位置较高，约与 $C_3 \sim C_4$ 平齐，喉镜抬起会厌则挡住声门视线，妨碍气管内插管，遇此情况常使用直喉镜片将会厌直接挑起而显露声门。由于婴儿上呼吸道最狭窄处位于环状软骨平面，呈圆形。所以，6 岁以下小儿气管内插管后可不需将导管套囊充气。另外，喉部黏膜组织容易水肿，若气管内插管不当或暴力操作，易引起喉黏膜组织水肿，造成喉部通气不良而出现呼吸困难。

（五）气管

新生儿气管短而细，长度约为 3.8 ~ 4.5 cm，而管径约 3.5 ~ 4.0 mm，气管内插管稍深易使管尖进入一侧支气管，且气管导管选择稍粗不易越过环状软骨，故应细致操作。

（六）肺脏

是气体交换的器官。新生儿潮气量（TV）约 6 ~ 7 mL/kg，以体重计算新生儿潮气量及肺容量与成人大致相同。但新生儿、婴儿的肺泡表面积仅为成人的 1/3，而其代谢率约为成人的两倍，因而，新生儿氧储备有限。

（七）胸廓

新生儿、婴儿膈肌位置高，肋骨呈水平位，呼吸时胸廓运动幅度小，主要靠腹式呼吸。由于腹部较膨隆，且呼吸肌薄弱。故容易引起呼吸抑制。

二、生理学特点

（一）胎儿及新生儿期的呼吸功能

1.足月期胎儿

血液中的气体交换全部由胎盘承担，O_2 和 CO_2 可自由通过胎盘，此时胎儿的肺脏则无生理功能。如果出生前因母体胎盘或脐带因素而供血不足，胎儿则会迅速发生低氧血症和酸中毒。

2.新生儿

呼吸无效腔与潮气量之比、肺顺应性与功能残气量（FRO）之比同成人大致相似，但呼吸道阻力则是成人的 10 倍。无效腔量按体重计算，新生儿与成人相等，但新生儿呼吸道容量少，所以，麻醉期间器械无效腔也应该减小。新生儿、婴儿代谢率高，氧耗量是成人的 2 倍，主要以增加呼吸频率来满足机体高代谢的需要。因此，麻醉期间辅助呼吸的频率也应较快，以满足正常的肺内血氧交换，同时说明新生儿的氧储备缺乏，一旦供氧停止，将迅速出现缺氧或低氧血症。

（二）胎儿及新生儿期的循环功能

1.足月胎儿

脐静脉将富含营养物质和高氧合的血液由胎盘经脐输至胎儿。在胎儿体内，脐静脉于肝脏下分成大小两支：大支（Arantius 静脉导管）直接汇入下腔静脉；小支则汇入门静脉，门静脉血通过肝上静脉亦注入下腔静脉。因此，肝以上的下腔静脉血中，一部分是来自胎盘的氧合血液，一部分为来自胎儿下半身乏氧血。此氧合程度相对较高的混合血液，大部分（约60%）通过卵圆孔直接进入左心房，再经左心室泵入主动脉，在动脉导管开口处上游段直接供给心脏和脑，使这两个器官得到氧合最好的血液。下腔静脉中其余约40%的血液注入右心房，与来自上腔静脉的低氧血混合后，经右心室泵入肺动脉。由于肺血管阻力很高，右心室泵出的血流只有一小部分（5%～10%）灌注肺组织；其余90%均由动脉导管进入降主动脉。因此，主动脉在动脉导管开口处下游血液的含氧量，低于供给心脑的血液。由于胎盘血管阻力较小，故胎心排量的60%经由发自主动脉的两条脐动脉流入胎盘，在此进行物质交换和再氧合。脐静脉血的氧分压为32～35 mmHg，与母体混合静脉血相同，但相应的血氧饱和度却高于母体血液（80%对65%）。原因是胎儿血红蛋白与2，3-二磷酸甘油酯（2，3-DPG）的亲和力大于成人。因此，与成人相比，胎儿的血氧解离曲线左移，P_{50}减小。出生后第1周，氧解离曲线逐渐右移，使血液更容易向组织释放氧。

2.围生期胎儿

胎儿出生时，由于外界冷空气刺激以及氧合作用，此时脐动脉血流首先自行停止，而脐静脉血流则在脐带钳夹时中断。延迟钳夹脐带，可使胎儿血容量增加25%左右。钳夹脐带，一方面，使脐静脉血流中断，回入胎心的血量突然减少而致右心内压力下降，另一方面，由于脐动脉阻断，动脉系阻力增大，致使左心和主动脉内压力升高。此外，胎儿啼哭肺脏充盈张大，使肺血管阻力降低而令其血液灌流量增加。因此，一方面降低了肺动脉和右心内压力，另一方面，肺静脉回心血量增多而使左心压力上升。由于上述改变，使围生期胎儿循环系统的压力分布情况反转，左心压力超过右心。这在左右心房之间停止了卵圆孔的右向左分流；而在主动脉水平也由于血压高低的反转，逐渐减少了经动脉导管的右向左分流。其后由于局部PaO_2升高和血中前列腺素降低的共同作用，产生动脉导管的功能性关闭。出生后数周内，上述分流短路关闭并不是永久牢固的，一切能增加肺动脉压的刺激（低氧血、酸中毒、低体温、低血容量），都可以使短路重开而恢复胎儿型循环，导致血氧下降。

3.新生儿

（1）心肌收缩力：新生儿和早产儿的心肌收缩力均较成人为低，这主要是由于其心脏体积较小、心肌顺应性较低所致。顺应性较低也使得舒张终期的容积和心排血量减少，这说明新生儿的心排血量主要取决于心搏频率。一切心动过缓均将导致心排血量降低。顺应性不佳和左心室收缩力较弱，也说明新生儿对血容过高的耐受力低下。这种心肌收缩能力不足，对早产儿的影响尤为突出。足月产儿实际上更易于大幅度加强左室功能，以适应机体生理功能的需要。由于新生儿交感神经系统尚未成熟，在静息时几乎处于极限兴奋状态，故心肌的应激能力很差。在出生后3周内，左心室心肌体积迅速发育，可增加至原来的3倍，从而使其最初较弱的适应能力明显改善。

（2）血容量：新生儿出生时的血容量，个体间有很大的差异。例如，延迟钳夹脐带可使之增加25%。与此相反，子宫内胎儿缺氧，将导致血管收缩，故窒息的新生儿多合并血容量不足。出生时交感神经系统发育尚未成熟，使新生儿血容对其动脉血压的影响非常突出。故在临床上，新生儿的血压是反映其血容的很好指标。

（3）低氧血：与成人或较大儿童比较，新生儿的低氧血具有一些特殊性质，实际上氧在新生儿体内储备甚少而消耗极多，很快即被用尽。低氧血可迅速达到严重程度，并继发有酸中毒、心动过缓和心排血量降低。此外，在出生时，低氧血可使肺动脉系阻力增加，有令动脉导管和卵圆孔重新开放至右向左短路分流、恢复胎儿型循环的危险，这将使动脉血的低氧程度更加严重。因此，对新生儿的低氧血必须引起足够重视，否则低氧血症可迅速导致循环骤停的危险。

（4）脑循环：早产和足月产的新生儿，在有胎儿急性窘迫时，其脑部供血的自动调整功能将受到损害，此时脑供血量随动脉血压而变化。早产儿在动脉压有剧烈变化时，常导致脑室内或脑室周围出血。

（三）肾脏功能

1.肾血流量（RBF）

胎儿期间，由于肾血管阻力较高，其血流量也相对较少。出生时心排血量增多，并在其后的 6 周内随着体循环血压迅速提高，肾血管阻力持续性逐渐降低，因而，导致肾脏血流动力学发生适应性改变，故肾血流量增加。肾内血液灌流自髓质向周围的皮质部分重新分布，这对增加肾小球渗滤和肾小管泌尿等肾功能的建立，起着根本性作用。

2.新生儿肾功能的不成熟情况

（1）肾小球滤过率（CFB）低：按体表面积，新生儿肾小球清除率较低，约为成人的 30%，肾浓缩功能差而稀释功能较好。

（2）肾小管对钠的再吸收差：由于吸收钠的能力低下，且易失钠，如输液中不含钠，有可能出现低钠血症。

（3）肾小管对葡萄糖的再吸收差：新生儿近端小管一般可完全重吸收肾小球毛细血管滤过的葡萄糖，但其肾小管葡萄糖重吸收量约为成人的 1/5。因此，新生儿在摄入过多糖时也可出现糖尿，糖尿可起渗透性利尿作用，导致水钠丢失。

（4）肾的解酸能力低：肾排泄碳酸氢盐的阈值较小，对酸负荷的反应减弱，提示需给予碳酸氢钠，以纠正早产儿常见的代谢性酸中毒。

上述说明，新生儿对液体过量或脱水的耐受性均较差，输液与补充电解质时应尽量精确调节。

（四）中枢神经系统

脑电图（EEK）记录到的新生儿大脑皮质电生理活动，在睡眠状态下接受外界刺激时可出现各种变化，说明新生儿中枢神经系统对外界反应非常敏感。新生儿对疼痛刺激则有生理、生化方面的应激反应。因此，新生儿与成人相同，手术期间需采取完善的麻醉镇痛措施。

（五）体温调节

新生儿体温调节机制发育不全，皮下脂肪少、体表面积相对较大，既产热量少，又容易散热，故体温易受周围环境温度而改变。因此，麻醉期间更容易发生体温下降或过低，易导致麻醉加深、呼吸与循环抑制，且术后苏醒延迟，还易发生硬肿病。所以，新生儿麻醉期间应注意保温。

第二节　小儿术中输血

早产儿、新生儿细胞外液高于成人，尤其肾功能发育尚未完善，故此年龄段既对过量的液体排泄能力很差，又对摄入减少或失液增多容易产生脱水。因此，小儿术中输血补液至关重要。

一、体液与体液平衡

（一）体液的组成与分布

1.体液含量

人体各种成分中，水占绝对多数。小儿各个年龄段其体液含量有较大的差异，随着年龄的增长，其细胞内液逐渐变得多于细胞外液。

2.体液分布

体液分细胞内液（ICF）及细胞外液（ECF）两部分，分别存在于细胞内和细胞外环境中。细胞外液又分为血浆区与间质区两部分，血浆区的容量相当稳定（约占小儿体重的5%），以维持正常的循环量。而间质区的液体又分为组织间液和细胞渗液。细胞内液占体液的多数，被分布于各个组织的细胞中。人体各种组织含水量是不同的，如肌肉组织含水 75% ~ 80%，骨组织含水仅 20% ~ 25%，脂肪组织含水更少，只有 10% ~ 30%。含水最少的当属牙釉质，只有 3%。

3.体液成分

细胞外液中的阳离子成分主要是钠、钾、钙、镁等。其中，钠含量最高，是细胞外液的主要成分，约占细胞外液阳离子总量的 90% 以上，平均为 142 mmol/L（142 mEq/L）。钠离子是影响细胞外液渗透压的主要因素，对细胞外液张力、体液分布和移动起重要作用。而钾、镁、钙等含量较少，铁、锌、铜等含量则更低。细胞外液的主要阴离子有氯、碳酸氢根，以及各种有机酸根、磷酸氢根和硫酸根等，蛋白质也提供一些阴离子。

细胞内液电解质成分与细胞外液截然不同，钾离子含量竟有 150 mmol/L（150 mEq/L）之多，镁离子也在 15 mmol/L（30 mEq/L）左右，细胞内液钠离子含量仅有 10 ~ 35 mmol/L（10 ~ 35 mEq/L）左右（平均 20 mmol/L）。细胞内液的阴离子组成也与细胞外液完全不同，氯离子在细胞内液中极少，某些组织细胞甚至完全缺如。细胞内液主要阴离子为磷酸氢根，高达 140 mEq/L，蛋白质提供的阴离子也有 40 mEq/L。

（二）体液的生理消耗及补充

人体水与电解质的主要来源是通过消化系统摄入，婴儿则需家长喂养。小儿代谢速度较快。按单位体重计算，对水的需要量较成人为多。水的生理消耗主要通过呼吸、皮肤蒸发、出汗、肾排泄及粪便五个途径。而水的需要直接与能量代谢成比例，因此，水的消耗及需要量与能量代谢有密切关系。小儿还有一个特殊需要，那就是生长发育。基础代谢则是人体维持必要生命活动所进行的物质代谢，其所需要的能量按单位体重计算小儿比成人多。

正常人体水的损失量约为 150 mL/（100 kcal·d）。如果以耗定需，则正常人体对水的需要量亦大约为这个数字。在计算小儿每天水需要量时，应首先根据表计算出每天总能量需要，然后再按 150 mL/（100 kcal·d）计算出每天水需要量来。在禁食情况下进行静脉液体治疗时，由于供给的营养物质主要是葡萄糖，较难满足能量需要。因此，常常只以基础代谢所需能量计算相应的需要量。

（三）体液平衡及代谢

由于小儿细胞外液占体重的比例较成人多，通常成人细胞外液约占体重的 20%；小儿则占 30%；而新生儿更多，为 35% ~ 40%，加之小儿体液转换率快，新陈代谢率高，耗氧量也同步增多，因而，小儿容易脱水。此外，小儿体内糖原与脂肪储备很少，尤其新生儿肝酶系统发育不全，通常不能通过糖原异生而产生葡萄糖，故新生儿、婴儿较长时间禁食易引起低血糖及代谢性酸中毒倾向，早产儿更易发生，所以新生儿、婴儿术前禁食时间应适当缩短，术中应适量输注葡萄糖溶液，但也应避免血糖过高。

二、围术期液体治疗

（一）围术期补液

1.输液基础

实际上大多数麻醉医师都认为在所有麻醉期间开放静脉是必需的，麻醉要在静脉开放稳妥后开始，一旦情况紧急，静脉用药快捷。此外，新生儿、婴儿对禁食耐受性差，静脉输液是安全措施的重要部分。

（1）麻醉期间输液的基本目的是：①补充术前缺失量。②补充不显性失水量及维持必要的尿量。③提供维持体内化学反应及酸碱平衡必需的电解质。④提供能量。⑤补充丢失的蛋白质，维持胶体渗透压。⑥补充体外丢失量。⑦补充因麻醉和手术引起的体液丢失量。

（2）围麻醉期间除补充生理需要量外，还需要补充额外丢失的体液，此目的在于补偿不正常的失水量，主要包括消化道失水，如呕吐、腹泻、胃肠引流、手术创口导致的第三间隙失液或失血、蒸发等。

（3）作为能量代谢，术中是否输注葡萄糖溶液，存在不同意见。有学者认为手术麻醉的应激反应可使血糖增高，故主张术中只输平衡液即可。另有学者认为小儿术前禁饮禁食有发生低血糖的可能，严重低血糖可引起呼吸暂停、抽搐，甚至持久性脑损害，尽管发生率不高，但存在潜在风险，故主张应输注适量的葡萄糖溶液。

2.液体的选择

选择术中最合适的液体有时不太容易，对此应注意两点：液体渗透压及其葡萄糖情况。在用于小儿麻醉的各种输液中，按其成分可分为两种类型：

（1）轻度低张液：如葡萄糖（5%）氯化钠（2 g/L）溶液，可用作维持液。

（2）另一类是更为"生理性"的溶液：如生理盐水和乳酸钠林格液，常用来补偿额外的失液。在术中亦可以同时使用不同用量的两种类型的液体。

维持性液体多为补充机体不显性水分蒸发（如呼吸、出汗等）及排泄（如尿、粪便失水），其基本不含或少含钠。因此，按照以前儿科专业的观点，小儿维持性液体应选用低张钠液或不含钠的葡萄糖溶液。但由于专业的不同，麻醉医师还应该考虑到如下因素。

①手术过程中的渗血，间质液渗出，麻醉造成血管扩张，多为进行性容量丢失，而这些丢失的体液都是等张性的。②麻醉作用下致使血管张力降低，为了维持血压必须进行一定程度扩容，而使用低张液扩容显然效果很差。③为维持血容量，抗利尿激素（ADH）的释放使水的潴留超过钠的潴留，如果钠的补充不足，就会导致稀释性低钠血症。低钠血使水分从细胞外渗到细胞内，导致脑水肿，临床上表现为苏醒程度下降、定向力障碍、呕吐，甚至癫痫样发作。低钠血症是术后最常见的水、电解质紊乱，而术中使用低张液存在潜在危险。因此，合适的输液选择应为近似细胞外液的等张含钠液，如生理盐水、平衡液、乳酸钠林格液等，因其电解质张力类似于细胞外液。可用于维持功能性细胞外液的稳定。④糖的临床应用争论很多，不管是高血糖或者低血糖对小儿来说都是不利因素。因此，可根据临床需要将糖与每小时维持性液体需要量作为一组进行补液，液体可选低张葡萄糖或不含钠的葡萄糖溶液。早产儿、新生儿可以用泵精确计算，从而保证了患儿的对糖和维持性液体的生理需求。如 10 kg 小儿每小时输 5% 葡萄糖溶液 40 mL（维持性输液量），即每小时输葡萄糖 200 mg/kg。而实际上，5% 葡萄糖溶液以 4 mL/（kg·h）输入，已能维持足月新生儿术中合适的血糖水平，因而，可取得补糖和补液的双重作用。

3.术中液体的用量（补多少）

由于新生儿、婴儿对禁食与液体的限制及耐受性均差，且容易脱水或体液过量。因此，输液及补充电解质应精细调节。

（1）生理维持性液体一般可按 4 mL/kg 给予，术前因禁饮禁食引起的缺水，以小儿每小时生理需要量乘以禁饮禁食时间得出，通常在第 1 个小时输入半量，其余在随后的两小时内输完。为了方便，有人建议第 1 h 内，4 岁以下不超过 25 mL/kg，4 岁以上按 15 mL/kg 给予，这种输液主要是为了补偿失血和进入第三间隙的损失。创伤进入第三间隙的液体补充，可根据手术类型和损伤的程度，变化于 2 ~ 6 mL/（kg·h）的用量给予。术中输血可按出血量 3 倍的晶体液补充。

（2）在糖的使用方面，目前主张：术前欠缺的液体量及术中第三间隙的丧失量采用平衡液补充，而每小时生理维持量则用 5% 葡萄糖溶液补充，葡萄糖溶液按每小时 120 ~ 300 mg/kg 的速度缓慢静脉输注（最好用微量泵控制），即按每小时输入 5% 葡萄糖溶液 2.4 ~ 6 mL/kg 可以满足需要。例如，20 kg 小儿，每小时维持输液量为 60 mL，输 5% 葡萄糖溶液 60 mL 含葡萄糖 3 g，即每小时输葡萄糖 150 mg/kg。10 kg 小儿每小时输 5% 葡萄糖溶液 40 mL（维持性输液量），即每小时输葡萄糖 200 mg/kg。因新生儿对低血糖非常敏感，输入 5% 葡萄糖溶液，以 4 mL/（kg·h）已能维持足月新生儿术中对血糖的需求。特殊患儿麻醉期间应测定血糖，以指导输糖方案。

（3）不管怎样，所有计算每天或每小时水、电解质需要量的公式，只不过是一些指导原则，都需要根据病儿对该液体治疗的反应加以调整，不必对输液精确计算。但应切记：小儿的年龄越小，输液的安全界限也越小，容易引起输液过量或不足，并均可导致严重后果。必要时术中应做好动、静脉压及尿量的监测，以便随时调整。

（二）围术期输血

1.小儿血容量的估计

早产儿约为 95 mL/kg；足月新生儿为 90 mL/kg；婴儿 80 mL/kg；1 岁以后则与成人接近，约 70 ~ 75 mL/kg。一般认为可容许出血量约占总血容量的 20% ~ 25% 左右。

2.血细胞比容的安全范围

系指能为儿童和婴儿所耐受而不必输血的血细胞比容，为临床决定输液或输血时提供参考。

通常认为，0.30 的血细胞比容是可接受的下限，但血细胞比容随小儿的病理情况和年龄而有变化。出生时正常血细胞比容为 0.60，血红蛋白为 108 ~ 190 g/L（18 ~ 19 g/dL），但其中 60% ~ 90% 属胎儿型血红蛋白（HbF）。HbF 与氧的亲和力大于成人型血红蛋白（HbA），因而向组织释放氧比较困难。新生儿氧解离曲线（P50）为 20 mmHg，分别低于成人的 27 mmHg 和婴儿的 30 mmHg。新生儿 P50 明显左移，说明同样运送足够氧至组织所需要的血红蛋白浓度要比较大儿童更高。因此，我们可以接受新生儿血红蛋白的下限为 120 g/L、血细胞比容为 0.35。然而，血红蛋白和血细胞比容在出生后逐渐下降，婴儿的这种生理性贫血在 2 ~ 3 个月达到高峰，大量的 HbF 被 HbA 所代替，P50 为 30 mmHg，氧解离曲线明显右移，从而使组织供氧大为改善。在这个年龄组的健康儿童，血红蛋白 80 g/L 和血细胞比容 0.25 是可以接受的。应该注意，如果小儿有呼吸系统或心血管系统疾病，心排血量下降或氧合血红蛋白的能力受限，血红蛋白应在高值。如发绀型先天性心脏病的患儿，0.25 的血细胞比容是难以耐受的。所以，有心脏或肺脏病变的儿童，其血红蛋白至少应为 110 ~ 120 g/L 和血细胞比容 0.32 ~ 0.35。估计可接受的失血量和反复测定血细胞比容，可以限制血液制品的使用。

3.输血的目的

主要针对三种需要：①改善氧的运输。②维持血容量。③纠正出血。

如果患儿的血红蛋白和（或）血细胞比容低于同年龄组安全范围下限时，则会影响氧的运输，这种贫血必须纠正。输入 3 mL/kg 的浓缩红细胞可使血红蛋白增加 10 g/L。输入 1 mL/kg 的浓缩红细胞可使血细胞比容增加 1 个百分点（按浓缩红细胞的细胞比容为 0.66 计算）。如果婴幼儿的血细胞比容大于 0.25，手术短小，则术前可不必输血。反之，如果血细胞比容 < 0.25 或预计术中失血较多，则应该在术前或手术开始时输血。

手术中应尽可能准确地算出失血量。同时，是否输血还要结合临床情况综合判断，而不是单纯依靠 HCT 和 Hb 数据作为输血指征。原则上出血量 < 10 mL/kg，可以输入 2 ~ 3 倍于出血量的晶体液维持血容量，亦可输入适量的胶体液以避免水肿。如果出血量在 10 ~ 20 mL/kg 时，则应使用等量的胶体、血浆或 4% 清蛋白进行补偿。如果出血量 > 20 mL/kg 时，必须进行输血。最有效的输入是新鲜血液。通常我们把输血量超过患者自身的血容量或在 30 min 内输入全身血容量的 1/3，认定为大量输血。大量输血应注意以下几点。

（1）高血钾：储存库血中的血清钾随储存时间增加，故对儿童一般不宜使用库存 5 天以上的血液。如果快速输入库存血时，易导致高钾血症。因此，当患儿输入库存全血超过 1.5 m/L（kg·min）时就必须严密监测心电图。如果出现室性心律失常伴高尖 T 波，则应立即进行高钾处理。

（2）低血钙：小儿输入含枸橼酸盐的血液制剂时，枸橼酸与钙离子结合，可导致钙离子降低（< 1 mmol/L）而引起循环抑制。每毫升新鲜血浆比同容积的全血含有更多的枸橼酸。研究证明，快速输入冰冻血浆 1 ~ 2.5 mL/（kg·min）时，4 ~ 5 min 就会出现最低低血钙水平。动用钙储备缓慢和肝脏对枸橼酸盐的代谢减慢，可能是这种低钙血的原因。如果以超过 2 mL/（kg·min）的快速度输入全血的同时，每 100 mL 给予 100 mg 葡萄糖酸钙则可避免血钙降低，氯化钙的效用强于葡萄糖酸钙的 3 倍。

（3）凝血功能障碍：大量输血导致的凝血功能障碍主要与凝血因子及血小板的稀释有关。稀释性血小板减少，低于 50×10⁹/L 时，会导致临床上的出血，就应输入浓缩血小板。原来血小板计数越少，越应提早输入。小儿患者最初的剂量宜用 0.3 μ/kg。如输血量超过血容量的总量，或凝血酶原时间（PT）、部分凝血酶原激酶时间（PTT）之一高于正常值 1.5 倍，应加用冷冻新鲜血浆。

（4）弥散性血管内凝血（DIC）：大量输血导致血小板及凝血因子稀释性出血与 DIC 的发生，两者的区别十分困难。除明显 PT 及 PTT 延长，血小板减少外，大量输血纤维蛋白原会仍然正常；而发生 DIC 时纤维蛋白原则可能降低。然而大量输入浓缩红细胞、清蛋白及晶体液也会导致纤维蛋白原降低。最有帮助的试验是确定纤维蛋白降解产物明显增加。DIC 的处理是消除病因，纠正休克、酸中毒，治疗败血症，静脉滴注血小板、纤维蛋白原必不可少。

（5）酸碱平衡：严重创伤伴休克多伴有代谢性酸中毒，酸中毒可能会损害凝血功能，因此，输血的同时需用碳酸氢钠纠正酸中毒。而手术输血一般都能避免严重的血容量低下。故很少发生代谢性酸中毒。相反，术后数小时常发生代谢性碱中毒，原因是来自血中大量枸橼酸盐和乳酸盐在肝中的代谢。

（6）低体温：可引起寒战致氧耗增加，氧解离曲线左移，对血小板功能及凝血功能也有很大影响。因此，在输入 4℃库存血时要注意体温过低对心血管系统的有害作用。最有效的加温方法仍是用恒温水浴。

血液及其制品是一种特殊的药品，不能理解为营养补品，它不仅和其他药物一样具有不良作用，同时也有严格的适应证和量的限制从血液保护的义务上来讲也应该尽量避免不必要的输血，以保证患者的安全。

第三节　小儿常用麻醉药

在新生儿生长发育直至生理成熟的变化过程中，其药动学和药效学均存有差异，这种差异与大部分麻醉药和辅助药的用量相关。本节叙述小儿麻醉中常用的相关药物及特点。

一、静脉全麻药

（一）丙泊酚

丙泊酚是一种新型的静脉全麻药，目前在小儿麻醉中已被广泛接受。由于其麻醉诱导起效快、苏醒迅速且清醒时不易产生谵妄，苏醒质量高和术后呕吐发生率低等特点，很适合小儿手术麻醉的选择。

1.药动学和体内代谢

丙泊酚的脂溶性很高，在肝内代谢迅速，代谢产物主要自尿中排泄。因为在新生儿体内与血浆蛋白的结合程度尚不明了，加之新生儿肝脏代谢能力较差，可以推断新生儿对此药的排出较为缓慢。目前尚无药动学数据适用于新生儿与婴儿，故通常不建议在此年龄段应用。

2.不良反应

小儿麻醉丙泊酚诱导剂量能使心率降低 10% ~ 20%。平均动脉压（MAP）下降 10% ~ 25%，在注射后 5 min 降至最低点。

（1）5 岁以内小儿，血压下降比 5 ~ 10 岁者更为显著。与成人不同的是，现认为小儿血流动力学改变程度与诱导剂量无关，但与单位时间用药量相关。因此，临床剂量的丙泊酚无明显抑制心肌作用，如有心率减慢给予阿托品即能恢复。

（2）丙泊酚诱导后呼吸幅度明显减浅，小儿诱导剂量可引起持续 20 s 以上的呼吸暂停，其发生率为 20%，且与年龄和剂量相关。使用低剂量（1.5 ~ 2 mg/kg）可保持自主呼吸和正常极限内的呼气末 CO_2 分压（PETCO$_2$）。诱导期在面罩供氧自主呼吸情况下，脉搏血氧饱和度（SpO$_2$）可降至 94% ~ 96%。所以，使用丙泊酚麻醉的小儿，一定要对其呼吸功能密切监测。

（3）多数研究报道，有 30% ~ 40% 的小儿发生注射部位疼痛，手背静脉注射痛的发生率在小儿高达 81%。为减少疼痛，目前的处理方法有：①选择肘前大静脉。②药液中加入利多卡因或预先注射。③药物从低温（4℃）下取出直接注入血管。④静脉先给小量芬太尼，局部疼痛可降低至 33%。

3.剂量与给药方法

年龄与丙泊酚的量—效关系密切，丙泊酚的成人剂量对儿童常显不足。< 2 岁、2 ~ 5 岁和 6 ~ 12 岁的小儿，睫毛反射消失所需的丙泊酚半数有效剂量（ED50）分别为 1.79 mg/kg，1.58 mg/kg 和 1.46 mg/kg。ED90 分别为 2.63 mg/kg，2.32 mg/kg 和 2.14 mg/kg。可见小儿年龄愈小，按体重计算所需的丙泊酚剂量相对愈大。丙泊酚的诱导剂量有个体差异，用药后的剂量—反应曲线较为平坦，这就很难估计其平均剂量。一般 3 岁以上诱导剂量为 3 mg/kg，维持剂量为 9 ~ 12 mg/（kg·h）。

（二）氯胺酮

氯胺酮镇痛作用好，但具有其他全麻药镇痛不完全的分离麻醉作用。临床应用可产生有效的体表阵痛，可以进行皮肤、肌肉和骨骼手术，尽管内脏手术镇痛作用较弱，仍然是小儿常用的静脉麻醉药。

1.药动学及体内代谢

氯胺酮在肝中代谢，按体重给予相同剂量氯胺酮，小儿血浆中的去甲氯胺酮浓度高于成人。< 3 个月的婴儿，清除率减小而半衰期明显延长。相反，3 ~ 12 个月婴儿的清除率较高，而排除半衰期较短（< 3 个月为 185 min，而 3 ~ 12 个月为 65 min）。小婴儿的清除率降低，可能与代谢和肾脏清除能力降低有关。4 岁以上小儿的血浆清除率与成人相近，其较小的分布容积使小儿的排除半衰期缩短。小儿肌内注射后，作用消失较快，可能与儿童代谢率高有关。

2.不良反应

对一般情况良好的 3 岁以上小儿，氯胺酮不致影响其血压及呼吸。在新生儿、婴儿常有上呼吸道梗阻，以致出现发绀。对 6 ~ 10 岁儿童给予标准剂量氯胺酮后，通气对 CO_2 的反应减弱，但呼吸频率、潮气量、$PETCO_2$ 分压和每分通气量亦无明显改变。氯胺酮能使咽喉部分泌物增加，过多的唾液分泌易引起作呕、阻塞和误吸，术前给予阿托品（0.02 mg/kg）可减少腺体泌物，氯胺酮还有一个很大的优势在于它对肝、肾或者其他器官没有毒性作用。

3.剂量与给药方式

3 个月以上婴儿静脉给药时一般为 1 ~ 2 mg/kg，肌内注射 4 ~ 6 mg/（kg·h）。用于不肯合作的小儿需注意突发性喉痉挛。通常临床上常与苯二氮卓类药复合应用（如咪达唑仑、地西泮），以减少苏醒期精神症状。此外，若大剂量应用氯胺酮则可能引起呼吸暂停或呼吸道梗阻，尤其与其他镇静药合用时更易发生。

（三）咪达唑仑

咪达唑仑是苯二氮卓（BDZ）类中的一种新型 BDZ 受体激动药，其作用时间短、安全，术后残余作用可被拮抗等优点已经受到了广泛重视，在小儿临床麻醉中也逐渐地占有一定位置。

1.药动学及体内代谢

该药消除半衰期短于成人，主要为血浆清除率明显增高，虽无镇痛作用，但常作为小儿麻醉辅助用药。

2.不良反应

咪达唑仑虽没有严重的不良反应，但复合应用其他中枢性呼吸抑制药（如阿片类药物），尤其用于小儿注射剂量过大、速度过快时，很易引起呼吸抑制。

3.剂量与给药方式

咪达唑仑临床常用诱导剂量为 0.2 ~ 0.3 mg/kg，婴幼儿的推荐剂量为 0.05 ~ 0.15 mg/kg（不包括新生儿），但在复合使用强效镇痛药（如芬太尼等）时应减量。

二、肌肉松弛药

（一）神经肌肉传导

（1）整个婴幼儿时期，细胞外液量逐渐减少，肌肉量与身体重量比增加，骨骼肌收缩性能不断增强，神经肌肉接头及乙酰胆碱受体在生理生化方面也逐渐成熟，因而神经—肌肉接头对阻滞药的敏感性明显增强。同时，婴儿由于受细胞外液容量的影响，对多数肌松药在分布容积和时间方面都会有影响。

（2）许多因素参入与神经肌肉传导的进行。小儿初生时突触传导相对较慢，由于神经—肌肉接头处的乙酰胆碱储量较低，通过突触前膜的释放量亦较少。因此，当反复刺激时运动反应迅速耗减，所以婴儿神经传导的可靠性比成人差。生后数天内，还有开始很快继而减慢的乙酰胆碱受体增加。肌纤维的组成比例，因肌群本身的活动而有改变。出生后的几周内，大多数肌群尤其是手部肌肉，快肌收缩纤维的百分比增加。而在出生后数月内，慢肌纤维则在膈肌和肋间肌中方逐渐增多。

由于这些原因，未用肌松药的足月新生儿，其4个成串刺激反应为90%～95%，而不足32周的早产儿仅为83%。同理用50 Hz或更高频率刺激不可能维持肌肉收缩，只有在出生第12周以后，才有与成人相同的反应。挛缩后的易化现象，随年龄而增加。

（二）肌松药效的临床监测

肌松药效的临床监测，可观察单次肌肉收缩（单次颤搐）或用4个成串刺激方法。单次颤搐法需要在给肌松药之前取得一个对照值，故极少用于小儿。4个成串刺激法更适用于临床，以使神经肌肉阻断程度量化。此法用4次频率为2的超限刺激，以第4次刺激反应高度与第1次反应高度的比值来量化阻断程度，因而不需要给药前的对照值。如不能取得各次收缩的准确量化数值，一般习惯用4个成串刺激开始后肌肉反应的次数来计算：如出现3个反应，相当于0.1 Hz单次刺激为其对照值的21%，2个反应相当于14%，1个反应为7%。如此亦足够在临床实用中估计神经肌肉的阻断情况。

（三）琥珀胆碱

琥珀胆碱为去极化肌松药。显效迅速时效较短，至今仍为临床小儿麻醉中常用药物。但由于其不良反应（对产生恶性高热有无可争辩的启动作用）以及短时效非去极化肌松药的广泛应用，都令其临床使用明显减少。

1.药动学和剂量

按体重计算，同样的肌肉松弛程度，婴儿对琥珀胆碱的需要量远比幼儿及成人为高，这种现象似乎首先与琥珀胆碱在婴儿体内的分布容积较大有关。此分布容积随细胞外间隙的容积平行发生变化。一项明确的药动学研究，曾对新生儿（1～25天）、婴儿（1～11个月）和儿童（1.4～7.3岁）进行观察。这份研究证实，对婴儿和儿童，需要给予比成人更多的剂量。所以，如果采用琥珀胆碱产生完全肌松，新生儿及婴儿需给予3 mg/kg，幼儿需给予2 mg/kg。

（1）琥珀胆碱是唯一可用于肌内注射的肌松药。肌内注射4 mg/kg可在30 s内缓解喉痉挛，3～4 min才能达到气管内插管条件，肌松作用约持续20 min。6个月以内婴儿，肌内注射首次量需要5 mg/kg，故肌内注射主要用于急救。

（2）与成人一样，婴儿及儿童在连续应用琥珀胆碱时也会导致初始的快速减敏现象（用量增加），继而＜50%的患儿会有一段需要量反而减少的时期（Ⅱ相阻滞类似于非去极

化肌松药所产生的阻滞）

2.不良反应

（1）心律失常：需要关注的是偶尔出现房室结性或窦性心动过缓。故在术前用药中应给予阿托品，或在给琥珀胆碱前静脉注射作为预防，但不能完全消除心律失常的发生。

（2）咬肌痉挛、恶性高热：应用琥珀胆碱偶尔可见咬肌紧张度增加，使得张口困难、下颌僵硬，甚至影响喉镜的置入与插管。有学者认为，咬肌痉挛与琥珀胆碱所致一过性肌张力增加有关，但许多人视之为恶性高热的一种轻微表现。虽然这种观点只是一种推测，但毕竟琥珀胆碱确实是恶性高热无可争议的启动因素。

（3）高钾血症：健康儿童使用琥珀胆碱后会出现轻微的血钾升高，但在烧伤、破伤风、截瘫、脑炎、挤压伤或神经肌肉性疾病患者，静脉注射琥珀胆碱可发生威胁生命的与高血钾相关的心律失常，尤其是烧伤儿童。

（4）眼压增高：儿童应用琥珀胆碱后均出现眼内压增高，平均升高 10 mmHg，高峰维持 2 ~ 3 min，因而，禁用于眼球开放性损伤的患者。

（5）禁忌：神经疾病、肌肉营养不良、肌肉强直、烧伤及恶性高热者。

3.剂量与给药方式

琥珀胆碱虽有许多缺点及不良反应，但在目前所有肌松药中是起效最快且作用最短暂，故用于快速诱导及喉痉挛的治疗非常合适。通常儿童静脉注射 1.5 ~ 2.0 mg/kg，约 40 s 时可获得 95% 的神经肌肉阻滞。而应用 1.0 mg/kg 的剂量将会在约 50 s 时达同等程度的阻滞。< 1 岁的婴儿，因其巨大的细胞外液量，应静脉注射 3 mg/kg 的剂量更为合适。上述剂量可提供完善的插管条件。

（四）非去极化肌松药

非去极化肌松药一般按照起效时间及作用时间来分类，目前最常用为中等时效（维库溴铵等）或长时效（潘库溴铵等）药物。

1.中等时效肌松药

维库溴铵的药效亦随年龄而变化，幼儿的维库溴铵 ED_{50} 比婴儿及成人高。婴儿的分布容积比幼儿大，清除率在各年龄组相同。50% 阻滞时，婴儿的稳态血浆浓度比幼儿低，所以维库溴铵在婴儿的阻滞时间较长。等效剂量 70 μg/kg 的起效时间在婴儿为 4.5 min，4 ~ 7 岁儿童为 2.4 min，成人为 2.9 min。起效时间比琥珀胆碱（约 45 s）为长。给 0.1 mg/kg 后 2 min 左右，即可进行气管内插管。儿童的消除半衰期较成人为短（41 min 对 71 min）。在乳儿则达 65 min，明显长于 2 岁以上儿童。这一半衰期差异的原因，在于分布容积随年龄改变而血浆清除率保持不变。日常使用的诱导插管剂量为 0.08 ~ 0.1 mg/kg。1 岁以上儿童，约 35 min 后颤搐可恢复至对照值的 95%，但在新生儿和婴儿，作用时间则延长至 2 ~ 3 倍。1 岁以内婴儿，70 μg/kg 维库溴铵的时效达 73 min，但应注意，在此年龄段的个体差异特别显著。

2.长时效肌松药

潘库溴铵是具有非去极化神经肌肉阻滞作用的双季胺留类化合物。因能阻断迷走神经活性，可产生心动过速（增加了婴儿的心排血量），故用药后收缩压趋于升高。因此，麻醉医师更喜欢使用不影响血流动力学、并能获得较长时间肌肉松弛作用的维库溴铵。此外，中、长效肌松药，还有阿曲库铵与哌库溴铵。

3.肌松药的拮抗药

不论在什么情况下，拮抗药的使用应建立在合理的基础上，即机体已出现部分肌松失效时，才允许使用拮抗药。最理想的还是借助仪器监测箭毒化程度。通常认为小儿脱箭毒化的临床表现并不可靠。与过去某些意见相反，目前似可肯定儿童对新斯的明的需要少于成人一半，建议用量为 20 μg/kg，使用前应给阿托品 0.02 mg/kg。体温过低或体质较差者可明显增强非去极化肌松药的作用。因此，必须给低体温儿童升温，只有在中心体温高于35℃时才给肌松拮抗药物。

三、阿片类药物

阿片类药物主要作用于 μ 和 k 受体，除具有本身的镇痛效用外，还有明显的不良反应，尤其是中枢性呼吸抑制。

（一）吗啡

吗啡的镇痛效果一直是确定其他阿片类药物镇痛作用的效果分级参照指标。吗啡的药动学受年龄的影响较小。半衰期、分布容积和清除率，在 5 岁小儿与 3 周婴儿之间差异不大。但在 1 ~ 4 天的初生儿中，消除半衰期和血浆清除率的个体差异较大，总体水平时间均较延长。随着儿童逐渐发育成熟，吗啡清除率可明显加快，然而血药浓度与镇痛效能之间相关不明显。一般剂量在儿童用 0.1 ~ 0.2 mg/kg，出生时期为 0.05 ~ 0.1 mg/kg。患儿应用吗啡应该注意呼吸抑制的发生。呼吸抑制表现为潮气量减小和频率减慢。吗啡对新生儿呼吸的影响较哌替啶明显，这大概是因为新生儿的血 - 脑屏障通透性较大，致使剂量虽然相同但脑中吗啡浓度增高的缘故。由于吗啡作用持久及其效能相对平和，故是儿童术后镇痛最常用的药物。在使用大剂量时，可出现组胺释放，偶尔伴发血流动力学改变。

（二）芬太尼

（1）芬太尼是一种合成的阿片类药物，临床镇痛效能强于吗啡 50 ~ 100 倍，是新生儿最常用的药物之一。年龄对芬太尼的药动学有较大的影响，这一点在早产儿、新生儿表现的尤为明显。＞3 个月的婴儿和儿童对芬太尼清除能力强，即 30.6 mL/（kg·min），成人则是 17.9 mL/（kg·min）。β 消除半衰期短（即 68 min，成人是 121 min）。而早产儿和新生儿的药物清除能力差异大、药物半衰期长、清除速度慢，对呼吸的抑制时间长。其中，早产儿的平均 β 半衰期是 17.7+9.3 h。半衰期实际上首先决定于分布容积的变化，并随年龄的增加而降低。

（2）芬太尼常用剂量为 1 ~ 3 μg/kg，此后根据临床需要适当加量。心脏手术用量为 25 ~ 50 μg/kg，在这种大剂量作用下，术后需常规使用辅助呼吸。当大剂量静脉注射芬太尼时可能引起胸壁僵硬、声门紧闭，单用面罩正压并不能有效进行通气。可通过减慢给药速度、适量用肌松药或纳洛酮可以避免。芬太尼可减慢心率、抑制压力反射，基于此常将芬太尼与潘库溴铵合用。

（三）纳洛酮（阿片类药物拮抗药）

纳洛酮为吗啡类药物的拮抗药，能逆转吗啡类药物的不良作用，尤其是呼吸抑制，但同时也消除了吗啡类的镇痛效能。目前，尚无对儿童的药动学研究结果。曾观察得到其消除半衰期在新生儿和早产儿有所延长，很可能是在此年龄段结合能力较小的结果。不论吗啡类药物经何种途径给予（静脉、肌内），拮抗药只能用于已完全脱箭毒化的儿童。基本剂量为 5 ~ 10 μg/kg，一般分次静脉注射，直至达到预期效果。纳洛酮的药效时间短，可发生再次呼吸抑制，故需长时间的监护。

四、吸入麻醉药

吸入麻醉药在小儿诱导阶段应用很广，特别是当静脉途径很难建立时或者是小儿惧怕打针的情况下使用。如果术前药良好，麻醉诱导通常能够很容易进行。虽然当前提倡全凭静脉麻醉，但是在小儿麻醉中吸入全麻仍然保留着重要地位。

麻醉药与氧化亚氮（N_2O）配合，不论是诱导还是维持麻醉，其优点首先在于容易管理和迅速逆转其作用，而大多数注射用麻醉药的消除半衰期一般较长，吸入麻醉药则与其相反。

为了正确地选择和使用吸入麻醉药，重要的是应该了解其不良反应，特别是对心血管系统和呼吸系统的影响。

（一）吸入麻醉药的理化性质

在吸入麻醉药的物理特性中，首先让麻醉医师注意的是其嗅味和对上呼吸道有无刺激。在这些常用的药物中，氟烷略带有水果香味而容易被患儿耐受。七氟烷诱导速度快于异氟烷和氟烷、清醒也较快，对呼吸道没有刺激，气味也易被儿童接受。异氟烷则因其刺激性而最难耐受。吸入麻醉药的血/气分配系数，新生儿低于成人，因而诱导更快。此外，氧化亚氮最不容易溶解于水，其血/气分配系数为 0.47。地氟烷的血/气分配系数与 N_2O 相近（0.42）。由于它的溶解度低，所以与异氟烷和氟烷相比排出较快，与氧化亚氮较为接近。在吸入麻醉药中，异氟烷最不易溶解。各种分配系数因年龄而变化，在这些常用吸入麻醉药之间呈相互平衡关系。某些随年龄变化的组织分配系数已有报道，特别是脑/血分配系数和肌/血分配系数。这些系数说明小儿停止吸入麻醉气体后，苏醒迅速的部分原因。

（二）药动学

吸入麻醉诱导的快慢，决定于肺泡气中药物浓度上升的速度。一定时间内，肺泡气（或呼出气）药浓度与吸入气药浓度的比值（FAFi 或 FE/Fi），被用来判定吸入气平衡的速度。在婴儿和小儿，挥发性麻醉药的吸收和分布速度比成人快得多，解释这一现象的理由有以下三种：

（1）肺泡通气量/功能余气量比值增高：此比值在新生儿为 5，成人为 1.4，但按体重计算的潮气量相同（约 7 mL/kg）。用极少溶解的气体（氦气或 N_2O）测出的肺脏时间常数，婴儿为 0.19 而成人为 0.73。

（2）血管丰富房室（心、脑）容积更大于血管贫乏房室（脂肪）。

（3）血/气和组织/气分配系数随年龄减小而下降。

虽然小儿按体重计算的心排血量高于成人，因而使血药浓度与肺泡气药浓度的比值下降；但对同一种吸入麻醉药，小儿的诱导速度都比成人为快。摄取吸入麻醉药的最快速度，最初在用氧化亚氮时见到。获得 FE/Fi 等于 1 的时间，在 0 ～ 6 个月的婴儿为 25 min，15 岁以内儿童为 30 min，成人 60 min。使用氟烷时，这些年龄组间的差异更显著，因为它在血中的溶解度为氧化亚氮的 5 倍。在同样吸入浓度下，组织中药浓度，特别是脑和心脏，儿童要比成人高，达到组织平衡也更快。房、室间隔缺损的心腔内短路，亦对吸入麻醉药的摄取和达到平衡的速度产生影响。左向右分流对麻醉诱导速度影响不大，但右向左分流将使之变慢。

（三）心血管系统作用

新生儿和婴儿使用挥发性麻醉药时最易出现心血管系统的不良反应，其发生多与麻醉超量有关。研究表明，这类药物对心血管系统的影响，取决于小儿年龄及其心血管系统的发育成熟程度。新生儿的心脏顺应性差，每克组织的肌肉含量小，并且自主神经的分布平衡差。心排血量常依赖心率的变化，与前负荷关系较为明显。当心肌直接受抑制时的心肌储备能力降低。

婴儿和较小的小儿使用氟烷和异氟烷麻醉（1.5 MAC）时，常出现心排血量明显下降。氟烷对心排血量和心率抑制作用强于异氟烷。如果用阿托品增加心率，心排血量将回到正常水平。氟烷对于心肌直接抑制明显，而异氟烷导致血管扩张作用更加明显。恩氟烷的作用介于两者之间。

（四）呼吸系统作用

吸入性麻醉药影响呼吸的深度和频率，主要作用于中枢神经或者外周神经系统，同时也直接影响支气管平滑肌的节律和呼吸肌的节律。由于吸入麻醉药的呼吸抑制作用，加之婴儿的氧储备较少，提示在自主呼吸麻醉时对通气进行监测的重要性（呼吸频率、潮气量、呼气末 CO_2 分压、动脉血氧饱和度），即使短小的手术，麻醉医师也需要严密监控其呼吸。

（五）对中枢神经系统作用

吸入性麻醉药物由于使血管扩张，增加颅内血流量而使颅内压升高。这种血管扩张是剂量依赖性的，氟烷作用最强而异氟烷作用最小。异氟烷使脑脊液的重吸收增加，而氟烷和恩氟烷使其减少。恩氟烷对于颅内压升高有协同作用，甚至可以导致患儿肌麻痹。所以，神经外科手术时不推荐使用恩氟烷。急性颅压升高的患儿，在打开脑膜之前避免使用挥发性麻醉药。

（六）对肝脏的毒性和恶性高热

吸入麻醉药对肝脏的毒性氟烷是首位，在儿童远低于成人，即便是多次使用也是如此。成人用氟烷导致肝炎的发生率，估计在 1/22 000 ~ 1/6 000 之间，在儿童约为 1/200 000 ~ 1/82 000。这种差别尚无满意的解释。多次使用后出现转氨酶和 γ-GT（γ-谷氨酰转肽酶）的异常增高，在成人达半数以上，但在儿童只占 2.7%。在现有条件下，异氟烷是最少被代谢的吸入麻醉药，因而对肝脏的毒性也最低，直至目前，尚未见儿童出现异氟烷肝炎的报道。吸入麻醉药都有恶性高热的潜在风险，特别是存在肌肉病变、脊髓性肌萎缩的儿童。

五、吸入麻醉药在儿科的应用

（一）麻醉诱导

吸入全麻是 8 岁以内儿童常用的麻醉诱导方式，吸入法诱导在儿童较成人迅速，在固定的吸入分数下，如果诱导时小儿无屏气、咳嗽，而用力呼吸则吸入浓度可以迅速增加，很快使 FA/Fi 平衡。但诱导的快慢优劣并不只是所用药物的生理化学性质决定，重要的是药物的耐受性及其不良反应，特别是对呼吸和循环的不良反应。小儿使用吸入药全麻诱导的一个重要不良反应就是快速的心血管抑制。所以小儿麻醉诱导时一定要控制吸入浓度，并且必须监测脉率和血压。如果 6 个月以上的小儿使用氟烷和氧气进行诱导，气管内插管时氟烷的 MAC 要高于维持麻醉时的 50%。假如没有呼吸道阻塞，在 5 min 之内自主呼吸 3.5% ~ 4% 氟烷，可以成功地诱导。恩氟烷很少单独用作诱导，原因是其很高的 MAC 及其不良反应。氟烷或七氟烷诱导因刺激小，是合适的诱导药物，并且其麻醉速度快于异氟烷。氟烷有较高的血/气分配系数，效能强，刺激小，诱导较平稳。小儿使用阿托品可以减少分泌物的产生，使诱导质量提高。作为吸入诱导的全麻药，氟烷仍然是小儿麻醉最好的诱导药物。

（二）麻醉维持

吸入麻醉药应用于麻醉维持非常广泛，与镇痛药、肌松药联合使用皆有良好的协同作用。异氟烷或氟烷可单独用于疼痛较轻的短时间手术，但应注意自主呼吸的监测。如果没有同时使用其他镇痛药，则随着吸入麻醉药的停止，其镇痛作用也随之消失。对过敏体质或哮喘儿童，氟烷也是首选药。

异氟烷导致与剂量相关的血压降低，是来自外周血管扩张而不改变心排血量，因而能获得中等或深度控制性低压。在吸入麻醉药中，异氟烷对心肌收缩力无负性作用或至少是作用很小，因而是血流动力学难以预料儿童手术的首选麻醉维持药，同样也适用于心功能受损儿童维持麻醉。但常见的心动过速，可能不易被某些患儿所接受。异氟烷很少引起心律失常或心肌对儿茶酚胺敏感。异氟烷对肝脏毒性较低，可用于肝功能不良儿童的短时间手术。

（三）术后苏醒

即使麻醉时间较长，吸入麻醉药停止后，苏醒亦很迅速。苏醒质量满意，术后并发症不多。如果说苏醒快慢和苏醒质量是为成人选择麻醉的因素之一，而儿童，特别是对较小儿童，并非如此。实际上如前文所述，苏醒的动力学与诱导反向，不论用哪种吸入麻醉药，儿童的苏醒都比成人迅速。如麻醉时间不长，氟烷、恩氟烷和异氟烷的苏醒所需时间相同。在较大儿童，特别是在较长麻醉之后，苏醒则与成人相同。异氟烷或恩氟烷比氟烷为快，原因是前二者比后者的溶解系数更低。

第四节　小儿临床麻醉相关问题

多年来的小儿临床麻醉实践证明，只要控制好小儿呼吸，则基本能保障其生命安全。小儿麻醉水平之所以提升很快，是与脉搏血氧饱和度仪监测在临床麻醉中的广泛应用分不开的，也是小儿麻醉最重要的进展之一。过去曾认为小儿麻醉的危险性比成人大，死亡率亦高，目前认为只要做好术前准备（包括禁食），选择适宜的小儿麻醉方法和相关用药，麻醉期间严密监测和管理，出现异常症状及时做出有效处理，小儿麻醉与成人麻醉同样是安全的。

一、术前禁饮、禁食问题

临床上大多情况下，患病小儿并无水、电解质紊乱的表现，麻醉医师一般只需考虑术前禁饮禁食的时间长短。术前禁食的目的在于防止和避免麻醉诱导期间的胃内容物反流与误吸，但对于术前禁饮禁食的合适时间目前还没有一致的意见，尽管禁饮禁食的时间尚未统一，但长时间的禁饮禁食会引起小儿不适，故需全面考虑。

小儿代谢旺盛，体液丧失快，禁饮、禁食时间过长会造成脱水、低血糖及代谢性酸中毒，故小儿术前禁食时间以不超过 8 h 为宜。最近研究表明：术前 2 h 饮清水或糖水可以降低脱水和低血糖的发生机会，并有助于诱导平稳而并不增加误吸入的危险。清流质一般只需 30 min 左右即可从胃排空，通常手术时间多在上午开始，一般麻醉诱导前 2 ～ 3 h 禁饮即可，大龄小儿（5 岁以上）可于手术前 6 h 禁食。如手术于下午开始，可在上午 7 时早餐或喂奶，并在麻醉前 3 h 给少量饮水（清水或糖水）。若手术时间推迟，应在术前 2 ～ 3 h 静脉输液，以维持机体生理体液需要。对于急症小儿，视情况禁饮禁食，但均应以饱胃对待。不同年龄段小儿禁饮、禁食时间。

二、麻醉前用药

麻醉前用药的目的是为了减轻小儿的恐惧，减少呼吸道黏膜的分泌，阻断迷走神经反射，以及减少全麻药需要量。适宜的麻醉前用药可使小儿安静、容易合作，且使麻醉诱导相对安全、易于实施。

临床上常用的麻醉前用药主要包括镇静药、镇痛药和抗胆碱药，通常以小儿全身状况、年龄及不同麻醉方法选择术前用药和用药途径。1 岁以下小儿通常不用镇痛药或镇静药，以免引起呼吸抑制。小儿术前用药途径，一般以口服、肌内注射或静脉注射为主。

（一）口服用药

1.咪达唑仑

0.25 ～ 0.5 mg/kg 加适量糖浆或含糖饮料口服，用药后 10 ～ 15 min 即产生镇静作用，20 ～ 30 min 作用达峰值。口服咪达唑仑有较好的镇静及抗焦虑效果，且不影响术后苏醒时间，故短小的手术也可应用。

2.氯胺酮

口服 4 ～ 6 mg/kg 及阿托品 0.02 ～ 0.04 mg/kg，用药后 10 ～ 15 min 可使小儿安静。如果合用咪达唑仑 0.25 ～ 0.5 mg/kg 可增强镇静效果。合用阿托品的目的是避免分泌物增多而引发喉痉挛的危险。口服大剂量氯胺酮（8 ～ 10 mg/kg），镇静效果好，但会有不良反应，如呕吐发生率较高。因此，可同时加入咪达唑仑 0.2 ～ 0.3 mg/kg 口服，以减少不良反应。

（二）肌内注射

肌内注射的缺点是注射部位疼痛，这是学龄前小儿最为惧怕的事情，必要时可改为口服用药。对术前全身情况较差或呼吸功能较弱的小儿，应禁用吗啡类药物。但发绀型心脏病小儿术前可用吗啡（主要在手术室内用药）。阿托品等抗胆碱药必要时可在诱导期间经静脉给予。

（三）静脉注射

对某些较大儿童或急诊手术，术前用药可以采用静脉注射途径。

三、麻醉前评估

（1）麻醉前访视内容包括病史、体格检查、实验室检查资料，以及与手术相关的信息，如病灶部位、大小、手术时间长短，并结合麻醉及手术的要求，进行综合分析，最后将小儿的全身情况与麻醉及手术的耐受性做出较全面的评估。

（2）参照美国医师协会（ASA）的分级标准，根据小儿对麻醉手术的耐受能力，将其全身情况归纳为两类4级。Ⅰ类小儿可接受任何类型的麻醉和手术，无须特殊处理，仅做一般准备。Ⅱ类小儿必须对其营养状况、中枢神经、呼吸、循环、血液系统、凝血功能、肾功能、水和电解质平衡状态等做好全面评估及针对性准备，方可实施麻醉和手术。为确保安全，必要时还可采取分期手术，即先做简单的紧急手术。例如：对大出血的患儿，先行止血手术；对窒息的患儿先行气管切开手术；对肠坏死患儿，先行坏死肠襻外置手术等。待其全身情况改善后，再进行根治。对于麻醉危险性极大者，隐应充分做好抢救的准备工作外，还应向患儿的父母或亲属交代清楚。

四、上呼吸道感染问题

择期手术伴有上呼吸道感染的小儿，应暂停手术。急性上呼吸道感染者若实施麻醉与手术，其喉痉挛和支气管痉挛的发生率明显上升，且术中及术后可出现呼吸道分泌物增多、低氧血症，甚至造成呼吸道管理困难。此外，气管内插管等操作还容易造成咽腔和气管黏膜组织水肿，从而导致严重的并发症。因此，术前应尽可能使感染得到控制。

据统计，< 2 岁的小儿，平均每年患上呼吸道感染 5 ~ 10 次。因此，为保障安全，择期手术应经过治疗，症状完全消失后再手术为宜。急诊手术小儿患上呼吸道感染，一般不能延期手术，则应向其父母详细交代病情并在术中严密监测，且严防并发症的发生。小儿存在上呼吸道感染倾向或呼吸道症状轻微，可根据手术情况，选择非气管内插管全凭静脉复合麻醉或合用局部麻醉，采用面罩自主或辅助呼吸，一般可避免和减少呼吸道并发症的发生。术后呼吸道并发症易发生在苏醒早期，因此，上呼吸道感染的小儿围术期麻醉应密切监测与监护。

五、小儿麻醉方式

目前临床上常用的麻醉方式大致有以下几种。

（一）全身麻醉

全身麻醉包括静脉全麻（或称全凭静脉麻醉）、吸入全麻和静 - 吸复合全麻。三种麻醉方法各有优缺点，临床应用可根据病情、手术特点及麻醉医师操作熟练程度选择。目前国外多采取静 - 吸复合麻醉，该种方式能够充分汲取静脉麻醉药和吸入麻醉药的各自优势，取长补短，从而达到最佳的麻醉效果。国内对于较大手术通常也采用静 - 吸复合麻醉，而一般小手术多采用全凭静脉麻醉（非气管内插管）。需要强调的是，有些时间不长的腹腔手术如肠套叠复位术，若采用非气管内插管全凭静脉麻醉则是十分危险的，因呕吐误吸的概率很高，一旦出现反流与误吸，呼吸道管理将会非常困难，甚至导致患儿窒息死亡。

（二）区域阻滞

区域阻滞包括硬膜外阻滞、蛛网膜下腔阻滞、骶管阻滞和臂丛神经阻滞。通常不能配合的小儿可以先静脉或肌内给予基础用药，在做好呼吸管理的同时选择所需麻醉方式。一般来说，较小的小儿多采用骶管阻滞以代替硬膜外阻滞或蛛网膜下腔阻滞，该方法操作简单、阻滞完善、肌松良好、创伤小、对循环 / 呼吸影响轻微，术后的并发症少。小儿臂丛神经阻滞多采用腋路法，对较大的小儿也可采用肌间沟法。

六、全麻诱导及气管导管的选择

全身麻醉是小儿最为常用的方法，主要有静脉复合全麻和吸入全麻，前者临床应用较多。

（一）全麻诱导

1.静脉快速诱导

常用于 6 岁以上小儿，其诱导迅速，刺激小。但诱导前需静脉穿刺，亦可引起小儿躁动、恐惧不安，应适当给予术前用药。

2.静脉慢速诱导

多用于新生儿、婴儿或需要行气管镜检查的小儿。该方法插管前给予适当的镇静药、镇痛药，在保留自主呼吸的前提下，通过喉镜利用喷雾器进行口咽及气管内表面麻醉，然后进行气管内插管或进行支气管镜检查。在进行气管内表面麻醉的同时，麻醉医师应根据小儿的年龄和体重注意掌握局麻药的用量，并随时吸引咽腔内残留的麻醉药液，以防局麻药中毒，此方式要求麻醉医师具备较强的小儿呼吸管理经验。

3.吸入麻醉诱导

常用于 6 个月至 6 岁的小儿。诱导前给予适当的镇静药，用面罩以半紧闭式吸入法吸入麻醉药，待小儿神志消失、眼睑刺激无反射后，即可开放静脉，并辅以肌松药进行气管内插管。Berry 认为，6 个月以下小儿是实施吸入麻醉诱导的主要范围。这类小儿易于与父母分离，不易哭闹，可顺利完成吸入诱导。

4.肌内注射药物诱导

适用于不能合作者，常用药物为氯胺酮 4 ~ 7 mg/kg，或咪达唑仑 0.2 ~ 0.5 mg/kg，待小儿神志消失后开放静脉，辅以肌松药进行气管内插管。

（二）气管导管的选择及相关问题

全身麻醉是常用麻醉方法，除短小手术外，一般均采用气管内插管全麻。建立人工呼吸道全麻能保证呼吸道通畅，防止反流与误吸，能有效控制肺泡通气，减少死腔量，保障有效通气，便于麻醉期间的呼吸管理。一般采用静脉快速麻醉诱导气管内插管，也可慢速麻醉诱导配合咽喉表面麻醉插管，还可采取吸入麻醉诱导插管。

1.适应证

气管内插管全麻包括：①颅脑和胸、腹腔手术。②头颈部与口咽腔手术。③危重疑难手术。④特殊体位手术（如侧卧位及俯卧位手术）。

2.气管导管的选择

按照常规，6 岁以下小儿可选用不带气囊的气管导管，目的是增加导管内径、降低气道阻力、减少气囊充气对气管黏膜的压迫损伤。导管的粗细应在 15 ~ 20 cmH$_2$O 的气道压力时稍有漏气为宜。若压力在 10 cmH$_2$O 时即有漏气，则应更换大一号的导管。切合实际的气管导管的选择应在喉镜显露声门后，根据声门大小而定，通常以小儿年龄备好 3 根不同型号（ID）的导管以供选择。需提示的是：带气囊的导管若选择稍粗，有时管尖插入声门，而气囊却在声门处受阻，此时应更换小一型号导管即可。选择适宜粗细的气管导管，且操作轻柔、插入深度准确，是避免通气意外的关键措施。资料表明，只要注意使用避免暴力操作，带气囊导管并不会增加气管内插管并发症的发生率。

3.导管插入深度（从上切牙至管尖距离）

由于新生儿至 12 岁小儿其气管长度随年龄而递增，故导管插入气管内的深度也不一，为防止导管插入过深管尖抵达隆突或进入支气管，同时也应防止插入过浅而术中脱管。

七、呼吸回路的选择

（一）成人采用的半紧闭系统不适用于小儿

（1）面罩、螺纹管及接头明显增加死腔量。
（2）吸气和呼气活瓣可使呼吸做功增加。
（3）大容积的 CO$_2$ 吸收罐有储存吸入麻醉药的作用。

（二）体重 10 kg 以下小儿应用无复吸入或开放系统

（1）复吸入程度取决于新鲜氧流量，流量应为潮气量的 2 ~ 2.5 倍。

（2）呼吸囊的大小：新生儿应为 500 mL，1 ~ 3 岁为 1 000 mL，3 岁以上者为 2 000 mL。

（3）10 kg 以上者可使用半紧闭系统，但应选用小儿呼吸囊和螺纹管。

八、全麻维持

小儿术中全麻维持的选择取决于各自医疗单位的条件、所具备的麻醉药，以及麻醉医师的经验、熟练程度及操作习惯。

（一）吸入全麻药维持

以氟烷、恩氟烷、异氟烷或七氟烷复合 N_2O 吸入，辅助静脉注射肌松药为常用方法，但应注意：

（1）吸入麻醉药的最低肺泡有效浓度（MAC）值与年龄相关，早产儿和新生儿最低。如氟烷的 MAC 值：早产儿为 0.6%，新生儿为 0.89%，2 ~ 4 个月小儿为 1.12%。

（2）新生儿对吸入全麻药的摄取和分布非常迅速，诱导和苏醒均快，麻醉深度较容易调节，但也容易发生呼吸和循环抑制。

（3）吸入麻醉药可产生与剂量相关的呼吸抑制，麻醉期间应进行辅助或控制呼吸。

（二）静脉全麻药维持

1.氯胺酮

静脉注射 1 ~ 2 mg/kg 可维持 10 ~ 15 min，肌内注射 5 ~ 7 mg/kg 可维持 20 ~ 30 min。但应注意其不良反应，如低龄小儿保留自主呼吸者，用量过大可产生呼吸及循环抑制等。

2.羟丁酸钠

静脉注射 80 ~ 100 mg/kg 可维持 1 ~ 2 h，但麻醉性能较差，常需与其他全麻药合用。

3.丙泊酚

可用于 3 岁以下小儿的麻醉诱导和维持，维持量为 6 ~ 12 mg/(kg·h)，并根据需要调节。如与其他全麻药合用，可出现循环抑制，应减少用量。

九、麻醉期间的监测

（一）呼吸系统

（1）常规在心前区胸壁放置听诊器监听呼吸音、呼吸频率，同时可监听心率和心音的强弱。食管听诊器应在气管内插管后放置。

（2）严密观察呼吸运动模式、呼吸囊的动态、手术野组织黏膜及出血的颜色，尤其应常规监测 SpO_2。

（3）维持呼吸道通畅，减少死腔通气对小儿具有更重要意义。小儿的 Vd/Vt 与成人相同，但 Vt 小于成人，轻度增加 Vd，则可使 Vd/Vt 明显升高。

（4）术前肺功能较差者，或对呼吸功能影响较大的手术，应监测呼吸功能和血气分析。

（二）循环系统

常规监测 ECG 和血压，监听心音。根据心音的强弱、心率及心律等，以准确评估循环状态。循环抑制早期可表现为心音减弱和心率减慢。

术前并存心、肺疾病或复杂手术，应监测直接动脉压、CVP 和尿量，应维持尿量 $1 \sim 2 \text{ mL/（kg} \cdot \text{h）}$。

（三）体温监测

小儿的体温调节中枢发育尚未成熟，散热过快或散热障碍可能随时出现。因此，麻醉期间的体温变化很大，体温降低或升高都可能发生。此外，室内温度、输液，或输入库血均应注意。

麻醉期间应常规监测体温，通常监测鼻温或肛温，若有异应及时处理。

十、并发症的防治

由于小儿病理生理特点，临床麻醉期间并发症较多，且程度各异，轻者一般对机体无明显影响并很快恢复，重者可导致严重后果，甚至危及生命。因此，提高小儿麻醉安全，防止和避免各种并发症是临床麻醉中的重要一环。

（一）呼吸系统

呼吸系统并发症在小儿麻醉中最为常见，故麻醉与手术期间更需要加以重视。

1.呼吸道梗阻

因小儿上呼吸道的解剖特点所致，尤其新生儿与婴儿，围术期很易引起上呼吸道梗阻。

（1）原因：舌后坠、分泌物阻塞、误吸，气管导管扭曲，喉部水肿，声门下水肿，喉痉挛或支气管痉挛等。

（2）处理：①未行气管内插管者应严密观察呼吸运动，必要时放置口咽通气道。②及时清除气管内和口腔内的分泌物。③对饱食或肠梗阻者术前应胃肠减压，且在气管内插管前放置胃管，并吸出胃内容物以减少呕吐与误吸。④及时检查并固定好气管内插管的位置，监测气道压力，发现异常及时处理。⑤拔管前应吸氧并充分吸痰，在膨肺后拔管，可避免因吸引所致的缺氧。⑥发现喉水肿或痉挛，应尽早使用皮质激素治疗，必要时可喷雾肾上腺素液。

2.呼吸抑制

麻醉类药物均有呼吸抑制作用。

（1）原因：麻醉性镇痛药、基础麻醉药及其他强化药都易引起中枢性呼吸抑制，尤其复合用药或剂量过大、注射速度过快。

（2）处理：①必须根据小儿全身情况和耐受能力用药。②一过性呼吸抑制可以面罩辅助呼吸。③严重呼吸抑制者应气管内插管行人工呼吸。

（二）循环系统

非先天性心脏病小儿其循环功能较为稳定，围术期心血管并发症较呼吸系统显著为少。

1.心动过缓

小儿麻醉期间出现心动过缓是一个危险信号，常与缺氧、迷走神经反射、低血压、药物对心肌的直接抑制等因素相关。除治疗病因外，必要时以阿托品治疗，并充分供氧。

2.心搏骤停

由于小儿对缺氧、失血的代偿能力很差，如不及时治疗，易导致心搏骤停。术中应密切观察和监测，及时发现并做出有效处理。

（三）体温异常

小儿麻醉期间体温易受环境温度的影响，容易降低或升高。

1.体温降低

一般情况下新生儿、婴儿体温易下降。

（1）原因：室温低，手术野及体表散热，输入低温液体和血液。

（2）处理：保持室温24℃～26℃。大量输库存血时应加温；必要时应用保温毯保温。

2.体温升高

幼儿以上年龄段麻醉期间体温则容易升高。

（1）原因：室温高，如覆盖过多敷料致散热障碍。缺氧、二氧化碳蓄积、脱水、感染、寒战及呼吸做功等。

（2）处理：去除病因，对症处理，必要时采用体表物理降温。

十一、小儿喉罩的应用

随着喉罩的逐步改进和使用经验的不断积累，常被用于小儿麻醉中人工呼吸道的建立。喉罩虽然无法取代气管内插管，但它可以用于维持麻醉患儿自主呼吸与控制通气时的上呼吸道通畅。小儿临床应用喉罩较成人为少，但与气管内插管相比有着许多特点，如不需使用喉镜，操作简便易行，对血流动力学影响较小，还可替代气管导管维持麻醉通气等。需要指出的是，最初的喉罩是由英国人根据成人尸体解剖咽喉部结构设计的，而用于小儿的喉罩多数是按比例将成人喉罩缩小制成。由于小儿，尤其是婴幼儿在咽喉局部解剖结构上并非是成人的缩影，而具有不同于成人的特点，因而在使用过程中务必慎重对待。

（一）临床应用

1.喉罩的插入方法

（1）喉罩的标准插入方法：在合适的吸入麻醉诱导或静脉注射丙泊酚麻醉后插入喉罩。插前须检查罩囊，且完全抽瘪罩囊，并将喉罩进行润滑，然后右手握持喉罩盲探下沿腭部插入至咽喉部，直至感到阻力，充气囊，并检查通气情况。

（2）喉罩的反向插入方法：喉罩面朝下，罩囊部分充气，当插到咽部时旋转180°，对喉罩进行调整时，应先将喉罩的纵向中心黑线应位于上切牙的中点。

2.常见喉罩插入不良的原因

（1）麻醉深度过浅，可致喉罩的插入操作失败，呛咳和喉痉挛在浅麻醉时易发生，婴幼儿和小儿的发生率会大于成人。

（2）张口受限，可使喉罩插入和推送发生困难。

（3）会厌被喉罩的前端推向喉口，可导致部分性呼吸道梗阻。

（4）喉罩前端的通气口未对向喉入口，如喉罩的插入位置太深或太浅。

（5）喉罩插入后其罩囊前端向上掀起，而半阻塞声门，可导致部分呼吸道梗阻，此问题最常发生在喉罩应用次数过多，罩囊失去原有的弹性。

（6）小儿使用喉罩时应经常观察通气导管后面的黑线。应保持其位于上切牙正中，如果偏向一侧，常提示通气罩囊在咽喉部存在扭转的可能。

（7）喉罩受阻于咽后壁：主要与在垂直方向上插入喉罩有关，不仅可导致通气效果不良，并且可导致严重的胃胀气。

（8）术中头颈部活动易引起已安置良好的喉罩重新漏气。

3.喉罩应用的特点

（1）可提供良好通气，呼吸道阻力较气管导管更低。

（2）避免对声带和气管的刺激和解脱了麻醉医师麻醉管理和扣面罩的麻烦。

（3）可应用于影像学检查，如放射性治疗或其他短小手术。

（4）喉罩的插入即使麻醉较浅或无肌肉松弛条件下也可完成。应用喉罩期间可减少全麻药用量，并明显缩短苏醒时间，还可减少由气管内插管所特有的并发症发生。

（5）在插管困难患儿，喉罩还可用于引导气管内插管，即先通过喉罩放置气管内的细导管，退出喉罩后可作为管芯引导气管内插管。

（二）小儿喉罩使用的相关问题

喉罩在临床麻醉中使用日益广泛，但临床上一些潜在的相关因素不容忽视。

1.罩囊及罩囊压力

（1）有研究指出，一个理想的罩囊即使插入正确也不能保障通气良好，因为罩囊是在喉入口处，并非插入气管内，若通气压力稍高，可产生漏气或部分气体吹入胃内。

（2）如罩囊过度充气，容易造成咽腔黏膜组织受压损伤，术后咽喉疼痛显著。

（3）罩囊插入过深或过浅，以及充气不足均可引起喉入口漏气。

（4）罩囊如破损，即使针尖样大，也必须丢弃，因失去喉入口封闭作用。

2.呼吸道梗阻

对于婴幼儿，喉罩引发的呼吸道梗阻应该引起足够的重视。近期研究表明，婴幼儿应用 1.0 或 1.5 号喉罩容易引起气道部分梗阻，致使呼吸道压力增高，吸入气泄漏明显，从而引发有效潮气量降低。

Harnett 等人报道，婴幼儿应用喉罩呼吸道梗阻发生率高，尤其是在术中。因此，喉罩应用于婴幼儿麻醉应当非常谨慎，麻醉医师应清楚术中随时可发生呼吸道梗阻的风险。

3.罩囊位置不当

通过纤维支气管镜（纤支镜）检查，Rowbotton 等报道，小儿喉罩插入位置不当的比例约为 19%，这一数值大大高于成年人的 10%。而且以喉罩维持通气的小儿有 49% 可在罩内看见会厌，这在通常自主呼吸状态下并不影响通气，但若需行正压辅助通气则会遇到麻烦。Wahlen 报道 100 例 3 ~ 11 岁小儿应用喉罩，纤支镜证实 49 例位置不良，51 例良好，其最低漏气的呼吸道压力分别为 17 和 25 cmH$_2$O，胃充气仅发现 5 例位置不良者。Campbell 用纤支镜证实，喉罩位置是否理想，发现直视喉镜下插入准确率 91.5%，而盲插的准确率只有 42%，但两组通气均无困难。近年来的研究显示，能安全使用喉罩通气的小儿最低体重为 6.5 kg，能保证呼吸道通畅的概率与成年人相似（92% ~ 99%），只是在喉罩插入和拔出过程中遇到困难的比例较成人高。人们在临床实践中总结了一些经验，如 Brain（喉罩发明人）建议：在插入喉罩前预先将罩囊内充入少量空气，以利于插入后会厌离开咽后壁而不阻挡声门。又如有人在遇到小儿喉罩插入困难时，可通过提下颌，使舌根离开咽后壁，扩大咽腔，从而使喉罩容易置入到位。此外，根据临床要求，有的厂商制造了一种用于 20 ~ 30 kg 的小儿的 2.5 号喉罩，据称是真正按照小儿呼吸道解剖特点而设计，但其临床实用价值有待进一步证实。临床观察不论是哪种类型的喉罩，任何头、颈部位置的变动，如垫肩、抬头，以及翻身等体位的改变，都可能导致罩囊移位，而这些变动在气管内插管完成后是完全被允许的。因此，喉罩的使用仍需由有经验的医师来管理，同时密切注意监测呼吸参数。

4.呼吸道的密闭性

喉罩正压通气时容易漏气，漏气程度与手术时间长短、患者体位、颈部紧张度、通气阻力、通气压力大小等因素有关。喉罩正压通气时呼吸道压力不应超过 20 cmH$_2$O。当维持相同通气时，使用压力控制通气较容量控制通气的气道峰值压。有研究表明，小儿喉罩使用时，胃食管反流的发生率与面罩和气管内插管无显著性差异。一旦发生反流与误吸，应立即拔除喉罩，气管内插管清理呼吸道并给予通气。

5.其他

由于喉罩存在置入位置、密闭性，以及小儿上呼吸道解剖方面的特殊等因素，对于使用喉罩过程中出现的屏气、呛咳、喉痉挛、分泌物、呼吸道梗阻、SpO_2下降、反流与误吸，以及气体入胃等问题都应对症处理。

十二、部位麻醉

临床上采取部位麻醉方法达到镇痛与肌松作用，则能满足某些手术要求，并显著降低了选择全身麻醉可能引起的不良反应。

（一）小儿局麻药的药理特点

（1）由于新生儿血浆清蛋白含量较低，局麻药与蛋白的结合减少，可使游离局麻药浓度增加。

（2）6个月以下小儿的血浆胆碱酯酶活性降低约50%，新生儿的肝微粒体酶系统发育不全，常致使局麻药的代谢速度减慢。

（3）局麻药毒性反应较易发生，因此，用量应根据体重仔细计算。小儿重复用药容易引起蓄积性局麻药毒性反应。

（二）部位麻醉的实施

在合理应用基础麻醉或辅助药的基础上，小儿可以在部位麻醉下进行手术。但麻醉管理不能忽视，应备麻醉机及急救用品。

（1）为避免患儿在进手术室前哭闹，必要时可施行基础麻醉，待患儿入睡后再进手术室。常用氯胺酮4～6 mg/kg肌内注射，咪达唑仑0.2～0.3 mg/kg肌内注射。

（2）门诊小手术可在局部浸润麻醉下完成。

（3）臂丛神经阻滞时常选腋路法，常用1%利多卡因8～10 mg/kg，加适量肾上腺素。

（三）骶管阻滞

1.适应证

一般情况良好的年长儿会阴部手术，学龄前期、婴幼儿下腹部及下肢手术。

2.禁忌证

穿刺部位皮肤感染、血液凝固异常、脊膜膨出、血容量显著减少等。

3.穿刺体位

左侧卧位或俯卧位（臀部需垫高，清醒年长儿适用）。穿刺方法：在骶裂孔处定位，与皮肤垂直进针，穿过骶尾韧带后，针与皮肤约成30°～40°角向头端进针，向骶管推进2～3 cm即可。针过骶尾韧带时有落空感，注入空气无皮下气肿，注入生理盐水无阻力。

4.注意

进针不宜超过髂后上棘连线，以免损伤硬脊膜囊；回抽有血有液体时应放弃注药。

5.骶管容积

（V）（mL）=（D-15）/2+4（D=第7颈椎至骶裂孔距离），或（V）（mL）=kg（小儿）。

6.用药量

利多卡因8～10 mg/kg。浓度：新生儿0.5%；1～3岁0.75%；3～5岁0.8%～1%。

（四）硬膜外阻滞

1.适应证

腹部和下肢手术，与浅全麻相结合用于胸部、腹部及下肢手术，尤其是术后需镇痛者。可以单次给药，也可行连续硬膜外阻滞，麻醉显效快，阻滞效果好，但麻醉平面容易升高。

2.穿刺部位

较成人低1～2个间隙，进针深度1～2.5 cm。

3.用药配方

（1）利多卡因8 mg/kg，＞10岁的浓度为1.2%～1.5%，6～10岁为0.8%～1%，3～5岁为0.75%，＜3岁为0.5%。

（2）布比卡因1～2 mg/kg，＞10岁的浓度为0.25%，6～10岁为0.2%～0.25%，3～5岁为0.2%。

4.单次硬膜外阻滞

常用0.125%～0.25%丁哌卡因，用量按0.6 mL/kg计算。连

5.术后硬膜外镇痛

常用0.1%布比卡因含芬太尼3 μg/mL，以0.1～0.3 mL/（kg·h）的速度持续注入。但1岁以下者不用麻醉性镇痛药，以避免发生呼吸抑制。

（五）臂丛神经阻滞

上肢手术可应用腋路及肌间沟阻滞法，适应5岁以上小儿。常选用0.8%～1%利多卡因8～10 mg/kg，年长儿可选用0.25%布比卡因1～2 mg/kg。腋鞘容积（mL）=年龄×2+4。

第五节　新生儿手术的麻醉

一、新生儿麻醉的基本原则

（一）术前准备

新生儿麻醉多为急症手术。麻醉前首先要详细了解病情，并在相对短的时间内纠正相关并发症，使新生儿在适宜的状态下接受手术治疗，以减少术中和术后并发症的发生。

（1）放置胃管、开放静脉进行补液。

（2）纠正水、电解质紊乱，纠正酸碱失衡和（或）低血容量。目的是使血流动力学状况尽可能接近正常，使 PaO_2 及 $PaCO_2$ 维持在正常范围。血容量补充常采用 20% 清蛋白 10 ~ 20 mL/kg 或用生理盐水稀释一倍的新鲜冷冻血浆，并备好足量的新鲜血浆和浓缩红细胞。

（3）新生儿保温这一特殊要求，是防止在整个手术过程中的体温下降。主要方法包括：保温毯、提高室温于 26℃ ~ 32℃、吸入加温气体及红外线辐射加温等，若带有红外辐射加温功能的特殊手术台最好。

（4）物品准备：①检查麻醉用通气器械（250 或 500 mL 呼吸囊）。②插管用具（喷雾器、直型喉镜、合适的面罩及气管导管）。③微量泵、液体及血制品。④监测设备：新生儿血压袖带、体温监测探头及合适的脉搏氧饱和度监测仪探头。⑤根据术前检验的特殊要求准备的药液（如含糖盐液）及其他用品。

（二）气管内插管及呼吸功能维持

由于新生儿特殊的生理功能及解剖特点，无论采用何种麻醉方法，都必须进行气管内插管。同时注意以下几点：

（1）要了解新生儿呼吸、循环的生理解剖关系，插管前后始终要保持呼吸道通畅。

（2）注意减少面罩和麻醉环路机械无效腔的增大。

（3）注意面罩正压通气使胃内气体增加而影响膈肌运动。

（4）原则上新生儿应采用控制呼吸，以保证维持足够的通气。

（5）机械通气应采用有适合于小儿呼吸控制功能的麻醉机，如：能够输出很小的潮气量，提高呼吸频率并给予不同的呼气末正压通气（PEEP）。有空气—氧混合装置，吸入不同的氧浓度并配有小儿用环路和可调的报警装置。环路中配有加热、过滤、湿化装置等。

（三）麻醉诱导

如果新生儿呼吸、循环系统稳定且无插管困难，麻醉医师可根据自己的习惯采用常规气管内插管。

（1）在基础麻醉下，通过面罩吸入氟烷或异氟烷，然后在肌松药的配合下进行气管内插管。

（2）通过静脉用药。如硫喷妥钠（2 ~ 5 mg/kg）、羟丁酸钠（80 ~ 100 mg/kg）、氯胺酮（1 ~ 3 mg/kg）或丙泊酚（1 ~ 3 mg/kg）麻醉后，再给予肌松药配合气管内插管。肌松药用量为维库溴铵 60 ~ 80 mg/kg 或阿曲库铵 0.25 ~ 0.35 mg/kg。为保证循环稳定，在上述基础上考虑静脉注射小剂量芬太尼可获得满意效果。

（3）如果新生儿全身状态不稳定、呼吸功能受累或可能有气管内插管困难的病例。可考虑清醒插管或慢诱导气管内插管。慢诱导插管可缓缓静脉注射羟丁酸钠（80 ~ 100 mg/kg）和（或）阿托品（10 ~ 20 mg/kg），在喉镜明视下，用喷雾器进行咽、喉及气管内表面麻醉（注意局麻药用量）后气管内插管。由于在插管时保留自主呼吸，此法较为安全。

（4）慢诱导方式还可以在上述表面麻醉下经鼻气管内插管，这样的气管导管固定牢靠，能避免移位。出生时气管长约 4 cm，气管导管位置如稍有不当，甚至导管滑脱或插入过深，就会很快影响通气。

（四）麻醉维持

新生儿全麻要点：①意识消失；②镇痛完善；③足够的肌松。

为确保患儿安全及血流动力学稳定，除保证通气处于良好状态外，还要根据新生儿的生命体征、手术类型及方式、手术时间，以及考虑所选麻醉药对患儿的影响程度等而选择麻醉药。吸入麻醉药的 MAC 随小儿月龄的增加而增加。如异氟烷，早产儿的最低肺泡有效浓度是 1.3%，新生儿为 1.45%，而婴儿为 1.6%。如果吸入同样浓度的麻醉药，新生儿脑和心脏中的浓度要比大龄儿童和成人高，因而容易导致吸入麻醉药过量，引起严重低血压和心动过缓。羟丁酸钠作为静脉基础麻醉药，对呼吸及循环系统影响较轻、毒性小、安全性好，易于掌握，可引起较长时间的睡眠状态，但应注意分泌物增多、心动过缓及术中保温。近来，丙泊酚在新生儿诱导和微量泵持续静脉注射维持麻醉方面也取得了较好的效果。

（五）监测

由于新生儿体形娇小柔弱，临床提供的资料有限，而有创监测的难度、创伤及风险都比较大，使麻醉监测更显得重要，需要谨慎对待。实际上近几年来血氧监测仪、自动血压计、持续体温监测和心电图监测推广应用，给临床带来更多的方便和实用价值。当然心前区听诊仍然很重要。麻醉诱导前应安置好所有的监测，合适新生儿袖带的选择、持续体温探头的安置、胸前听诊器及血氧仪探头的牢靠固定等。值得提出的是，脉搏血氧饱和度监测仪的临床应用，是近年来小儿监测的一大进展，可及时监测患儿的血氧状况，为呼吸功能多变的儿科麻醉提供了安全保障。使用时应当注意选用适合新生儿的探头，并放置于手掌或脚掌固定牢靠。手指和耳垂放置探头困难且容易脱落或移位：外周血流动力学不稳定时监测的准确性下降。如果麻醉过程出现报警，则首先应该听诊呼吸音，判断通气和呼吸功能而不是反复检查探头位置。此外，还要注意血流动力学的稳定情况。

新生儿较大手术在补充血容量基础上，可试做桡动脉穿刺置管（22号），以监测动脉压。有创动脉监测可提供连续的动脉压曲线，以提供血流动力学的基本情况，还便于随时抽取血标本。配置肝素液（浓度：$1\,Mg/mL$，滴速：$1 \sim 2\,mL/h$）输注，可防止导管阻塞。

二、新生儿急症手术麻醉

（一）先天性膈疝

1.病理生理

这种畸形发生率约占 1/（4 000 ~ 5 000），主要有胸骨旁疝、食管裂孔疝和胸腹裂孔疝。疝囊内可容有部分的腹腔脏器：小肠、结肠、肝脏及胃等。疝囊中的脏器通过膈肌缺损压迫肺组织，造成患侧胸腔内压力增加；纵隔向健侧移位而导致双侧肺均受压，影响气体交换而出现呼吸困难。同时肺及体循环静脉回流受阻，导致肺动脉高压，动脉导管持续开放，缺氧又使肺血管进一步收缩，阻力增加，最后导致循环衰竭。胎儿在发育早期若有膈疝形成，则会影响同侧及对侧肺脏的发育成熟，因而肺发育不良是膈疝导致新生儿早期死亡的主要原因。

2.麻醉要点

麻醉过程主要致力于避免低氧血症的发生以及引起的恶性循环。

（1）膈疝新生儿多有呼吸窘迫，应立即面罩吸入纯氧或辅助呼吸；但避免正压通气，以防胃内积气增加腹内压。并于插管后放置胃管。

（2）严重呼吸困难且有发绀者，立即应用维库溴铵和芬太尼进行气管内插管，并采用小潮气量，低压（15 ~ 20 cmH_2O 以内）高频率的机械通气，以避免对肺泡的压力性损伤。

（3）继续纯氧吸入并给予辅助呼吸的同时，安放好监测（心电图、体温、动脉压、$PETCO_2$、SpO_2），建立两条静脉通道，放置胃管，核实气管导管位置。如果情况允许，可试做右侧桡动脉穿刺置管，但不要耽误时间。查动脉血气，如有代谢性酸中毒，特别是pH < 7.15 时，应给予碳酸氢钠（10 min 内给予 1 ~ 2 mmol/kg，必要时需重复）。

（4）窘迫状态下多伴有低血容量，可输注血浆清蛋白加以纠正。

3.注意事项

（1）放置胃管，避免腹胀。

（2）高频率、小潮气量、高氧浓度控制呼吸，避免膨肺；大部分膈疝患儿肺发育不良，术后切忌膨肺，经几天的监护室呼吸治疗后肺才会完全膨起。

（3）过度通气使血液偏碱（呼吸性或代谢性均可），必要时可给予碳酸氢钠，有助于增加肺血流量。

（4）术后持续胃肠减压，并常规辅助通气维持全麻数小时；辅助呼吸需在几天内逐渐停止。为尽可能避免低氧血症的因素，力争维持 $PaO_2 > 120 \sim 150$ mmHg，$PaCO_2 < 25$ mmHg，$pH > 7.55$。对于动脉导管所致的分流，应监测导管上下游的氧合情况，可通过放置 2 个皮肤电极监测：一个置于上胸部、另一个置于腹部。如果上述措施还不能维持满意的氧合，可用肺血管扩张药妥拉唑林 $1 \sim 2$ mg/（kg·h）。

（二）食管闭锁及气管食管瘘

1. 病理生理

伴有或不伴有气管食管瘘的食管闭锁，在新生儿的发生率约为 1/4 500，最常见的为食管下部有气管食管瘘的Ⅲ型闭锁。新生儿如果唾液过多和继发的呼吸衰竭时，应考虑此诊断。此病常同时伴有其他畸形，尤其是脊柱畸形和心脏畸形。食管闭锁可以是 Water 综合征的一个组成部分，该综合征包括脊柱畸形、肛门闭锁，食管闭锁伴气管食管瘘和肾脏畸形。

2. 麻醉要点

（1）由于伴有气管食管瘘的食管闭锁伴有气管畸形，为避免胃液反流与误吸危险，通常对新生儿做清醒状态下保留自主呼吸的气管内插管。

（2）麻醉诱导前将一吸引管放在食管口并持续抽吸，以减少分泌物及误吸。

（3）为避免正压通气造成气流通过瘘管进入胃内造成胃扩张破裂，通常可采取以下措施：①呼吸窘迫需要正压通气的新生儿，通常在镇静局麻下先做胃造瘘术。②插管时，深入气管导管于右侧支气管，再缓慢退管，并通过听诊呼吸音，以使气管导管尖端位于气管隆嵴之上。且在瘘管之下时固定导管，并在术中密切监测气管导管的位置，避免意外。③尽早结扎气管食管瘘口，延期纠正食管闭锁。

3. 麻醉注意事项

食管闭锁患儿气道发育差，呼吸道狭窄，分泌物潴留使气道阻力增加，肺顺应性差，肺血管阻力增加，血流减少，低氧血症发生率高。通常小儿侧卧开胸，由胸膜外进路接近纵隔。在结扎瘘口和重建食管阶段，肺脏被挤压，手术操作也有可能压迫气管或心脏。因此，需要密切关注患儿的氧合及心电图变化。如果出现血氧饱和度下降或心律失常，可要求外科医师暂停手术，正压呼吸膨胀被挤压的术侧肺脏，待氧饱和度上升、心脏电生理稳定后再继续手术。

（三）脐膨出及腹裂

1.病理生理

脐膨出及腹裂的患儿都是腹壁缺损。脐膨出的内脏被膜囊覆盖，功能正常，但往往伴有其他的先天异常（20%有先天性心脏病）。腹裂外露的内脏（多为小肠）无膜囊覆盖，直接暴露在空气中，出现炎性水肿、肠道功能紊乱，一般不伴有其他器官异常。

2.麻醉要点

麻醉诱导和气管内插管都不存在特殊困难，可按照一般原则实施。必要时可进行动静脉置管监测。合并巨舌可有插管困难。

3.麻醉注意事项

（1）保持体温（同前述），低温是死亡的诱因。

（2）水、电解质的补充需要量取决于外露内脏的多少，在内脏未还纳时通常需给予 15 ~ 25 mL/（kg·h），同时注意监测血气及血糖。

（3）由于患儿对外露器官还纳的耐受能力，在腹裂时内脏常易于复位，但巨大脐疝时内脏的复位可影响肺功能。因为腹部膨胀有时可显著减少胸廓的顺应性，并限制膈肌运动。因此，腹腔内脏还纳常伴有血流动力学改变，血管有可能受压，在有动脉置管时可通过动脉压波形很好显示。实际上，外科医师往往是以肺功能和术中血流动力学耐受程度来指导内脏还纳的操作。

（4）脐膨出患儿术后常需要长时间的辅助呼吸。此外，术后还要控制感染，肠道外营养及监测肾功能。

（四）先天性幽门狭窄

1.病理生理

该病系幽门环形肌肥厚，导致幽门狭窄而发生不全梗阻，是新生儿时期常见病（发生率3‰），男婴占3/4，病因不明。外科治疗是幽门切开术，为小于3个月婴儿最常见的手术之一。手术时间短约30 min，其存在的问题是饱胃。症状最初表现为反流，逐渐进展至喷射性呕吐。由于持续呕吐，引起脱水伴低钠血症、低氯血症和代谢性碱中毒。肾呈双相反应：首先通过肾排泄含有钠、钾的碱性尿来维持pH。随着钠、钾减少，肾回收氯化钠，并排出酸性尿以维持细胞外容量。这种反常性酸性尿加重碱中毒，于是出现代偿性呼吸性酸中毒。有低血容量的严重病例，还有可能出现乳酸性酸中毒。

2.麻醉要点

（1）一旦确诊，应即刻术前准备，包括纠正脱水、电解质紊乱，纠正贫血和营养不良。并通过胃管充分吸引胃容物。

（2）尽管术前患儿已经安放胃管进行减压，但诱导前还应该仔细地吸尽胃液。即使吸引后，对幽门狭窄的小儿仍应看作胃内饱满，因此，需要进行快诱导气管内插管以确保安全。术中应确保患儿安静，避免操作损伤。

3.注意事项

幽门狭窄是内科急症，最早可在出生后 36 h 确诊。但发病在出生后第 2～6 周。只有在水、电解质紊乱和血容量做必要的纠正和补充之后，手术才可安全实施。准备时间随临床表现及化验情况而不同。大多数病例，补液 12～24 h 足够。包括纠正脱水，电解质紊乱，需要时可用 10% 清蛋白扩容，用量 10～15 mL/kg，滴注 30 min。有凝血功能障碍者肌内注射维生素 K12 mg/kg 等。

术后患儿可出现呼吸恢复及苏醒延迟，可能与术前水、电解质紊乱有关：麻醉过度通气、麻醉药残留、低温等均可使苏醒延迟。应考虑以上因素并加以处理。胃管可在手术结束后即拔除。

（五）新生儿巨结肠

1.病理生理

由于结肠远端运动功能紊乱，粪便都滞留于近端结肠，以至肠管扩张肥厚，为远端结肠肠壁神经丛内的神经节细胞缺如所致的遗传性肠道疾病，无神经节细胞区的下界在直肠括约肌，上界不定，但最常见的是在直肠或直肠乙状结肠交界处，巨结肠表现为神经节细胞缺少区上方结肠对抗性肥大。由于病变部分的肠管经常处于痉挛状态，形成功能性梗阻，以致粪便排泄困难。新生儿期间常因病变段的肠管痉挛而出现全部结肠甚至小肠极度扩张，肠壁变薄，而无结肠典型肥厚变化。新生儿巨结肠有时并发肠炎，病变部位肠黏膜充血、水肿及多发的散在小溃疡。

2.麻醉要点

手术治疗是将病变结肠连同乙状结肠、直肠、缺少神经节细胞的肠段切除，然后做结肠和直肠吻合术。对有并发症的患儿先造瘘，Ⅱ期再做根治术。麻醉方法根据手术需要而决定。经腹巨结肠根治术可选用气管内插管加硬膜外阻滞，亦可全麻。手术 2～3 h 可能出血较多。麻醉应提供肌松和镇痛。硬膜外常选择 L_3～L_4 或 L_2～L_3，使镇痛平面达 T_6，以满足手术时游离结肠左曲（脾曲）的需要。连续硬膜外阻滞除利于手术外，也有利于术后镇痛和护理。

3.注意事项

由于患儿多伴有消化不良，加之洗肠等术前准备，易出现水、电解质紊乱。术前应做电解质检查，及时纠正。合并肠炎的患儿给予抗菌药治疗。

（六）新生儿肠梗阻

1.病理生理

肠梗阻是新生儿期常见病。主要有先天的完全性和不完全性肠道狭窄或闭锁（约占1/3），以及其他原因（如：肠扭转、环状胰腺，胎粪梗阻，肛门闭锁）导致的新生儿肠梗阻。高位梗阻时，主要临床表现为最初几小时呕吐胆汁。低位梗阻时则出现严重的腹部膨胀，最后导致由于膈肌运动受限和肺顺应性降低所致呼吸窘迫的危险。

（1）高位消化道梗阻：包括十二指肠和小肠闭锁以及不完全性梗阻。十二指肠梗阻的特点就是早期呕吐胆汁，梗阻可为外在性（Ladd 系带）或内在性（隔膜或闭锁），常合并唐氏综合征（又称 21 三体综合征）。手术较简单，行隔膜切除或消化道吻合术。常在手术后第 8 天之前即可经胃肠道进食。小肠闭锁的处理可做一期完成的消化道吻合和暂时性回肠造瘘术，这取决于闭锁段的长度、两段肠腔内径是否相同、诊断的早晚以及有无感染征象。术后需要长时间的肠道外营养。

（2）低位肠梗阻：常表现为腹部膨隆，有时很严重，伴有迟迟不见的胎粪排出，或胎粪成分异常。①先天性巨结肠（Hirschsprung 病）的特点是部分或全部结肠内神经丛缺乏。在局限性，病变部位上游肠管扩张；在完全性，整个结肠和小肠末端无功能，膨胀累及上游无病变的回肠。同时伴随粪便潴留和小肠梗阻，病情轻者则发生便秘。先天性巨结肠患儿出生即发病者占 10% ~ 20%，症状有胎粪排出延迟、易激惹、生长迟缓和腹部膨隆，稍大儿童可表现为便秘和腹泻。最严重的早期并发症是溃疡性小肠结肠炎，其预后恶劣。先天性巨结肠可通过放射检查和直肠活检确诊，发病机制不明。②肛门闭锁：出生时对肛门闭锁容易做出诊断。肛门闭锁有许多种畸形。包括肛门狭窄、肛门膜状闭锁、肛门发育不全、直肠发育不全和直肠闭锁。低位闭锁可做一期根治性手术，高位闭锁常先做暂时性结肠造瘘术，几个月后对畸形做根治性手术。术前必须对病变的确切部位做出诊断，以便根据手术时间的长短确定麻醉方法。

2.麻醉要点

麻醉诱导气管内插管和维持方法根据患者一般情况和手术要求而定。麻醉维持可选用静 - 吸复合方法。新生儿可根据情况做清醒气管内插管和静脉快速诱导气管内插管。麻醉应该有良好的镇痛和肌松，输液要注意量与质的控制和选择。

3.注意事项

一旦诊断明确，应开始胃肠减压，补液和保温等治疗措施。延迟诊断可发生脱水及严重感染。胃肠减压前避免使用 N_2O。实验室检查（Hct、血气分析、电解质和血葡萄糖测定）可辅助评估患儿状态及指导液体治疗。有肠管血运障碍、腹膜炎者应尽早手术，否则发生肠坏死、出血、休克，甚至死亡。

（七）坏死性小肠结肠炎

1.病理生理

坏死性小肠结肠炎病因复杂，见于危重患者，通常是早产儿。病变累及不同范围的结肠，有时累及小肠。其特点为肠黏膜坏死并可累及肠壁其他层次，直至穿孔。可伴有出血性或感染性病损及细菌侵害。临床表现为粪便带血、腹痛、发热、阻塞综合征，全身情况差。症状包括肠腔内空气积聚（小肠积气），腹腔内出现空气（气腹）和休克。

2.麻醉要点

（1）需要手术切除坏死肠段和肠造口术的患儿，应充分评估心肺功能，进行血气分析，测定血糖和凝血时间。

（2）对早产儿常在转送前就已经处于控制呼吸，应力求 PaO_2 波动于 6.7 ～ 9.3 kPa（50 ～ 70 mmHg）。

（3）至少应维持两条可靠的静脉通路，给予充分的水及电解质溶液，术中一般需输入 50 ～ 150 mL/（kg·h）。尽管有时手术简单，但还是很容易出血，这是由于病变严重和在此疾病阶段常有凝血功能障碍所致，宜输注浓缩红细胞和新鲜冰冻血浆，应维持 Hct 在 0.40 ～ 0.45，血小板严重减少（$< 20 \times 10^9/L$）时，应输注血小板。

（4）小体重婴儿和肠道外露时，维持体温特别困难。麻醉中应注意手术室保温，腹腔冲洗液和胃肠管外液应加温使用。

（5）血管活性药如多巴胺 2.5 ～ 5 Mg/（kg·min）可改善肠系膜和肾灌注，并可提供循环支持。

3.注意事项

重症患儿术后应运送到新生儿重症监护治疗病房（NICU）持续重症监测和通气治疗。

第六节　小儿腹部外科手术的麻醉

一、腹股沟管疾病

（一）病理生理

（1）腹股沟疝：从定义上讲是腹内脏器或组织从腹壁缺损向外突出称为疝。当疝不能减小或还纳至正常位置时，称为嵌顿。疝内容物血供损害时，称为绞窄。小儿腹股沟疝是由于腹膜鞘状突未闭造成，外科手术治疗时间短约 15 min。手术除对腹膜囊的短时牵拉外，手术刺激小。鞘膜积液、精索囊肿不论在外科手术或麻醉技术方面都与之相仿。

（2）隐睾症：当睾丸持续未能进入阴囊称为隐睾症。完全性隐睾多在腹腔内，不完全性则位于腹股沟高位或低位，最常见的是位于腹股沟下段。手术持续时间因睾丸位置而有所不同，大约 30 min 左右。

（二）麻醉要点

鞘膜积液及斜疝修补术属择期手术，手术时间较短，除 6 个月以下小儿，不一定必须气管内插管。喉罩可以替代插管或由有经验的医师实施面罩麻醉下自主或辅助呼吸，有通气障碍时再行气管内插管。全麻联合局部浸润、骶管阻滞或髂腹股沟 / 髂下腹神经阻滞可减少术中全麻药用量，且有利于患儿术后镇痛。类似手术采用骶管阻滞复合全身浅麻醉（非插管全麻），除有禁忌证外，不失为一种替代气管内插管全麻的好办法，全麻药用量少，呼吸抑制轻镇痛完全平面理想，并且术后有良好的镇痛效果，这种技术主要适用于体重 25 kg 以内的小儿。最大容量是加肾上腺素的 0.25% 或 0.19% 布比卡因，最大剂量不应超过 2 mg/kg。也可配合其他局部区域阻滞的方法。

（三）注意事项

（1）合并嵌顿疝和肠梗阻患儿应按饱胃处理，麻醉前应进行胃肠减压，治疗原则同肠梗阻。

（2）如果麻醉偏浅，隐睾手术牵拉精索时的疼痛反射可诱发喉痉挛和心动过缓。

二、小儿腹腔内肿瘤

（一）病理生理

小儿腹部肿瘤多为恶性，常位于腹膜后。尽管肿瘤的放疗及化疗已取得相当进展，然而手术乃是腹部肿瘤的主要治疗手段。神经母细胞瘤和肾胚胎瘤是最常见的实质性肿瘤，其次为畸胎瘤、肝脏肿瘤和横纹肌瘤。肿瘤的体积可对患儿消化道、呼吸动力学以及全身情况产生不利影响。为了缩小肿瘤体积和提高疗效，术前常给予化疗，而化疗可对全身情况、心及肾功能、生化尤其是血液学产生影响，应评估有无贫血及低血容量，对外科肠道准备非常重要。有些患者术前进行化疗，常会有不可逆的心肌病，应注意收集病史，根据体格检查、辅助心电图、胸片及超声心动图进行评估及是否有心脏储备功能的降低，手术期间出血危险大，故术前备足血液制品是必需的。

（二）麻醉要点

（1）常规快诱导气管内插管，持续机械通气。维持以充分的镇痛、肌松和控制呼吸，可提供腹肌松弛满意的手术视野。开放肢体 2～3 条血管通路，进行中心静脉压和有创动脉压置管的基本监测，以便在血流动力学监测下有效补充血容量。还应放置导尿管及胃管，并进行体温、脉搏血氧饱和度（SpO_2），以及呼气末 CO_2 分压（$PETCO_2$）监测，必要时检测血生化和做血气分析。

（2）注意血流动力学稳定，特别是肿瘤压迫、包绕或浸润大血管产生的出血危险。年龄越小，安全性越差。应避免代偿不足的低血容量或输液过度的高血容量，因有持续的渗血、液体冲洗、隐蔽的损失，很难估计失血量，肝功能受损或大量输血可发生凝血功能障碍，所以要密切监测血压、脉率和中心静脉压，尿量的监测也利于评估患者血容量状态。

（3）动静脉通路之所以要开放在上肢，是因肿瘤或手术操作可能造成下腔静脉和腹主动脉的血流阻断。当翻动肝脏则可造成一定的下腔静脉压迫，从而下腔静脉回流受阻，动脉压骤降，以及突发的心动过缓，甚至心搏骤停，手术医师应随时准备暂停手术，实施压迫止血，以配合麻醉医师纠正血流动力学变化。

（4）手术时间冗长和大面积腹腔开放会使体温降低，必须保持足够的室温，放置电热毯，加温冲洗液和静脉液体。

（三）注意事项

患儿术后通常需要机械通气支持，辅助呼吸可能需要几天时间，因而需要准备重症监护。

三、先天性胆管发育畸形

（一）病理生理

先天性胆管闭锁、先天性胆管发育不全、先天性胆总管囊肿，均可引起婴幼儿阻塞性黄疸。先天性胆管闭锁是肝内外胆管呈膜状或条索状闭锁。先天性胆管发育不全是肝内外胆管细小，胆汁引流不畅，而出现胆汁淤滞性肝肿大及黄疸，其病因学无统一结论。先天性胆总管囊肿患者常有腹痛、腹部肿块、黄疸三大典型症状，间歇性黄疸等为其特点。大部分阻塞性黄疸患儿有肝脾大，个别患儿有发绀及杵状指，晚期可出现腹壁静脉怒张，腹水及严重的凝血功能障碍。为提高手术成功率，一经确诊应在积极术前准备的同时及时进行手术，重建胆管。

（二）麻醉要点

（1）手术多为较小婴儿，手术持续时间较长，约 3 ~ 4 h。腹部行较大的横切口，可能出血较多，必须在上肢开放两条静脉，最好备新鲜浓缩红细胞及冷冻血浆。

（2）麻醉药选择应以不加重肝脏负担为原则，尽量减少静脉全麻药用量，以免加重肝损害和药物蓄积。诱导插管可选用静脉注射丙泊酚或 1% 硫喷妥钠辅用肌松药（维库溴铵或潘库溴铵），麻醉维持用麻醉性镇痛药复合异氟烷。

（3）探查肝门时必须翻动肝脏，可导致下腔静脉回流受阻，引起低血压。用 4% 清蛋白 10 mL/kg 扩容有较好的预防作用。对于黄疸患儿，副交感神经系统处于敏感状态，故插管或术中操作可引起心动过缓，术前术中应备有阿托品。术中保持液路通畅，及时补充新鲜血液，手术时间较长者，患儿体液丢失较多，应充分补液并注意保暖。

（三）注意事项

（1）由于胆管功能障碍，维生素 K 合成减少，再加患儿多有不同程度的肝损害，引起凝血因子 Ⅱ、Ⅶ、Ⅸ、Ⅹ 生成障碍，有自然出血倾向。所以术前 3 天肌内注射维生素 K，补充葡萄糖及维生素 B、维生素 C、维生素 D。如果有贫血，及时输血，纠正水、电解质紊乱和酸碱失衡。

（2）术后防止感染，保持胆汁引流通畅，加强呼吸道管理，预防腹水，严密监测水及电解质平衡。

四、择期脾脏切除术

（一）病理生理

小儿择期脾切除的主要指征是溶血性贫血，包括遗传性球形红细胞增多症以及血小板减少症。前者由于红细胞的膜结构改变，而致使红细胞在脾脏内破坏。因此，脾切除手术是此病真正的根治性措施。其他溶血性贫血中，如珠蛋白生成障碍性贫血（又称地中海贫血）（β 或 α 球蛋白链合成降低）。镰状细胞贫血（P 链结构异常引起的病态 S 血红蛋白）或葡萄糖 -6- 磷酸脱氢酶（G6PD）缺乏，只有当核素检查证明是溶血性贫血时，才是脾切除的指征，慢性血小板减少性紫癜病例，只有当皮质激素治疗无效时才考虑脾切除。

（二）麻醉要点

（1）患者大多为 6 ~ 10 岁儿童，可常规快诱导全麻气管内插管，维持以肌松静 - 吸复合麻醉。

（2）对血小板减少的病例，气管内插管和放置胃管时应轻柔操作，以避免黏膜损伤而导致出血。

（3）对镰状细胞贫血，应避免低氧血征、心血管抑制、静脉淤滞以及低温，应该注意脉搏血氧饱和度监测。

（三）注意事项

（1）手术应在近期无任何感染情况下进行。

（2）溶血性贫血病例，必要时可于术前输入浓缩红细胞，以使血红蛋 A 在 100 g/L 左右。

（3）血小板减少病例，术前输注血小板无效。注意避免术前肌内注射用药。

（4）如果较长时间应用皮质激素治疗的患儿，诱导前必须注射皮质激素。

（5）重症珠蛋白生成障碍性贫血，可发生输血后铁的超负荷，特别是对心脏负荷的影响，故术前应摄胸片、查心电图和超声心动图。

五、急性阑尾炎和腹膜炎

（一）病理生理

急性阑尾炎的病理生理变化是阑尾腔堵塞继发细菌过度繁殖，阑尾肿胀。延误治疗会使过度肿胀的阑尾坏疽和溃破而导致腹膜炎和脓肿形成。急性阑尾炎高发于 10 ~ 19 岁。穿孔发生率为 30% ~ 45%。阑尾炎发病一旦诊断明确，应立即手术。

（二）麻醉要点

（1）评估患儿体液和电解质状态，注意补液和血容量的补充。高热应采用物理降温等手段控制体温。

（2）麻醉可根据小儿的年龄、体重和全身情况，采用快诱导气管内插管全麻，用吸入麻醉、麻醉性镇痛药和肌松药维持麻醉。

（三）注意事项

（1）由于腹膜炎、不同程度的肠道梗阻及发热等，造成血管间隙的消化道第三间隙积存了大量体液和电解质，这样形成的肠腔内水、电解质潴留，导致离子和血容量的失衡。因此，补充液体以及必要的扩容是急腹症患儿麻醉的先决条件。

（2）急腹症患儿因胃与食管压差的逆转，即使几小时未进饮食，也必须视为饱胃处理，术前置胃管是必需的。急腹症患儿手术麻醉的主要危险是反流与误吸，且被动性反流的危险最大。因此，麻醉医师要始终注意采取预防性措施，比如使用带套囊的气管导管清醒表麻下插管等。

六、急性肠套叠

（一）病理生理

急性肠套叠是任何一段肠管套入其下游的另一段肠管内。男性多于女性，多发生在 2 ~ 12 个月的婴儿，病因可能与病毒感染及其导致的淋巴结肿大有关。约 90% 肠套叠发生于回肠、结肠。其他为回肠 - 回肠和结肠 - 结肠型。主要症状为腹痛、便血及腹部包块。其他症状有腹泻、呕吐、发热及脱水等。也可出现神经系统体征如嗜睡等，新生儿则表现为急性坏死性小肠结肠炎的症状。

（二）麻醉要点

（1）肠套叠儿童误吸发生率高，麻醉诱导注意反流。

（2）如果患儿血流动力学状态不稳定，麻醉药可选用氯胺酮、依托咪酯等对心血管无抑制的药物。

（3）钡灌肠或空气灌肠纠正肠套叠成功率为80%，但必须有麻醉医师在场。

（三）注意事项

同急性阑尾炎。

七、腹股沟嵌顿疝

（一）病理生理

同腹股沟疝。当腹股沟疝囊不能还纳，并发生疝内容物缺血性损害时便发生嵌顿，最常见于6个月以内的婴儿。

（二）麻醉要点

患儿往往有早产史，通常呼吸暂停发生率高，故多采用气管内插管全身麻醉，术中保障呼吸道通畅，做好呼吸管理，关注呼吸功能变化。

（三）注意事项

密切注意呼吸道状况，防止围术期呼吸道梗阻，避免机体缺氧与二氧化碳蓄积。

八、肝功能障碍患儿的麻醉

（一）病理生理

肝脏为机体的重要消化器官，具有胆红质代谢、蛋白质合成、凝血因子的生成、碳水化合物代谢和药物的生物转化等诸多生理功能。肝脏生理功能多且潜力巨大，难以用简单的功能实验准确判断肝脏的多种功能。除非病情严重或全肝病变方可有明显的肝功能实验异常。比较敏感的功能实验为血清胆红素、清蛋白含量以及凝血酶原时间。凝血酶原主要在肝脏合成，合成中需要维生素 K 参与，如果患儿无维生素 K 缺乏或经过维生素 K 治疗，而凝血酶原时间延长超过 6 s 以上者，说明有明显肝损害，严重肝损害时，血清胆红素 > 51.3 μmol/L、清蛋白 < 30 g/L。患儿如营养状态极差，同时患有肝硬化、病毒性肝炎或梗阻性黄疸时，其肝功能亦可能明显受损。按患儿肝病种类、症状体征及化验检查进行综合分析，即可判断肝功能状态。

（二）麻醉相关问题

（1）肝脏耗氧量较大（占全身耗氧量的1/3），任何麻醉技术和手术操作都会影响肝血流（LBF）。肝血流的减少可导致肝细胞缺氧，从而加重肝功能的损害，故术中应避免低氧、低血压、二氧化碳蓄积以及大剂量血管收缩药的应用。手术操作可引起内脏血管阻力增加，肝血流减少，上腹部比下腹部手术明显，肝胆手术较上腹部手术更甚。因此，肝病患儿有肝功能受损或在肝炎急性期，麻醉手术后并发症多，死亡率高，需充分准备后方可实施。

（2）麻醉应尽量选择对肝功能影响较小的局麻、神经阻滞或椎管内阻滞。在凝血功能正常的患者硬膜外阻滞后，脉搏量增加，心率缓慢，平均动脉压和外周血管阻力减小，肝动脉总血流和肝总血流有增加趋势，肝血管阻力减小，使肝血流增加。但若阻滞平面过广，发生有效循环血容量不足时，肝血流会随血压呈比例地下降。部位麻醉可在基础麻醉下实施，术中可辅助用药以保持患儿安静。

（3）所有麻醉药都可引起肝血流减少。吸入麻醉药除氧化亚氮外，氟烷、恩氟烷和异氟烷都减少肝血流，其中，异氟烷影响相对较小。静脉麻醉药中氟哌利多、氯胺酮、芬太尼、劳拉西泮对肝功能无明显影响，可以选用；硫喷妥钠、哌替啶、地西泮、咪达唑仑、丙泊酚及普鲁卡因静脉麻醉，均可使用，但须减少用量。维库溴铵主要经肝脏排泄，肝功能不良患者阻滞时间可明显延长，阿曲库铵不受肝、肾功能和循环功能变化的影响，仅分布容积增加。在肝硬化患者，这些药物需要用较大的首次剂量才能达到完善的肌松。肝功能障碍患者血浆胆碱酯酶含量和活性有不同程度下降，因而琥珀胆碱作用时间延长。麻醉性镇痛药哌替啶半衰期较正常人延长 1 ~ 1.5 倍，血浆清除率下降 50%，但分布容积和与蛋白结合基本不变。吗啡和芬太尼经肝代谢，用药后血浆游离成分增加，药效增强。芬太尼分布容积增大，肝硬化患者用芬太尼后半衰期延长 4 ~ 5 倍，应用时特别小心，尤其是新生儿和小婴儿肝病患者，对麻醉性镇痛药特别敏感，这类患者用药一定做气管和呼吸支持或尽量不用。

（三）麻醉要点

（1）术前准备主要是纠正凝血功能障碍、预防感染和防止术中低氧血和低血压。预防性抗生素应用备新鲜血及血浆。梗阻性黄疸的凝血功能障碍主要是补充维生素 K。如果条件允许，肝病患儿麻醉前还应给予高蛋白、高糖和低脂肪饮食，增加血浆蛋白，增加肝糖原储备，更有利于保护肝脏。

（2）麻醉最好选择部位麻醉或气管内麻醉加硬膜外阻滞。完善的硬膜外阻滞可减少或不用镇痛药和肌松药，减少镇静药的使用，利于病儿术后复苏。因患儿血浆胆碱酯酶含量及活性降低，应注意局麻药使用；有出血倾向的患者应避免使用硬膜外阻滞。

（3）入手术室即监测血压、脉搏、呼吸、血氧饱和度和心前听诊。诱导前充分供氧，术中出血患者开放两条静脉，最好是上肢。术中处理重点是维持患儿体温、充分供氧和防止低血压。5% 葡萄糖溶液以 4 mL/（kg·h）持续输入并反复监测血糖，第三间隙丢失用乳酸钠林格液补充，严格计算失血量，及时补充以维持血流动力学稳定。术后送 ICU，待病儿完全清醒后拔除气管导管。此间尤其注意血压和精神的监测，并注意是否尿少。

（四）注意事项

（1）术中严格避免低氧血和 CO_2 蓄积，避免低血压。

（2）出血患者给予新鲜血和新鲜血浆。

（3）注意减少麻醉药用量，注药速度应缓慢，以预防心肌抑制。

（4）避免插管应激反应。

（5）工作人员皮肤伤口接触 HBsAg 阳性物质，应于 7 天内注射乙肝免疫球蛋白（HGIg）。乙肝母亲的新生儿出生后 24 h 内及生后 1、4、12 个月时各注射 1 次 HBIg，乙肝疫苗与 HBIg 一起注射。

（6）手术结束后，应送 ICU 继续呼吸支持和维持血流动力学稳定，如果患儿未能及时清醒，应警惕肝昏迷的可能。

第七节　小儿泌尿外科手术的麻醉

一、常见泌尿系手术概述

（一）小儿泌尿疾病特点

（1）儿科泌尿系疾病大多发生在胚胎或胎儿期，畸形发生越早病情越重。某些畸形不仅影响泌尿系统，也可能影响其他器官系统。如尿路梗阻导致肾发育障碍，肾功能不良，羊水生成减少而导致肺发育不良。如果合并其他器官疾病，可直接影响病儿手术和麻醉处理以及预后，术前评估要仔细。

（2）常见的小儿泌尿系肿瘤发病年龄小，50% 左右在 2 岁以下，恶性程度高，病灶可较早向周围组织浸润，或转移至肺、肝、骨髓及脑等部位。并可伴有全身状况不良及贫血。

（3）小儿泌尿系疾病引起的高血压往往是在体检时发现。完善的硬膜外阻滞可不需要使用降压药，多数患儿术后可逐渐恢复正常。

（4）并发症严重或术前化疗的患儿，可有贫血和（或）骨髓抑制，全身情况差，对应激反应能力低下。如果肿瘤浸润周围大血管需大范围游离的手术患者，可发生大量出血，很容易超过其代偿能力，因此，术前贫血应适当补血，使 Hb > 80 g/L 以上并充分备血。

（5）术中注意保温。

（二）麻醉要点

麻醉应根据病儿年龄、全身状况、手术部位和范围以及是否合并其他器官损害等问题综合考虑。隐睾、包皮环切、尿道下裂修补等，可施行适当浅麻醉状态下的骶管阻滞。若病儿较小，手术时间长，无论选择什么麻醉，都应气管内插管。硬膜外阻滞可满足大多数泌尿系手术需要的镇痛、肌松和反射抑制。3个月以内小婴儿可选用骶管阻滞。在硬膜外（骶管）阻滞的基础上气管内插管，使用让小儿能够耐受气管导管的麻醉用药即可，能减少吗啡类药物的应用，保留自主呼吸，使麻醉对循环和呼吸的抑制减少至最低。手术结束后，病儿苏醒快，拔管后有硬膜外良好的镇痛作用亦便于术后护理，根据患儿情况也可选用喉罩替代气管导管通气。

（三）麻醉注意事项

全身麻醉下气管内插管配合硬膜外（骶管）阻滞时，保持自主呼吸的麻醉较浅，要注意全麻的麻醉深度，以避免呛咳，尤其是使用喉罩时更应该注意，因为使用喉罩时的呛咳会引发支气管及喉痉挛而可能造成严重后果。喉罩复合应用肌松药控制呼吸的麻醉状态，可以避免麻醉过浅所致的并发症。

二、肾上腺皮质癌

（一）病理生理

肾上腺皮质癌是发生在肾上腺皮质的恶性肿瘤，发病年龄小，主要在幼儿和儿童。肿瘤刺激皮质醇分泌增加，主要为糖皮质激素和雄激素。盐皮质激素醛固酮增加对钠的重吸收和排钾，高血钠致细胞外液增加、水钠潴留和血压升高。糖皮质激素促进肝糖原异生，增加肝糖原，升高血糖，抑制蛋白质合成，增高血浆胆固醇，四肢脂肪分解，脂肪重新分布，形成向心性肥胖。病儿颈短、肥胖、水牛背、满月脸、多毛、衰弱无力等。雄激素促进男孩性早熟，阴茎增大，睾丸和前列腺发育正常。女孩则阴蒂肥大和肌肉过于发达。

（二）麻醉要点

（1）此类患儿术前准备是降低血压，可口服降压药，补充氯化钾，以纠正血钾，补充皮质激素。

（2）因病儿年龄小，术中情况复杂，最好选用气管内插管全麻加硬膜外阻滞，以便于呼吸管理和抢救便利。术中严密监测 BP、HR、ECG、SpO_2 等。

（3）手术切除肿瘤时，皮质激素分泌突然减少，应持续静脉滴注氢化可的松 100 ~ 200 mg，若不能维持血压，可增加用量以达到血压维持平衡为好。术后继续补充 1 ~ 2 d，后改口服用药，为防止大出血，应充分备血。

（三）麻醉注意事项

关注血流动力学监测与输血、补液，以及皮质激素的补充等。

三、嗜铬细胞瘤

（一）病理生理

嗜铬细胞瘤在小儿中是罕见，肿瘤常位于肾上腺髓质，大小不一，一般多为 4 ~ 6 cm，被受压的肾上腺组织包绕，20% 为双侧。这些细胞分泌多巴胺、肾上腺素和去甲肾上腺素。主要症状为持续性和突发性高血压。持续性高血压伴血管收缩使血管床容量缩小，血细胞比容升高。持续高血压可导致左心肥大、高血压心脏病及充血性心力衰竭。可能有高血糖和尿糖，糖耐量不正常，基础代谢高等。

（二）麻醉要点

（1）术前数天应使用 α 受体阻滞药治疗，直到血压持续正常，血细胞比容降低。同时备足新鲜血液，准备好降压药、升压药和抗心律失常药等。

（2）麻醉处理的主要问题是高血压危象、严重低血压及室性心律失常，尤其在麻醉诱导、挤压肿瘤或阻断肿瘤静脉血管时会发生。

（3）麻醉可采用气管内插管加硬膜外阻滞。儿童可选用咪达唑仑、芬太尼、丙泊酚、维库溴铵做慢诱导，诱导过程务必平稳，气管内插管后行硬膜外穿刺。硬膜外阻断交感神经反射，使手术操作过程减少血压波动。

（4）降压药可选用硝普钠静脉滴注。

（三）麻醉注意事项

（1）肿瘤摘除前：适量输血补液，补充血容量，防止肿瘤摘除后，血管床扩张导致血压下降。

（2）肿瘤切除时：由于儿茶酚胺水平迅速下降，需立即静脉注射去甲肾上腺素并加快静脉输液，扩张血容量维持血压，若术中出现室性心律失常，可用利多卡因或普萘洛尔处理。

（3）肿瘤切除后：因儿茶酚胺急剧减少及胰岛素分泌大大增加，可能发生低血糖，有人推荐手术开始至术后给含糖液体，并随时测量血糖。

四、肾衰竭患儿的麻醉

（一）病理生理

麻醉的危险有时来自肾功能的状态，肾功能不全可能由于血小板减少、血小板功能变化以及毛细血管脆性增加，导致凝血功能障碍，具有出血倾向，贫血使红细胞携氧及运输能力降低。水、电解质紊乱使术中和术后维持水、电解质平衡困难，水中毒则是晚期肾稀释功能丧失的结果。多数患儿有明显的心力衰竭或血钾升高及酸中毒症状，心血管功能紊乱，使血流动力学的平衡不易维持。抗感染能力差，对手术麻醉耐受力明显下降。因此，术前应根据患儿贫血情况，如血红蛋白近期无下降或无突然下降。血红蛋白在 50 g/L 以上可接受手术。血钾应低于 5 mmol/L，如果钾离子过高应延迟手术至血液透析后，纠正酸碱失衡，把对患儿的干扰下降至最低限度。

（二）麻醉要点

（1）重症患儿做短小手术，如果患儿能合作且情绪稳定，可采用局部麻醉，用 0.25% ~ 0.5% 利多卡因，不加肾上腺素，极量为 4 mg/kg。

（2）一般患儿应采用气管内插管全麻。由于肾功能减退，又加上酶功能障碍和酸碱失衡，情况复杂，要警惕麻醉药超量的危险。例如硫喷妥钠虽然经肾排出极少，但肾功能不全时，与血浆蛋白结合减少，游离份额增加而使其作用增强，故低蛋白血症时硫喷妥钠应减量。药物的药动学改变，主要与排除功能降低有关，但也与药物分布或肝脏生物转化的改变有关。①镇痛药芬太尼应为首选，因为其基本上是在肝脏代谢，而且其代谢产物无活性。②肌松药在肾功能不全的情况下应选用阿曲库铵，因其通过 Hoffman 途径降解，故清除与肾功能无关。也可用维库溴铵，对肾功能不全者很少有累积作用。③琥珀胆碱对心血管系统有不良影响和产生高钾血症的作用，应避免应用。④氯胺酮主要在肝脏生物转化，因而在肾功能不全的病例中没有蓄积的危险。但对于未经有效控制的严重高血压患者应该慎用。⑤咪达唑仑与丙泊酚的清除，在肾功能不全的病例无改变。⑥最好不使用恩氟烷，异氟烷则无肾毒性。

（3）术中应监测血压、脉搏、心电图，禁止在动静脉分流或瘘的肢体测血压。

（4）如果手术时间不超过 1 h，术中不用肌松药。小量失血以乳酸钠林格液补充，大量失血以洗涤红细胞及低盐清蛋白补充，及时测定血红蛋白及血细胞比容，后者保持在 0.30 以下，且避免过量输血。

（三）麻醉注意事项

对肾衰竭的患儿，应了解与麻醉直接有关的一些问题。

（1）肾衰竭患者对慢性贫血一般耐受较好，只有在明显需要的情况下才输血，而且最好应用洗涤红细胞。但 Hb < 50 g/L 时不应接受任何麻醉。

（2）麻醉诱导前，即使是急症病例，血钾也应恢复到能接受的水平（5.5 ~ 5.6 mmol/L）。可应用注射葡萄糖酸钙或氯化钙、碱性药、高渗葡萄糖溶液、离子交换树脂，甚至必要时进行透析。显然还需监测 ECG。

（3）其他离子失衡也应该纠正。HCO_3^- 低于 15 mmol/L 者，应在手术前通过透析或注射碳酸氢钠纠正。术中过度通气应与术前过度通气同等对待。低钙血症、高磷血症、高镁血症，均应得到最好的纠正。

（4）术前不应停用抗高血压药。

（5）血液透析患者的最后一次透析，应在术前 12 ~ 24 h 内进行。

（6）麻醉及其他每项操作均应严格遵守无菌技术。

第八节　小儿骨科麻醉

一、小儿骨科麻醉特点

小儿骨科麻醉的对象是小儿：年龄自新生儿至 14 岁，施行麻醉时必须对与麻醉有关的小儿解剖、生理及药理特点有所了解，才能顺利配合手术，年龄越小，这些特点越明显。除麻醉方法及器械需适合小儿特点外，对小儿骨科手术也应了解。

小儿骨科手术包括创伤（骨折、脱臼的清创和整复）、先天性畸形（如先天性髋关节脱位、斜颈等）、感染（急性骨髓炎、风湿样关节炎等）、生长或代谢障碍（如一侧下肢过长或过短、成骨不全、幼年性变形性骨软骨炎、突发性脊柱侧突等）、神经肌肉疾病（如脊髓灰质炎后遗症、先天性肌强直等）、神经性疾病（如大脑瘫痪、多发性神经纤维瘤等）以及骨肿瘤、骨囊肿等主要涉及四肢、脊柱及骨盆的手术。

小儿骨科患者一般健康情况较好，麻醉时无须极度肌松，麻醉处理也较简单，但某些患儿麻醉处理存在一定困难，如脊柱侧突患儿常有心肺功能障碍，手术出血多，术中需测定脊髓功能，术后常应用机械通气以防止呼吸功能不全。对神经肌肉疾病患儿，麻醉期间需随时警惕发生恶性高热。

小儿骨科疾病常需多次手术及麻醉，术前访视时需态度亲切和蔼，取得患儿的信任和合作。骨科手术的体位随手术病种而异，仰卧位常无特殊问题，但俯卧位或侧卧位常给麻醉管理造成一定困难，气管插管患儿自仰卧位转为俯卧位或侧卧位时，需认真保护气管导管，防止导管滑出或深入至一侧支气管。每次改变体位后，均应重新进行两肺听诊，证实导管位置正确，如发现导管进入一侧支气管，应及时纠正，否则长期单肺通气可引起严重缺氧。此外，还应注意体位变动对血流动力学的影响。俯卧位时应采用特殊支架垫起双肩及双髋部，避免对胸腹部压迫而致呼吸循环功能障碍。俯卧位患儿均应进行扶助或控制呼吸，以保证良好通气，对骨突部位要安放软垫，避免压迫神经和血管。

小儿四肢手术常放置止血带，使手术在"无血"状态下进行，使手术出血减少，但手术野血液色泽已不能作为衡量患儿情况的指标，应予注意。止血带充气压力应根据患儿收缩压而定，上肢压力高于收缩压 0.67 ~ 1.33 kPa（5 ~ 10 mmHg），下肢压力高于其收缩压 2.67 ~ 4.0 kPa（20 ~ 30 mmHg）。止血带维持时间上肢以 1 h，下肢以 1.5 h 为限，麻醉医师应在麻醉单上记录止血带充气时间，到时及时减压，等待 10 min 再充气。止血带充气时间过长，压力过大，均可造成神经损伤及肢体缺血等并发症。

某些骨科手术（创伤、脊柱、髋部手术）出血量多，由于小儿总血容量小，不能耐受大量出血，术前应准备充足血源，术中应保证输液通畅，并及时输血，必要时麻醉期间可进行血液稀释或控制性降压以减少出血量，控制性降压除可减少出血外，并可为手术者提供较清晰的手术视野，从而缩短手术时间，并提高手术安全性。

某些先天性畸形患儿常有潜在的神经肌肉疾病，肌肉受累的患儿应用卤代吸入性全麻药及琥珀胆碱时除易引起恶心高热外，并有引起心搏骤停的可能，应提高警惕。此外，对先天性骨科畸形患儿还要注意身体其他部位畸形。

骨科手术小儿有些已经石膏固定治疗，甚至长期卧石膏床，术前应尽量拆除石膏，以免影响麻醉操作。很多骨科手术结束后需行石膏固定，应作为手术的一部分对待，应待石膏固定并成型后再停止全麻，避免麻醉苏醒期躁动，影响石膏的固定，从而影响手术效果。

骨科手术后疼痛常较剧烈，现已明确，小儿同样需要完善的术后镇痛治疗，否则术后并发症可能会增多。

二、术前准备和麻醉前用药

（一）术前准备

小儿由于住院而离开家庭及父母，可产生严重心理创伤，有些矫形外科患儿需进行多次手术，住院时间较长，术前访视时对这些患儿更需关怀和同情，应与患儿建立感情，并对麻醉及手术情况进行必要的解释，减少其恐惧心理，从而避免手术后精神创伤、夜尿等后遗症。应从家长处了解病史及过去史，有无变态反应史及应用特殊药物（如肾上腺皮质激素）史以及麻醉手术史。家族中有无遗传缺陷病或麻醉后长期呼吸抑制（可能假性胆碱酯酶不足或神经肌肉疾病）。体检时应注意患儿体重，并与预计体重［年龄（岁）×2+8 kg］比较，可了解小儿发育营养情况，有无体重过低或超重，并应注意有无发热、贫血、水电解质失衡情况，如有上述情况，术前应先纠正再手术。此外，还应了解拟施手术的体位，手术创伤程度以及可能的出血量。

小儿不易合作，即使应用部位麻醉（包括局麻）也应按全身麻醉准备，以便随时更改麻醉方法。手术前应禁食以免全麻诱导时呕吐误吸，但小儿代谢旺盛，禁食时间过长，可引起患儿脱水、低血糖和代谢性酸中毒。近年研究麻醉前 2 h 小儿口服清淡液体与禁食8 h 的小儿比较，胃内容物数量基本相同，而患儿术前哭闹现象明显缓解，故主张缩短麻醉前禁食时间，但固体食物、牛奶及含渣饮料仍应禁食 6 ~ 8 h。

（二）麻醉前用药

麻醉前用药的目的是使小儿镇静、抑制呼吸道黏膜及唾液分泌，减少麻醉期间迷走神经反射以及减少麻醉药用量。常用的麻醉前用药包括镇静镇痛药、抗胆碱能药及巴比妥类药。1 岁以下婴儿不用镇静镇痛药，以免引起呼吸抑制，术前仅用阿托品

0.02 mg/kg 肌注。1 岁以上小儿除应用阿托品外，可合用镇静镇痛药，常用哌替啶 1 mg/kg 或吗啡 0.04 mg/kg 对术前已有呼吸抑制或缺氧的小儿，禁用吗啡或哌替啶。近年小儿术前常用氯胺酮 4 ~ 5 mg/kg 肌注作为基础麻醉，故镇痛镇静药常省略。

小儿麻醉常用药如硫喷妥钠、羟丁酸钠、芬太尼、氟烷、琥珀胆碱等均有迷走神经兴奋作用，氯胺酮使呼吸道及口腔分泌增加，均需用阿托品对抗，故小儿麻醉前用药中阿托品有重要作用，不可省略。阿托品肌注作用可维持 1 h，如手术时间冗长，术中应追加阿托品，追加量是 0.01 mg/kg 静注，术前用药均在手术前 45 ~ 60 min 肌注，急诊手术可静脉给药。

为减轻小儿术前注药痛苦，近年提倡术前口服给药，氯胺酮 6 ~ 10 mg/kg 加糖水至 5 mL 口服后 20 min 起效，持续 45 ~ 90 min。也可用咪唑安定 0.5 ~ 0.6 mg/kg 和氯胺酮 5 ~ 6 mg/kg 混合液口服或滴鼻，用药后 3 ~ 5 min 入睡，并可耐受静脉穿刺。阿托品 0.05 mg/kg 口服 2 h 达作用高峰，口味不好且延迟胃排空时间，小儿不适用，术前口服用药不适于易引起恶心呕吐的患儿。目前术前用药口服法尚未得到推广。

三、常用麻醉方法

小儿骨科手术常在四肢进行，是部位麻醉的良好对象。对能合作的儿童，下肢手术可用硬膜外或蛛网膜下腔阻滞，上肢手术可用臂丛神经阻滞。对不能合作的小儿可在氯胺酮基础麻醉下施行部位麻醉。对脊柱手术或手术时间冗长的四肢手术，仍以全身麻醉为首选。

（一）全身麻醉

全身麻醉是小儿麻醉的基本方法，骨科小手术可在肌肉、静脉注射或面罩吸入麻醉下完成，中等以上手术均应在气管内麻醉下施行。小儿气管插管可维持呼吸道通畅，减少呼吸无效腔，便于扶助或控制呼吸。现常用静脉及吸入复合麻醉维持麻醉。

全麻药中乙醚对呼吸道有刺激、术后恶心呕吐多，甲氧氟烷虽镇痛好，但术后可引起肾衰竭，这些药现均已被淘汰。氟烷有芳香味，对呼吸道无刺激性，适宜小儿麻醉的诱导和维持。对短小手术、合并哮喘患儿手术尤为适宜。氟烷麻醉下心肌对儿茶酚胺的应激性增高，麻醉时应避免应用肾上腺素。小儿氟烷麻醉后肝毒性少，但前次氟烷麻醉后出现发热、黄疸或使用酶诱导药的小儿，以不用氟烷为宜。安氟醚及异氟醚麻醉诱导及苏醒迅速，且代谢降价产物少，因此并发症也少。安氟醚及异氟醚对循环功能的影响较小，但血容量不足小儿，应用异氟醚易引起血压下降。二药均可引起呼吸抑制，麻醉时必须进行扶助或控制呼吸。七氟醚血气分配系数低，麻醉诱导及苏醒迅速，但其麻醉效能较低，小儿七氟醚最低肺泡气浓度（MAC）为 2.45，故诱导时吸入浓度需 3% ~ 4%。七氟醚对呼吸道无刺激性，对呼吸循环抑制轻微，不增加心肌对儿茶酚胺的刺激性，对肝肾功能影响也小，适用于小儿麻醉。脱氟醚对呼吸道有刺激，不适合诱导麻醉。

除吸入麻醉药外，静脉麻醉药氯胺酮镇痛好，静注及肌注均有效，在小儿骨科手术中已广泛应用。肌注氯胺酮 4 ~ 6 mg/kg，2 ~ 8 min 入睡，麻醉维持 20 ~ 30 min，静注

2 mg/kg，注射后 60 ～ 90 s 入睡，作用维持 10 ～ 15 min。氯胺酮引起唾液及呼吸道分泌物增加，麻醉前必须应用抗胆碱药。氯胺酮常用于麻醉诱导或骨科小手术。氯胺酮兴奋交感神经，使血压升高，脉搏增快，外周血管阻力增加。氯胺酮可引起舌下坠及喉痉挛，应严密观察。氯胺酮对心肌有负性变力作用，直接抑制心肌，对危重及休克小儿不宜应用。氯胺酮缺点是苏醒迟，术后恶心呕吐多见。此外，硫喷妥钠 4 mg/kg 静注可用于小儿麻醉诱导，羟丁酸钠 50 ～ 80 mg/kg 静注也可用于麻醉诱导及维持。异丙酚静注 2 ～ 3 mg/kg 起效快，催眠作用好，维持时间短 5 ～ 10 min，苏醒迅速，术后恶心呕吐少，但用药后血压下降 10% ～ 25%，心率减慢 10% ～ 20%，且对呼吸有抑制作用，应严密观察，3 岁以下小儿不宜应用异丙酚。

　　肌松药在小儿骨科麻醉中也已普及，常用药有琥珀胆碱 0.8 ～ 1 mg/kg、阿库溴铵 0.5 mg/kg、维库溴铵 0.08 mg/kg 和潘库溴铵 0.08 mg/kg，其中琥珀胆碱仅用于气管插管，后三种药可用于气管插管及术中肌松维持。琥珀胆碱静注 30 s 即会产生肌松，维持 3 ～ 6 min。如小儿静脉穿刺困难，可肌注 2 mg/kg。

　　3 ～ 4 min 可产生满意肌松。小儿静注琥珀胆碱易引起心动过缓及心律失常，术前注射阿托品可预防。静注琥珀胆碱引起血钾升高甚至心跳停止，对有血钾增高（严重创伤、截瘫）或有神经肌肉疾病的患儿应禁用琥珀胆碱。阿库溴铵、维库溴铵对心血管无不良反应，维持时间 20 ～ 30 min。潘库溴铵肌松维持时间 40 min，用药后心率增快，应避免与氯胺酮合用，但伍用芬太尼可消除芬太尼的心率减慢作用。

　　气管内插管需维持较深的麻醉，以免引起呛咳，插管时可产生应激反应，插管后可产生喉痛等并发症。

　　为避免这些不良反应，可选用喉罩，对喉、气管不会产生损伤，气道可以保持通畅，喉罩只适用于仰卧位手术，对俯卧位或侧卧位手术患儿不能应用。

（二）部位麻醉

　　在适当的基础麻醉和辅助麻醉配合下，某些小儿骨科手术可在部位麻醉下完成。部位麻醉可以单独应用，也可与全身麻醉复合应用，可减少全麻药用量，并可用作术后镇痛。布比卡因进入血液后与 2-1 糖蛋白酸结合，年龄越小，血中 2-1 糖蛋白酸越低，因此血中游离布比卡因多，易于产生毒性反应，1 岁以下小儿以不应用布比卡因为宜。

　　骨科小手术可应用局部麻醉，局麻药以 0.5% 普鲁卡因或 0.5% 利多卡因为常用，一次最大剂量普鲁卡因不超过 15 mg/kg，利多卡因不超过 8 mg/kg，以免局麻药逾量中毒。

　　下肢手术国内应用椎管内麻醉较多，5 岁以上小儿可应用蛛网膜下腔阻滞腰麻，5 岁以下小儿应用硬膜外或骶管阻滞。小儿蛛网膜下腔阻滞维持时间较成人短，可能与小儿脑脊液循环较快、代谢率较高有关。小儿腰麻可按体重、年龄或脊椎长度而用药，普鲁卡因作用时间短暂仅 45 min，利多卡因阻滞平面易升高，影响呼吸和循环，均不适用于小儿腰麻，故药物以丁卡因和布比卡因为常用，以年龄或脊椎长度给药，麻醉维持 150 min。小儿循环代偿功能良好，麻醉期间血压较平稳，但如阻滞平面超过 T_6 脊神经，血压可能下降，呼吸也可部分抑制。小儿下肢手术腰麻阻滞平面在 T_{12} 以下，即可满足手术需要，但小儿难以忍受下肢麻木，术前应向患儿解释清楚，必要时可给辅助用药。小儿腰麻操作虽简单，但不能忽视麻醉管理，麻醉机及急救药物应准备在侧，术中要严密观察，小儿腰麻后头痛及尿潴留少见，是其特点。

小儿硬膜外腔脂肪组织、淋巴管及血管丛较丰富，腔内间隙相对较小，注药后麻醉平面易升高。小儿硬膜外神经纤细，鞘膜薄，局麻药注入硬膜外腔后麻醉作用出现较早，药物浓度可相应降低。小儿骶管腔容积小，从鞘管给药，可施行下肢手术。小儿硬膜外常用药物是 0.8% ~ 1.5% 利多卡因、0.1% ~ 0.2% 丁卡因、0.2% 布比卡因或利多卡因、布比卡因（丁卡因）混合液，按体重给药，利多卡因 8 ~ 10 mg/kg、丁卡因 1.2 ~ 1.5 mg/kg、布比卡因 1.5 ~ 2 mg/kg，用混合液时剂量要相应减少。小儿硬膜外阻滞时辅助药用量要严格控制，术中要严密监测呼吸循环状况，以防意外发生。

四、麻醉期间监测和管理

小儿麻醉期间情况变化快，应密切监测病情以保证患儿安全。现代化仪器给临床提供了很多方便，但任何仪器都不能代替麻醉医师的临床观察，心前区听诊心音强弱、心率、心节律、呼吸音和皮肤色泽，可为临床麻醉提供重要信息。小儿麻醉期间应测血压，只要血压表袖带合适，新生儿也可测得血压。正确的袖带宽度应为患儿上臂长度的三分之二，袖带过宽测得血压偏低，过窄则测得血压偏高。

小儿麻醉期间易发生缺氧、二氧化碳蓄积及体温变化，故麻醉期间应监测脉搏血氧饱和度（SpO_2）、呼气末二氧化碳（$ETCO_2$）和体温。SpO_2 测定可及时发现低氧血症，$ETCO_2$ 测定除可早期发现 CO_2 过高或过低外，并可及时发现气管导管滑出、恶性高热以及心跳停止等情况。体温监测在小儿也很重要，1 岁以下小儿麻醉期间体温易下降，1 岁以上小儿体温易升高。此外，心电图监测很必要，尿量代表内脏血流灌注情况，中等以上手术应留置导尿管记录尿量。大手术可根据情况监测桡动脉压、中心静脉压以及肌松程度、血糖及电解质测定。

小儿麻醉期间输液输血是保证手术安全的重要措施，小儿细胞外液多，水代谢率高，不能耐受脱水。手术前禁食及手术创伤出血均有液体丧失，必须及时补充。小儿液体需要量随体重增长而有不同，低于 10 kg 小儿每小时需水 4 mL，11 ~ 20 kg 小儿每小时需水 2 mL，21 kg 以上每小时需水 1 mL。

麻醉期间输液量应包括：①正常每小时维持量。②术前禁食所致的失液量。③麻醉引起的液体丢失量，随麻醉装置而不同，紧闭法呼吸道液体丧失少，半开放装置吸入冷而干燥的气体时失液多。④手术引起的液体转移及丢失量，手术及出血均有细胞外液丢失，骨科小手术每小时液体丧失 2 mL/kg，中等手术失液每小时 4 mL/kg，大手术失液 6 ~ 10 mL/kg。

麻醉期间损失的是细胞外液，故术中应输乳酸钠复方氯化钠液（平衡液），平衡液所含电解质与细胞外液相近，输注时可补充血容量，维持血压，增加尿量，预防术后肾功能不全。平衡液不提供热量，小儿输液时应补充葡萄糖液，以预防低血糖，对禁食时间长的小儿输注葡萄糖液更有必要。输注葡萄糖可减少糖元分解及蛋白质消耗，预防酮中毒，但输注葡萄糖过多，可致高血糖，导致血浆渗透量过高及渗透性利尿，对患儿不利。目前认为按上述用量输注 1% 葡萄糖平衡液，可提供适宜的葡萄糖需要量，术中监测血糖，可指导输注葡萄糖液量。

小儿血容量少，不能耐受失血，新生儿失血 30 mL，相当于成人出血 400 mL。小儿术中输血除考虑失血量，还要考虑失血占血容量的百分比以及术前有无贫血。小儿血容量按 70 mL/kg 估计（新生儿按 85 mL/kg 估计）。凡失血量 < 10% 血容量，可不输血而仅输平衡液及血浆代用品（右旋糖酐、羟乙基淀粉、明胶制剂等）失血 10% ~ 14% 血容量，应根据患儿情况输血输液。失血 > 14% 血容量，除输平衡液外，还应输血。输注平衡液与失血量之比是 3 : 1，输注胶体液与失血量之比是 1 : 1。输血时可输全血或红细胞液，对估计失血量较多的手术，术中应保证静脉通畅。

五、术后管理

全麻患儿麻醉结束，应转送麻醉后恢复室。待反射恢复，吸除分泌物后拔除气管导管，如通气情况良好，SpO_2 95% 以上，且循环情况稳定后，符合出恢复室条件时，可转送至病室。转送途中为防止舌下坠而致呼吸道阻塞，应将患儿头部转向一侧，以保持呼吸道通畅。据调查，小儿麻醉后在转送途中 SpO_2 下降至 90% 以下者达 18%。

苏醒期应特别注意呼吸系护理，由于全麻药、麻醉性镇痛药以及肌松药仍可有残余作用，可导致通气不足，而舌下坠可引起上呼吸道阻塞，必要时应置入口咽通气道。苏醒期患儿应常规吸氧并监测 SpO_2。对气管内麻醉的患儿应注意有无喉痛、声音嘶哑或呼吸困难症状，应对症处理。

麻醉后循环系统的处理应尽量维持血容量及心排血量正常，术后应适当输液，纠正血容量。

对部位麻醉患儿术后应观察麻醉平面恢复情况，有无神经系统并发症、尿潴留、头痛、恶心呕吐等情况。

小儿骨科手术后疼痛常较剧烈，术后疼痛不仅应激反应增高，由于疼痛，患儿常不敢深呼吸，从而影响呼吸功能，故小儿术后疼痛也应进行镇痛治疗。肌注给药本身引起疼痛，常不受患儿欢迎。对轻度术后痛可应用乙酰氨基酚 15 ~ 20 mg/kg 口服或用肛门栓剂 25 mg/kg。乙酰氨基酚不抑制呼吸，也无成瘾性。中度及重度手术后疼痛可应用麻醉性镇痛药，常用药是哌替啶 0.5 mg/kg 或吗啡 0.04 mg/kg 静注。单次静注给药作用时间短，需重复用药，现常用输液泵静脉连续输注给药，吗啡按每小时 10 ~ 20 μg/kg 给药，可提供良好镇痛。麻醉性镇痛药可引起呼吸抑制，婴幼儿以慎用为宜。对 6 岁以上可用患者自控镇痛（patient controlled analgesia，PCA）装置，根据疼痛按需给药。小儿术后疼痛也可应用硬膜外或骶管注入阿片类药及（或）局麻药镇痛。硬膜外注入布比卡因 0.8 mg/kg，术后可镇痛 6 ~ 8 h，注入吗啡 0.04 mg/kg 加 0.9% 氯化钠液至 10 mL，镇痛时间达 18 ~ 28 h，用药后测定血压、脉搏、SpO_2、$ETCO_2$ 均在正常范围。但静注或硬膜外注入阿片类药，均有产生呼吸抑制可能，用药后应严密观察，如患儿出现过度镇静、嗜睡、呼之不应以及呼吸幅度下降等，应及时处理。应用面罩加压氧吸入，静注纳洛酮 0.5 μg/kg，已产生呼吸抑制者更应及时处理，除呼吸抑制外，硬膜外注入吗啡还可产生尿潴留、恶心呕吐、抓痒等并发症。

六、若干小儿骨科手术的麻醉问题

（一）创伤或车祸

小儿创伤或车祸除涉及四肢及骨盆骨折外，还应注意有无脑外伤、内脏损伤及气胸等。车祸出血多，常有休克症状，必须快速输平衡液及血浆代用品，及时进行骨折固定，并应分轻重缓急进行处理。对脾破裂大出血，必须紧急手术。对气胸血胸应紧急进行胸腔引流。必要时可由各专科医师同时进行手术，其处理与成人相同，与成人比较，小儿创伤或车祸预后较好。

小儿最常见的创伤是单纯骨折，如肱骨髁上骨折、桡骨下端骨折、股骨骨折等，需在麻醉下闭合复位或手术复位。此类患儿常属急诊手术，术前除了解是否进食外，还要明确进食与受伤的间隔时间，如在进食后 1 ~ 2 h 受伤，由于创伤应激反应，幽门括约肌痉挛，胃内容物无法进入十二指肠，即使禁食 6 ~ 8 h，全麻后仍可能发生呕吐误吸，从而危及患儿生命，选择麻醉时应考虑此点，已进食者应尽量避免全身麻醉，而选用部位麻醉。上肢手术可用腋路法臂丛神经阻滞。颈部肌间沟法臂丛阻滞用于小儿，常伴有膈神经阻滞，影响横膈活动，应予以注意。下肢手术可用硬膜外或蛛网膜下腔神经阻滞，但麻醉前应先静脉输液。

（二）先天性髋关节脱位手术的麻醉

先天性髋关节脱位发病率占国内新生儿的 1%，是常见的小儿骨科疾病，出生后早期诊断仅需手法复位及石膏固定治疗。可在氯胺酮麻醉下进行，麻醉医师应观察患儿石膏固定是否影响呼吸。儿童期发现先天性髋脱位常需手术治疗。进行髋关节切开复位或骨盆及股骨截骨术，此手术创伤大，出血多，术前应充分准备，待患儿营养状况改善后再施行手术，术前应准备足量血液。术前用药阿托品 0.02 mg/kg 及哌替啶 0.5 mg/kg 肌注，由于手术在侧卧位进行，对呼吸循环功能有一定影响，麻醉选择以气管内麻醉为首选，便于术中进行呼吸管理，保证患儿供氧。患儿可在静脉麻醉诱导［安定 0.2 mg/kg、氟哌啶 0.05 mg/kg、芬太尼 2 μg/kg、硫喷妥钠 4 mg/kg 或疑丁酸钠 60 ～ 80 mg/kg 及琥珀胆碱（或阿库溴铵）静注后快速气管插管，继以氧化亚氮 - 氧 - 安氟醚或异氟醚吸入维持麻醉，术中辅以肌松药（潘库溴铵或维库溴铵）〕。当患儿安置好手术体位后需再次进行二肺听诊，确保导管在气管内而无滑出或进入一侧支气管。术中应用粗套管针穿刺静脉，保证输液通畅，并根据出血情况及时输血。除气管内麻醉外，也可选用连续硬膜外阻滞，但小儿难以长时间忍受侧卧位下手术，术中必须加用辅助麻醉药甚至全麻药，增加了麻醉管理的复杂性。因此，作者单位较少应用连续硬膜外阻滞，必要时采用气管内麻醉与硬膜外阻滞复合麻醉，可减少全麻药用量，并可通过硬膜外用药作为控制性降压，减少术中出血。不论何种麻醉，术中应监测血压、脉搏、心电图、SpO_2 及 $ETCO_2$，必要时监测中心静脉压。术中应对出血量进行估计，出血纱布称重法有助于正确估计出血量，但需增加 20% 纱布吸血以外的出血量。为减少术中出血，除手术切口可用肾上腺素溶液浸润外，也可应用控制性降压（如硝普钠、硝酸甘油静脉滴注）减少出血量，对出血量不必等量输血，除补充部分血液外，可输注平衡液、血浆代用品（右旋糖酐、羟乙基淀粉、明胶制剂等）替代部分输血。

术毕自侧卧位转为平卧位时要密切注意呼吸循环变化。由于手术结束后需做髋人字形石膏固定，耗时较长，仍需维持麻醉，使患儿无躁动，应一直维持麻醉至石膏干燥成型，否则患儿躁动可影响石膏固定，从而影响手术效果。石膏固定后应注意是否影响患儿呼吸，必要时应拆除部分石膏，使患儿通气顺畅。应待患儿反射完全恢复、初步清醒后再返回病室。

（三）先天性斜颈纠正术

斜颈是儿童较常见的先天性畸形，主要因胸锁乳突肌挛缩所致。手术以切断挛缩的胸锁乳突肌为主，为防止畸形复发，手术后需上颈部石膏并向相反方向固定（过度矫正位），应作为手术的一部分对待。此类小儿一般情况良好，麻醉并无特殊问题，可在氯胺酮麻醉下手术，注意手术医师切断胸锁乳突肌附着点时，可能损伤颈外静脉，引起出血。当进行石膏固定时应保持患儿无躁动，故麻醉不应过早停止，否则影响手术效果。石膏干燥固定后仍应严密观察，应待反射完全恢复、清醒后再送回病室。

（四）脊髓灰质炎后遗症手术的麻醉

脊髓灰质炎是病毒引起的传染病，主要侵犯脊髓前角细胞，引起肌肉瘫痪，导致肢体及躯干畸形，发病 2 年后畸形成永久性，神经细胞也不能恢复，称脊髓灰质炎后遗症，俗称小儿麻痹后遗症。为改善各种畸形（如马蹄内翻足、股四头肌瘫痪、髋关节屈曲挛缩、膝屈曲畸形、肩关节或肘关节瘫痪畸形等），常需进行矫形外科手术。近年来，随着脊髓灰质炎口服疫苗的普及，脊髓灰质炎发病逐年减少。

脊髓灰质炎后遗症手术以下肢手术居多，除做肌肉移位或替代手术外，有时也进行足骨的切开矫形融合手术，有时多个手术同时进行，切口分布在不同部位，麻醉时要考虑此点。此类手术常在儿童期进行，由于畸形患儿迫切希望手术，麻醉期间常能合作，适宜施行部位麻醉，硬膜外阻滞常不能满足自下腹部至足部多个手术切口的镇痛要求，选用蛛网膜下腔阻滞可以满足手术要求。脊髓灰质炎后遗症手术时距急性期已多年，其病变已经静止，脊髓受侵的前角细胞已经死亡，病情已经稳定，故有的医疗单位采用蛛网膜下腔阻滞于脊髓灰质炎后遗症手术，经数千例患儿应用，效果良好，尚未发现麻醉后病情加重等并发症，常用布比卡因或丁卡因按脊椎长度用药，加肾上腺素后可满足手术要求。

（五）大脑瘫痪后遗症手术的麻醉

大脑瘫痪是一种上运动神经元的伤残综合征，常后遗痉挛性瘫痪，患儿常有大脑发育不全，智力迟钝，手术目的是解除痉挛，松弛肌肉。手术分三类。①骨与关节的手术：主要是关节融合术，矫正畸形和稳定关节；②肌腱肌肉手术：包括肌腱移位、切断、延长术，可纠正畸形且改进平衡；③选择性脊神经后根切断术：解除痉挛和改善功能。前两类手术常需多次手术。目前认为选择性脊神经后根切断术最有效，其机制是选择性切断来自肌梭的Ⅰ类纤维，破坏肌梭的传入联系，阻断 γ - 环路，降低肌张力和解除痉挛，同时最大限度地保留感觉功能。

脑瘫患儿因脑发育不全，术前访视时应了解其智力情况，患儿常不能合作且对麻醉耐受性差，但要求肌松良好，麻醉需一定深度，以保证手术顺利。脑瘫手术均选用气管内全身麻醉，氯胺酮引起肌强直，不能用于脑瘫手术。对骨、关节、肌肉及肌腱手术，患儿取平卧位，除需用肌松药保持肌松外，无特殊要求。可静注安定 0.2 mg/kg、芬太尼 2 μg/kg、氟哌啶 0.03 mg/kg、硫喷妥钠 4 ~ 5 mg/kg 或异丙酚 2 mg/kg 后加琥珀胆碱 2 mg/kg 快速诱导气管插管，继以安氟醚或异氟醚吸入，间断静注阿库溴铵 0.5 mg/kg 或维库溴铵 0.08 mg/kg 维持肌松。脊神经后根切断术手术系俯卧位，且术中要求脊神经后根对电刺激必须有反应，除必须采用气管内全麻外，麻醉中还应控制肌松药的应用，以免影响肌肉对脊神经后根的反应。肌松药以应用中效或短效为佳，并应对肌松药进行监测。在电刺激脊神经后根时，肌力恢复到四个成串刺激中的第 3 个刺激颤搐反应出现较合适，如第 2 个或第 4 个刺激颤搐反应也出现，将明显影响电刺激的阈值，妨碍手术的顺利进行。根据某些医疗人员的经验，在麻醉诱导时用琥珀胆碱后不追加任何肌松药，经 40 ~ 50 min 后对电刺激阈值无明显影响，电刺激脊神经后根时并降低全麻药吸入浓度，以满足手术要求。电刺激脊神经后根时可引起心率增快、血压略升高，可能系电刺激通过脊髓上行后束传导而反射性引起心脏交感神经所致。电刺激时气道内压可升高，可能与麻醉浅、肌松药作用减弱以及电刺激引起全身肌张力有关，停止电刺激后，其对循环呼吸的影响可消失，无须特殊处理。

（六）脊柱侧突手术的麻醉

脊柱侧突是脊柱侧移和旋转相结合的一种复杂畸形，导致胸廓畸形。先天性占 15%，后天性占 85%，其中继发于神经肌肉疾病占 20%，特发性占 65%。脊柱侧突由于脊柱弯曲而对心肺功能有影响，弯曲度低于 65%，肺功能相对较正常，特发性脊柱侧突患儿弯曲度超过 65%，对心肺功能影响大。先天性或因肌肉麻痹引起的脊柱侧突，对心肺功能影响也大。

脊柱侧突引起胸廓畸形，由于肺受压，导致限制性通气功能障碍，肺顺应性降低，潮气量、肺活量和肺总容量下降，功能性残气量减少，而余气量则正常。由于通气 / 血流比例失调，常同时有肺内分流增加。此外，并有胸壁弹性阻力增高，呼吸费力，能量消耗增多。病程越长对心肺功能的影响越严重。

并发于肌肉或神经退行性病变的脊柱侧突患儿，除限制性通气功能障碍外，可同时有阻塞性通气功能障碍（时间肺活量降低），并可能伴有心肌损害。

术前访视时应了解：①脊柱侧突的病因及严重程度；②呼吸循环功能损害程度；③矫正手术的类型。对继发于神经肌肉疾病的脊柱侧突，对麻醉用药需特殊考虑，术中并应警惕恶性高热的可能。根据以上情况，估计患儿对麻醉和手术的耐受性，特别应注意有无呼吸困难、肺功能及血气分析检查结果。凡肺活量≤正常值 35%，每分钟最大通气量≤正常值 25%，时间肺活量≤正常值的 50%，$PaO_2 < 8$ kPa（60 mmHg），$PaCO_2 > 7.46$ kPa（55 mmHg），手术后应实行机械通气。

脊柱侧突手术目的是利用矫正棒撑开矫正侧弯，使脊柱伸直，手术方式有 Harrigton 棒矫形术、Luque 棒矫形术及多根肋骨切断矫形术等，手术需在俯卧位进行，手术切口长、创伤大、出血多、时间长。

术中为确定手术是否损伤脊髓，麻醉中需进行"唤醒"试验，即麻醉期间使患儿暂时清醒，能根据医师指令活动下肢，如下肢能活动，表明脊髓无损伤，否则需重新调整手术。由于手术常在儿童期进行，术前访视应向患儿解释清楚，并教会他们术中服从指令，活动下肢。手术出血多，术中可进行血液稀释，应检查术前红细胞及血细胞压积（HCT）数值、应充分备血，准备好抢救设备及药品。鉴于患儿常有呼吸功能障碍，术前用药不用麻醉性镇痛药，仅口服安定及肌注阿托品。

脊柱手术系俯卧位，为保持呼吸道通畅，患儿均应在气管内麻醉下进行手术，气管内全麻术中可进行机械通气。由于手术可能损伤胸膜（尤以肋骨切断矫形术），气管内麻醉更属必要。国内少数单位提出气管内复合硬膜外阻滞，但脊柱侧突硬膜外穿刺困难，且穿刺点与手术区域冲突，不便留置硬膜外导管，常需单次硬膜外用药，因此未能推广应用。对估计插管无困难的患儿，均采用静脉快速诱导插管，可在硫喷妥钠、安定、芬太尼静脉诱导后继以琥珀胆碱静注插管。对有神经肌肉疾病的患儿，不用琥珀胆碱而改用维库溴铵或潘库溴铵插管。对估计插管有困难的患儿，不用肌松药而用慢诱导在自主呼吸下插管，必要时通过纤维气管镜插入气管导管。插管后麻醉维持应考虑术中"唤醒"需要，麻醉不宜过深，可选用氧化亚氮 - 氧 - 安氟醚麻醉，术中注入小量芬太尼镇痛。患儿需俯卧位，麻醉后应将患儿放置于脊柱手术专用手术台上，避免压迫胸腹部，如体位放置不当，椎静脉淤血，手术出血可以增多。在手术开始时可用中效肌松药如阿库溴铵、维库溴铵，估计手术放置 Harrigton 棒快完成前 1 h 免用肌松药，唤醒前 10 min 停用氧化亚氮，进行唤醒，令患儿移动足趾，如足趾能移动，提示脊髓功能完整，手术成功，此时用小剂量硫喷妥钠 2 mg/kg 静注，使患儿入睡，并继续用氧化亚氮及安氟醚吸入。

脊柱侧突手术出血多，常达患儿血容量的 20% ~ 30%，甚至达 50%，术中应保证静脉输液通畅，并观察出血量。手术医师在切口深部用 1 ∶ 50 万肾上腺素氯化钠溶液浸润，使血管收缩，可减少出血。术中不用氟烷、异氟醚等引起血管扩张的全麻药。控制性降压虽可减少出血，但俯卧位患儿有潜在危险性，当牵拉脊髓或操作时可引起脊髓缺血，可导致截瘫，故多数医疗工作者不主张使用。为减少出血及输血量，可应用血液稀释法，根据患儿术前血细胞压积，在麻醉后自静脉放血至血袋并贮存，同时加倍输注平衡液，使血压、脉搏保持正常，并保持 HCT 在 30%，至手术后期再输回放出的血液，脊柱侧突手术中要严密监测血压、脉搏、心电图、SpO_2 及 $ETCO_2$，以监测心肺功能，并进行中心静脉压及尿量监测，从而指导输液输血。由于输血量多，可导致体温下降，麻醉期间应监测患儿体温。大量输血时血液应加温后输入，应注意凝血情况。

手术结束，待患儿反射恢复，吸尽呼吸道及口腔分泌物后，将患儿带气管导管送回麻醉后恢复室。患儿常有呼吸功能不全，可根据 SpO_2 及 $ETCO_2$ 及潮气量情况，预防性进行机械通气，以改善呼吸功能。24 h 后根据血气分析及每分通气量决定是否继续机械通气，应待患儿全身情况改善，氧分压及 CO_2 分压正常后再撤离呼吸机，并拔除气管导管。

脊柱侧突手术创伤大，术后疼痛较剧烈，应进行行术后镇痛治疗。

第九节　小儿麻醉并发症及处理

小儿对麻醉的代偿能力有限，麻醉期间必须严密观察。小儿麻醉并发症的发生与下列因素有关。

（1）手术前准备不足，如对脱水、酸中毒等，未经充分准备即行麻醉和手术。

（2）麻醉器械准备不足或无适合小儿应用的麻醉器械。

（3）对小儿麻醉特点了解不够，对术中出现的一些表现不能做出正确判断。

（4）输血补液错误。

（5）误吸呕吐物。

一、呼吸系统并发症

1.呼吸抑制

麻醉前用药或麻醉药过量均可引起呼吸抑制，术后全麻药或肌松药的残余作用是术后呼吸抑制的主要因素。应针对原因进行处理。

2.呼吸道梗阻

舌后坠及分泌物过多是上呼吸道梗阻的常见原因，小儿即使施行气管内麻醉，也可因导管扭曲、导管腔被稠厚分泌物结痂阻塞而发生梗阻。胃内容物误吸。

3.支气管痉挛

是下呼吸道梗阻的常见原因，临床表现呼吸困难，有喘鸣音，呼吸道阻力增大，可试用氨茶碱、地塞米松静脉注射。

4.喉痉挛

分泌物刺激、拔除气管导管时可出现喉痉挛，处理清除分泌物，给氧（但忌加压给氧），必要时静脉注射琥珀胆碱后重新气管插管。

二、循环系统并发症

（1）小儿麻醉时心率增快可因术前药阿托品或某些麻醉药如氯胺酮造成，一般情况下并无不良后果。

（2）心动过缓在小儿麻醉时提示有危险因素存在，可见于低氧血症、迷走神经刺激或心肌直接抑制引起，应针对原因及时治疗，术前应用足量阿托品，充足供氧，及时补充血容量等。

三、体温改变

1.麻醉期间体温下降的原因

（1）病儿年龄：年龄越小，体温越易下降。新生儿基础代谢率低，汗腺调节机制不健全，体表面积与体重之比相对较大，每分通气量与体重之比较高，因此，麻醉期间体温易降低。

（2）手术室温度：室温越低，手术范围越广，越易引起体温下降。

（3）手术种类：胸腹腔手术热量丧失多，四肢小手术热量丧失小，前者体温易下降。

（4）麻醉：椎管内麻醉时麻醉支配区域内周围血管扩张，散热增加；肌松药使肌肉松弛，产热减少，同时又消除寒战反应；控制呼吸时呼吸肌做功减少，产热也少；吸入冷而干燥的麻醉气体，也增加热量丧失，使体温下降。

预防方法包括手术时使用加温毯，输血和输液时先加温，吸入气加温加湿。

（5）输注冷溶液可降低体温。

2.麻醉期间体温增高的原因

（1）环境温度过高。

（2）呼吸道梗阻时呼吸用力：产热增加。

（3）术前有脱水、发热、感染等均易引起体温升高

（4）输血反应。

（5）恶性高热。

治疗包括降低室温，体表物理降温，解除呼吸道梗阻（必要时控制呼吸），也可以冰盐水灌肠，或胃内冰盐水灌注，使体温下降，同时可纠正代谢性酸中毒。

第十三章　各种常见麻醉患者护理

所有的麻醉药物和麻醉方法都可影响患者的生理状态稳定性。对麻醉患者实施有针对性的护理，能减轻患者生理、心理负担，提高手术麻醉安全性。临床麻醉方法包括：全身麻醉、局部麻醉、神经阻滞麻醉、椎管内麻醉。无论采用何种麻醉方法，要求在围术期始终保持呼吸道通畅和气体交换良好（简称呼吸管理）。为达到这一目的，需要在气道内置入气管导管、支气管导管或喉罩通气管等，手术结束后的拔管，可能有发生意外的危险，所以拔管应严格掌握拔管适应证与禁忌证，做好麻醉患者的治疗与护理。神经阻滞麻醉或椎管内麻醉也可能因药物作用或技术操作给机体带来不良影响，麻醉专科护士必须熟练掌握不同麻醉方法的患者麻醉护理过程，及时发现并处理麻醉并发症。

第一节　气管、支气管内插管全身麻醉的护理

一、概述

气管和支气管内插管是麻醉气道管理的主要手段，气管内插管方法大致分为经口腔插管法、经鼻腔插管法、经气管造口插管法三大类，如把导管插入单侧支气管即称为支气管内插管。

二、护理常规

1.麻醉前准备

（1）患者准备

麻醉前评估患者劳动能力、吸烟与嗜酒史，有无长期服用催眠药史，有无怀孕，有无食物、药物过敏史。嘱患者清洁口腔、鼻腔，戒烟、戒酒。

术前禁食≥8 h，婴幼儿禁食≥4 h，禁饮（糖水、清果汁）≥2 h。

嘱患者取下活动义齿、首饰、手表、戒指等。按医嘱执行麻醉前用药。

告知患者麻醉复苏期需要配合的内容：如应答、睁眼、伸舌等。

麻醉开始前测量和记录首次体温、心率、血氧饱和度、呼吸、血压等。

建立上肢静脉通道。

（2）麻醉器械、设备、耗材准备

多功能麻醉机、心电监护仪、听诊器、麻醉喉镜、注射泵、加温仪、简易呼吸囊。

检测氧气源和吸引装置压力、系统密闭程度，确认无漏气。

一次性耗材有气管导管（支气管内插管准备双腔支气管导管或支气管封堵管）或喉罩、导管芯、呼吸回路、麻醉面罩、吸痰管、吸附器、口咽通气管、过滤器、医用水溶性润滑剂。

困难气道麻醉用具如支气管纤维镜、可视喉镜。

（3）药物准备按医嘱准备镇痛药、镇静药、肌肉松弛药、胶体和常规急救药品（包括阿托品、麻黄碱、肾上腺素、多巴胺、阿拉明等），0.9%氯化钠注射液500 ml。

2.麻醉中的护理观察及记录

（1）连续动态监测心电图，每10～15分钟记录麻醉机、监护仪上各参数，支气管内插管麻醉根据手术需要单肺通气时，尤其密切注意血氧饱和度的变化。

（2）协助填写麻醉记录单。

（3）妥善固定气管导管，防止脱管、阻塞。术中变换患者体位时注意观察导管置入的深度。

（4）记录用药时间点、用量。

（5）记录输注液体种类及麻醉手术期间的出入量。

（6）按需要给予液体加温、患者身体保温。

（7）根据医嘱采血进行各种检验。

3.麻醉复苏期护理

（1）气管导管拔管指征：在麻醉医生的指导下进行操作。没有单一的指征能保证可以成功地拔除气管导管，下列指征有助于评估术后患者不需要辅助通气。

PaO_2或SpO_2正常（一般$SpO_2 > 94\%$）。

呼吸方式正常，咳嗽、吞咽反射活跃。患者能自主呼吸，呼吸不费力，呼吸频率$< 30/min$，潮气量$> 6 ml/kg$。

意识恢复，可以合作和保护气道。

肌力完全恢复。

气管导管内、口腔内和咽部无异物，无气道梗阻或通气不足的现象。

（2）拔管时护理要点

拔管前无菌操作下吸干净气管内、咽喉、口鼻内分泌物。吸痰中观察患者脉搏氧饱和度，有口唇发绀、持续呛咳者应停止吸痰，给予吸氧，待症状改善后再吸痰。

将气管导管套囊放气，导管内插入输氧管供氧，肺充氧胀气。

将吸引管留置在气管导管前端之外，一边吸引一边缓慢拔管。

拔出气管导管后继续面罩吸氧，流量4～5 L/min。再次清理口鼻咽喉分泌物。

当患者未清醒或有舌根后坠时，放置口或鼻咽通气管继续面罩吸氧，流量4～5 L/min。

（3）观察和记录

氧饱和度、血压、心率，每 10 ～ 15 分钟记录 1 次。

自主呼吸频率、节律、潮气量，每 10 ～ 15 分钟记录 1 次。

有无肺误吸、喉头水肿、气管塌陷等并发症表现。

神志恢复情况及对刺激的反应。

疼痛程度。

出入量：包括输血、输液量及尿量、引流量等。

外科专科情况及皮肤情况。

（4）体位护理：患者未清醒时，平卧位头偏向一侧，清醒后可抬高头部 15°～ 20°，做好身体及四肢约束和固定，防止坠床或其他意外的发生。

（5）注意保暖，防止低温。

（6）转出麻醉恢复室的标准：

在恢复室停留＞ 30 mm，神志完全清醒，正确对答，婴幼儿能睁眼、哭声响亮。

生命体征等观察指标平稳。

停吸氧气 5 ～ 10 min，血氧饱和度＞ 94%。当停氧后血氧饱和度持续＜ 94%，请示麻醉医生，由医生评估患者情况后决定。

对镇痛剂的要求间隔＞ 15 min。

转出 PACU 评分达到 8 分及以上。

Steward 评分达 4 分以上。

疼痛视觉模拟评分法评分≤ 3 分。

（7）转回普通病房后的护理建议

持续监护脉搏氧饱和度、脉搏、血压≥ 8 h。

持续鼻导管吸氧≥ 8 h，流量 2 ～ 4 L/min。

观察呼吸频率和节律，每 15 ～ 30 分钟记录 1 次，连续 2 h。

及时清除呼吸道分泌物。

第二节　喉罩全身麻醉的护理

一、概述

喉罩（Laryngeal Mask Airway，LMA）是由英国医生 Brain 于 1981 年根据解剖成人咽喉结构所研制的一种人工气道，在其通气管的前端衔接一个用硅橡胶制成的扁长形套，其大小恰好能盖住喉头，故有喉罩通气管之称。已被广泛应用于临床全身麻醉施行呼吸管理。

二、护理常规

1.麻醉前准备

（1）患者准备

全面评估患者情况，包括年龄、体重、吸烟与嗜酒史，口腔张开程度，有无长期服用催眠药史，有无食物、药物过敏史、术前诊断和拟行手术方式等，重点了解患者有无喉罩插管禁忌证。

指导患者术前禁食 ≥ 8 h，婴幼儿禁食 ≥ 4 h，禁饮（糖水、清果汁）≥ 2 h。

嘱患者取下活动义齿、首饰、手表、戒指等。按医嘱执行麻醉前用药。

告知患者麻醉复苏期需要配合内容：如应答、睁眼、伸舌等。

麻醉开始前测量和记录首次体温、心率、血氧饱和度、呼吸、血压。

建立上肢静脉通道。

（2）麻醉器械、设备、耗材准备

多功能麻醉机、心电监护仪、听诊器、麻醉喉镜、注射泵、加温仪、简易呼吸囊等。

检测氧气源和吸引装置压力。

根据患者体重准备选择合适的喉罩及医用润滑剂、喉镜、注射器、吸痰管等。同时备好气管插管用品，便于喉罩置入不能满足需要时能及时更换为气管插管。

困难气道麻醉用具如支气管纤维镜、可视喉镜。

（3）药物准备按医嘱准备镇痛药、镇静药、肌肉松弛药、胶体和常规急救药品（包括阿托品、麻黄碱、肾上腺素、多巴胺、间羟胺等），0.9% 氯化钠注射液 500 ml。

2.喉罩置入操作的配合

（1）LMA 使用前检查：漏气检查；轻度过度充气检查；弯曲度检查：弯曲 180° 是否能恢复原状。

（2）通气罩的前端背面应涂抹医用润滑剂，润滑剂避免触及套囊的前缘。

（3）麻醉诱导后将患者头后仰，头部呈后仰伸位，口腔张开。

（4）按喉罩使用操作步骤（A、以执笔式握持喉罩，将背尖部正对上切牙放置；B、用食指辅助，将喉罩沿硬、软腭放入；C、继续推进，越过舌根，有落空感即到位。）配合麻醉医师置入喉罩。

（5）检查喉罩位置是否正确（监测呼气末二氧化碳分压；听诊呼吸音；观察导管内气体的运动；观察胸廓的起伏），放置到位的 LMATM 喉罩。

（6）连接呼吸回路，喉罩套囊注气，固定。

3.术中护理

（1）若术中需要移动患者头部或麻醉变浅出现头部位置移动时，应及时提醒麻醉医师复查喉罩位置、麻醉机通气状态。

（2）术中漏气、反流的判断：

听：有无漏气声、捻发音。

看：口腔、鼻腔有无气雾溢出。

查：套囊位置有无改变致漏气，潮气量、压力改变。

（3）观察和记录连续动态监测心电图、血压、脉搏变化并记录，记录用药输血、输液情况。

4.麻醉复苏期护理

（1）准备负压吸引装置，吸痰管及急救药品。手术结束后及时充分清除口腔内分泌物。

（2）拔除喉罩指征：患者完全清醒；自主呼吸恢复，通气良好；有保护反射出现。

（3）患者清醒前不宜将套囊放气，防止反流误吸。

（4）拔出喉罩后继续面罩吸氧，流量 4～5 L/min。再次清理口鼻咽喉内分泌物。

（5）观察和记录

氧饱和度、血压、心率，每 10～15 分钟记录 1 次。

自主呼吸频率、节律、潮气量，每 10～15 分钟记录 1 次。

有无肺误吸、喉头水肿、气管塌陷等并发症表现。

神志恢复情况及对刺激的反应。

疼痛程度。

出入量：包括输血（液）量及尿量、引流量等。

外科专科情况及皮肤情况。

（6）体位护理：患者未清醒时，平卧位头偏一侧，清醒后可抬高头部 15°～20°，做好身体及四肢约束和固定，防止坠床或其他意外的发生。

（7）注意保暖，防止低温。

（8）转出麻醉恢复室的标准

患者在恢复室停留＞30 min，神志完全清醒，正确对答。婴幼儿能睁眼、哭声响亮。

观察指标平稳。

停吸氧气 5～10 min，脉搏氧饱和度＞94%。当停氧后血氧饱和度持续＜94%，请示麻醉医生，由医生评估患者后决定是否转出恢复室。

对镇痛剂的要求间隔时间＞15 min。

转出 PACU 评分达到 8 分及以上。

Steward 评分达 4 分以上。

疼痛视觉模拟评分法评分≤3 分。

（9）转回普通病房后的护理建议

持续监护脉搏氧饱和度、脉搏、血压≥8 h。

持续鼻导管吸氧≥8 h，流量 2～4 L/min。

观察呼吸频率和节律，每 15 ~ 30 mm 记录 1 次，连续 2 h。

及时清除呼吸道分泌物。

第三节　硬脊膜外腔阻滞麻醉的护理

一、概述

将局部麻醉药注入硬脊膜外间隙，阻滞脊神经根，使其支配的区域产生暂时性麻痹，称为硬膜外腔阻滞麻醉。

二、护理常规

1.麻醉前准备

（1）嘱患者麻醉前禁食 ≥ 8 h，术前一天进行全身皮肤清洁。

（2）麻醉器械、设备准备：麻醉机、心电监护仪、氧气、吸引装置。

（3）物品、药品准备：成人或儿童硬膜外穿刺包（含穿插针、导管、无菌敷料）、2%利多卡因或其他局部麻醉药；急救药品包括麻黄碱、肾上腺素、阿托品等。

（4）急救插管用物：麻醉喉镜、气管导管、简易呼吸囊、听诊器。

（5）建立上肢静脉通道。

（6）麻醉开始前测量和记录首次体温、血氧饱和度、心率、呼吸、血压。

2.麻醉中的护理配合及观察记录

（1）向患者解释麻醉过程，指导患者配合麻醉穿刺。

（2）协助患者采取侧卧位，头部垫小枕，背部紧靠床沿，下颌尽量紧贴胸前，双手抱膝，膝部尽量紧贴腹壁。

（3）按外科手术切口要求行穿刺部位皮肤消毒。范围：上至肩胛下角，下至尾椎，两侧至腋后线。

（4）连续动态监测心电图、血压、心率、呼吸、血氧饱和度，每 10 ~ 15 分钟记录 1 次。

（5）观察口唇黏膜、皮肤及术野血液颜色，面罩供氧。

（6）观察记录输血、输液量与尿量、出血量，根据血容量情况调整输液速度及输液种类。

（7）常见并发症的观察及对症护理

局部麻醉药全身中毒反应：其症状与处理详见局部麻醉的护理。

全脊髓麻：为最严重并发症。主要表现为低血压、呼吸抑制。应加快输液速度，按医嘱使用血管收缩药，同时做好急救插管准备。

头痛、神经损伤：头痛常出现于硬膜穿破后 6 ~ 72 h，直立位时头痛加剧而平卧位后好转，此时嘱患者卧床休息，按医嘱对症处理；穿刺中患者出现触电感或痛感，警惕神经根损伤，下肢疼痛、麻木严重时按医嘱对症处理，2 周内多数患者症状缓解。

3.麻醉复苏期护理

（1）拔除硬膜外导管后消毒穿刺部位周围皮肤，覆盖无菌纱布。

（2）观察下肢活动情况。

（3）监测血压、心率、呼吸、血氧饱和度，每 10 ~ 15 分钟记录 1 次。

（4）面罩或鼻导管供氧。

（5）继续密切观察麻醉平面及患者主诉。

（6）外科专科情况及皮肤情况。

第四节　蛛网膜下腔阻滞麻醉的护理

一、概述

蛛网膜下腔阻滞是指把局部麻醉药注入蛛网膜下腔，使脊神经根、脊根神经节及脊髓表面部分产生不同程度的阻滞，简称脊麻。

二、护理常规

1.麻醉前准备

（1）患者准备：麻醉前禁食 ≥ 8 h，术前 1 天进行全身皮肤清洁。

（2）麻醉器械、设备准备：麻醉机、心电监护仪、氧气、吸引装置。

（3）物品、药品准备：腰麻包（含穿插针、无菌敷料）、2% 利多卡因或其他局部麻醉药，急救药品包括麻黄碱、肾上腺素、阿托品等。

（4）急救气管插管用物：麻醉喉镜、气管导管、简易呼吸器、听诊器。

（5）建立上肢静脉通道。

（6）麻醉开始前测量和记录首次体温、心率、血氧饱和度、呼吸、血压。

2.麻醉中的护理观察及记录

（1）向患者解释麻醉过程，指导患者配合麻醉穿刺。

（2）协助患者取侧卧位，头下垫小枕，背部紧靠床沿，下颌尽量紧贴胸前，双手抱膝，膝部尽量紧贴腹壁。

（3）按外科手术切口要求行穿刺部位皮肤消毒。穿刺部位：成人腰 2 以下，儿童腰

3 以下腰椎间隙。消毒范围：穿刺点上下 15 cm 以上，两侧腋后线。

（4）连续监测心电图、血压、心率、呼吸、血氧饱和度，每 10 ～ 15 分钟记录 1 次。

（5）观察口唇黏膜、皮肤及术野血液颜色，面罩供氧。

（6）记录输液 / 血量与尿量、出血量，根据血容量情况调整输液速度及输液种类。

（7）停留导尿管。

（8）并发症的观察及对症护理

低血压：加快输液速度，成人 15 min 内输入液体 200 ～ 300 ml，按医嘱予血管收缩药。

恶心呕吐：面罩吸氧，流量 4 ～ 5 L/mm，加快输液速度，按医嘱静脉使用麻黄碱和镇吐药如恩丹司琼。

头痛：去枕平卧轻度头痛卧床休息 2 ～ 3 d 可自行缓解；中度头痛应增加晶体液补充。按医嘱使用镇痛药。

若麻醉平面在胸 2 及以上，应警惕全脊麻，做好急救气管插管准备。

3.麻醉复苏期护理

（1）检查穿刺部位皮肤覆盖的无菌纱布有无潮湿，及时更换潮湿纱布。

（2）观察下肢活动情况，麻醉后去枕平卧 ≥ 6 h。

（3）连续监测血压、心率、呼吸、血氧饱和度，每 10 ～ 15 分钟记录 1 次。

（4）面罩或鼻导管供氧。

（5）继续密切观察麻醉平面及患者主诉。

第五节　蛛网膜下腔 - 硬膜外腔联合麻醉的护理

一、概述

蛛网膜下腔 - 硬膜外腔联合麻醉已广泛应用于下腹部、盆腔以及下肢手术。但精神病、严重神经官能症以及小儿等不合作患者、严重低血容量、凝血功能异常、穿刺部位感染、中枢神经系统疾病及脊椎外伤患者禁用。

二、护理常规

1.麻醉前准备

（1）患者准备：麻醉前禁食 ≥ 8 h，术前 1 天行全身皮肤清洁建立上肢静脉通道。麻醉开始前测量和记录首次体温、心率、血氧饱和度、呼吸、血压。

（2）麻醉器械、设备准备：麻醉机、心电监护仪、氧气、吸引装量。

（3）物品、药品准备：腰硬联合麻醉包（含穿插针、导管、无菌敷料）、2% 利多卡因或其他局部麻醉药；急救药品包括麻黄碱、肾上腺素、阿托品等。

（4）急救气管插管用物：麻醉喉镜、气管导管、简易呼吸囊、听诊器。

2. 麻醉中的护理观察及记录

（1）向患者解释麻醉过程，指导患者配合麻醉穿刺。

（2）协助患者取侧卧位，头下垫小枕，背部紧靠床沿，下颌尽量紧贴胸前，双手抱膝，膝部尽量紧贴腹壁，严重肥胖患者，可采用坐位。

（3）按外科手术切口要求行穿刺部位皮肤消毒。消毒范围：穿刺点上下 15 cm 以上，两侧腋后线。

（4）连续监测心电图、血压、心率、呼吸、血氧饱和度，每 10 ~ 15 分钟记录 1 次。

（5）观察口唇黏膜、皮肤及术野血液颜色，面罩供氧。

（6）记录输液、输血量与尿量、出血量，根据血容量情况调整输液速度及输液种类。

（7）停留导尿管。

（8）并发症的观察及对症护理。

蛛网膜下腔阻滞麻醉后，须严密监测血压、心率，每 60 ~ 90 s 测量 1 次，每 10 ~ 15 分钟测定呼吸功能。若出现低血压，可保持患者头低足高位，同时按医嘱补充血容量或给予血管活性药物（如麻黄碱、间羟胺等），直到血压回升为止，对心率缓慢者可考虑静脉注射阿托品 0.2 ~ 0.5 mg 以降低迷走神经张力。

当蛛网膜下腔阻滞麻醉作用开始减弱或消退（在用药 60 min 左右），需要经硬膜外腔追加药物时，注意观察硬膜外麻醉的并发症：详见第三节硬膜外腔阻滞麻醉。

3. 麻醉复苏期护理

（1）检查穿刺部位皮肤覆盖的无菌纱布有无潮湿，及时更换潮湿纱布。

（2）观察下肢活动情况，麻醉后去枕平卧 ≥ 6 h。

（3）连续监测血压、心率、呼吸、血氧饱和度，每 10 ~ 15 分钟记录 1 次。

（4）面罩或鼻导管供氧。

（5）继续密切观察麻醉平面及患者主诉。

（6）外科专科情况及皮肤情况。

第六节　全凭静脉麻醉 - 非气管插管的护理

一、概述

全凭静脉麻醉也称作全静脉麻醉（total intravenous anesthesia，TIVA），是指完全采用静脉麻醉药及静脉麻醉辅助药的一种麻醉方法。其优点是诱导迅速，对呼吸道无刺激，患者舒适且苏醒较快。

二、护理常规

1.麻醉前准备

（1）患者准备

无上呼吸道感染症状；麻醉前戒烟、酒；解释药物的刺激性。

成人禁食≥8 h，婴幼儿禁食≥4 h，禁饮（糖水、清果汁）≥2 h。

嘱患者取下活动义齿、首饰、手表、戒指等。按医嘱执行麻醉前用药。

麻醉开始前测量和记录首次体温、血压、心率、血氧饱和度、呼吸。

建立上肢静脉通道。

（2）麻醉器械、设备、耗材准备

多功能麻醉机、心电监护仪、听诊器、简易呼吸囊。

氧气源和吸引装置。

一次性耗材：麻醉面罩、呼吸回路、吸痰管、口咽通气管。

抢救用品：麻醉喉镜、气管导管或喉罩、导管芯、吸附器、过滤器。

（3）药物：按医嘱准备镇痛药、镇静药（如丙泊酚、芬太尼等）；抢救药品包括麻黄碱、肾上腺素、阿托品等。

2.麻醉中的护理观察及记录

（1）连续动态监测心电图、血压、心率、呼吸、血氧饱和度，每10~15分钟记录1次。

（2）协助填写麻醉记录单，记录用药时间点、用量。记录麻醉手术期间输注液体种类和总量。

（3）注意患者呼吸频率和节律，随时做好气管插管准备。

（4）按需要给予液体加温、患者身体保温。

3.麻醉复苏期护理

（1）连续动态监测心电图、血压、心率、呼吸、血氧饱和度，每10~15分钟记录1次。

（2）去枕平卧位头偏一侧，清醒后可抬高头部15°~20°，做好身体及四肢约束和固定。

（3）面罩或鼻导管供氧。

（4）注意观察外科专科情况并做好相应的护理。

第七节　神经阻滞麻醉的护理

一、概述

将局部麻醉药注射至神经干、神经丛或神经节旁，暂时地阻断该神经的传导功能，使受该神经支配的区域产生麻醉作用，称为神经阻滞，也称为传导阻滞或传导麻醉。臂神经丛阻滞适用于肩关节以下的上肢手术，颈神经丛阻滞适用于颈项部的手术。

二、护理常规

1.麻醉前准备

（1）患者准备

患者麻醉前禁食≥ 8 h，术前 1 天行全身皮肤清洁。

建立上肢静脉通道。

麻醉开始前测量和记录首次体温、心率、血氧饱和度、呼吸、血压。

（2）麻醉器械、设备、耗材准备

常用物品：多功能麻醉机、心电监护仪、听诊器、麻醉面罩、呼吸回路、吸痰管、口咽通气管。

吸引装置、氧气源。

穿刺用品：皮肤消毒液、无菌敷料、穿刺针、注射器、连接导管、神经刺激仪。

抢救用品：简易呼吸囊、气管导管、麻醉喉镜。

（3）药品：局部麻醉药（0.75% 布比卡因，1% 罗哌卡因，2% 利多卡因等）、抢救药品（麻黄碱、肾上腺素、阿托品等）。

2.麻醉中的护理观察及记录

（1）向患者解释麻醉过程，指导患者配合麻醉穿刺。

（2）臂神经丛阻滞采用锁骨上阻滞法时患者取仰卧位，双臂靠身体平放，头转向对侧，肩下垫一小枕；采用腋路阻滞法时患者取仰卧位，上臂外展90°，前臂屈曲90°，充分暴露腋窝。颈丛阻滞患者取仰卧位，去枕且头偏向对侧。

（3）消毒穿刺部位皮肤，直径 15 ~ 20 cm，铺消毒孔巾或治疗巾，做好神经阻滞麻醉穿刺操作的配合。

（4）连续监测心电图、血压、心率、呼吸、血氧饱和度，每10 ~ 15分钟记录 1 次。

（5）面罩吸氧，流量 4 ~ 5 L/mm。

（6）并发症的观察及护理

①臂神经丛阻滞麻醉常见并发症

气胸：处理方法依气胸严重程度及发展情况而采取不同的措施。小量气胸可继续严密观察，一般多能自行吸收。大量气胸（一侧肺受压＞30%）伴有呼吸困难时应行胸腔抽气或胸腔闭式引流。

出血及血肿：局部压迫止血。

局部麻醉药毒性反应：其症状与处理详见本章第九节局部麻醉的护理。

②颈神经丛阻滞麻醉常见并发症

高位硬膜外麻醉及全脊髓麻醉：指药液误入硬膜外间隙或蛛网膜下间隙，应注意观察麻醉平面及呼吸情况。

膈神经麻痹：注意患者有无胸闷及潮气量减少的表现，如出现膈神经阻滞应及时面罩吸氧，并及时辅助呼吸。

喉返神经阻滞：患者声音嘶哑或失声，甚至出现呼吸困难，应辅助呼吸。

霍纳综合征：阻滞侧眼睑下垂、瞳孔缩小、眼结膜充血、鼻塞、面部发红及无汗。药物半衰期过后症状可自行消失。

椎动脉损伤引起血肿：患者发生惊厥时应做好约束保护，避免发生意外损伤。

3.麻醉复苏期护理

（1）面罩或鼻导管供氧。

（2）观察穿刺部位有无渗血，保持穿刺部位的无菌。

（3）监测血压、心率、呼吸、脉搏氧饱和度至少 30 ～ 60 mm，待生命体征稳定后方可停止监测。

（4）观察外科专科情况。

（5）嘱患者卧床休息 30 ～ 60 min，无头痛头晕后方可下床活动。

第八节　基础麻醉的护理

一、概述

基础麻醉是指在麻醉准备室内预先使患者意识消失的麻醉方法，主要用于不合作的小儿的麻醉处理。

二、护理常规

1.麻醉前准备

（1）患者准备

无上呼吸道感染症状，按医嘱使用抗胆碱药物，抑制腺体分泌。

禁食≥6～8 h，禁饮（糖水、清果汁）≥2 h。

麻醉开始前测量首次体温、心率、呼吸等。

必要时建立静脉通道。

（2）麻醉器械、设备、耗材准备

常用物品：多功能麻醉机、心电监护仪、吸引装置、氧气、听诊器、麻醉面罩、呼吸回路、吸痰管、口咽通气管。

抢救用品：麻醉喉镜、气管导管或喉罩、导管芯、吸附器、过滤器。

（3）药品准备：麻醉药品如氯胺酮，抢救药品包括麻黄碱、肾上腺素、阿托品等。

2.麻醉中的护理观察及记录

（1）连续动态监测心电图、心率、呼吸、血氧饱和度，每10～15分钟记录1次。

（2）协助填写麻醉记录单，记录用药时间点、用量。

（3）观察患者呼吸频率和节律，随时做好气管插管准备。

（4）记录麻醉手术期间输注液体种类和总量。

3.麻醉复苏期护理

（1）连续动态监测心电图、心率、呼吸、血氧饱和度，每15～20分钟记录1次。

（2）面罩或鼻导管供氧。

（3）去枕平卧位，做好身体及四肢约束和固定。

（4）转出麻醉恢复室的标准

在恢复室停留＞30 min，神志完全清醒，正确对答。婴幼儿能睁眼、哭声响亮。

停吸氧气5～10 min，脉搏氧饱和度＞94%。

呼吸：12～25/min。

疼痛视觉模拟评分法评分≤3分。

第九节 非住院患者手术麻醉的护理

一、概述

主要见于一些时间短、创伤小及浅表的手术，麻醉方法可根据手术特点选择气管内全身麻醉、椎管内麻醉、神经阻滞麻醉或静脉全身麻醉等。目前，静脉全身麻醉为非住院患者手术的主要麻醉方式。

二、护理常规

1.麻醉前准备

（1）将麻醉注意事项和麻醉前须知印发给患者或家属，嘱患者麻醉前取下活动义齿，穿宽松衣服，禁止携带贵重物品。

（2）告知麻醉后离院及回家注意事项，离院时要求有能力的成年人陪护。

（3）嘱患者麻醉前禁食 ≥ 8 h，禁水 ≥ 4 h。

2.麻醉中护理同住院手术麻醉护理

3.麻醉复苏期护理

（1）连续监测心电图、血压、心率、呼吸、血氧饱和度，每 15 ~ 20 分钟记录 1 次，直至生命体征稳定。

（2）面罩或鼻导管供氧。

（3）留院观察时间 ≥ 1 h。

（4）观察外科专科情况：如手术区有无出血。

（5）离院标准

血压、心率恢复水平与术前比较相差在 20% 以内。

意识清醒，定向力恢复到手术前水平，没有明显头晕、恶心呕吐，行走步态稳定。

疼痛视觉模拟评分法评分 ≤ 3 分。

手术区无出血。

（6）术后饮食指导：告知患者先进饮，无恶心呕吐不适后可从流质逐渐过渡到正常饮食。

（7）离院需要有能力的成人护送，并告知患者 24 h 内不能驾车、登高和操作机械，24 h 后仍有头晕、恶心呕吐、肌肉痛等不适需即刻回院复查。

参考文献

[1] 吴桂生等主编.临床麻醉技术与应用 [M].长春：吉林科学技术出版社，2019.

[2] 李爱梅等主编.临床麻醉与复苏第 2 版 [M].长春：吉林科学技术出版社，2019.

[3] 王艳萍主编.临床麻醉与应用 [M].长春：吉林科学技术出版社，2019.

[4] 孙进武等主编.实用临床麻醉学 [M].上海：上海交通大学出版社，2018.

[5] 邹小华，史静，谭立主编.现代临床麻醉学 [M].天津：天津科学技术出版社，2018.

[6] 李东白，张亚军主编；张晓萍，韩梅副主编.临床麻醉实用手册 [M].郑州：河南科学技术出版社，2018.

[7] 张军主编.临床麻醉与复苏 [M].长春：吉林科学技术出版社，2017.

[8] 李俊等编著.临床麻醉与镇痛 [M].长春：吉林科学技术出版社，2017.

[9] 朱昭琼，刘德行主编.临床麻醉病例讨论 [M].贵阳：贵州科技出版社，2017.

[10] 孙小青，郭红丽，张力萍主编.临床麻醉技术与应用 [M].武汉：湖北科学技术出版社，2017.

[11] 徐德玲等主编.临床麻醉技术 [M].长春：吉林科学技术出版社，2016.

[12] 张惠艳主编.临床麻醉与复苏上 [M].长春：吉林科学技术出版社，2016.

[13] 郭佳妮等主编.临床麻醉精要与并发症处理 [M].长春：吉林科学技术出版社，2019.

[14] 柳永健等主编.现代临床麻醉技术与疼痛治疗学 [M].长春：吉林科学技术出版社，2019.

[15] 刘晶宇等编著.临床麻醉与疼痛治疗上 [M].长春：吉林科学技术出版社，2016.

[16] 刘晶宇等编著.临床麻醉与疼痛治疗下 [M].长春：吉林科学技术出版社，2016.

[17] 马智聪，范俊柏主编.临床麻醉学实习指南 [M].太原：山西经济出版社，2016.

[18] 刘铁军等主编.临床麻醉与疼痛医学上 [M].长春：吉林科学技术出版社，2016.

[19] 方华，刘雪，孙仁波主编.临床麻醉基本知识与技术进展 [M].上海：上海交通大学出版社，2017.

[20] 严敏主编；陈庆廉，柳子明副主编.临床麻醉管理与技术规范 [M].杭州：浙江大学出版社，2015.

[21] 陈庆国编著.现代实用临床麻醉学 [M].西安：西安交通大学出版社，2015.

[22] 叶洁等主编 . 现代麻醉学临床精要 [M]. 北京：科学技术文献出版社，2018.

[23] 魏丕红等主编 . 实用麻醉学基础与临床 [M]. 上海：上海交通大学出版社，2018.

[24] 朱贤媛等主编 . 麻醉与临床急救医学 [M]. 长春：吉林科学技术出版社，2016.